全国高等医学院校教材

临床康复学

（供康复治疗学专业、康复治疗技术专业用）

主　编　唐　强

副主编　张安仁
　　　　姚新苗
　　　　李文迅

上海科学技术出版社

图书在版编目(CIP)数据

临床康复学／唐强主编. — 上海:上海科学技术出版社,
2009.1　(2024.1 重印)
全国高等医学院校教材
ISBN 978 - 7 - 5323 - 9373 - 2

Ⅰ.临…　Ⅱ.唐…　Ⅲ.康复医学 - 医学院校 - 教材
Ⅳ.R49

中国版本图书馆 CIP 数据核字 (2008) 第 166991 号

临床康复学

主编　唐　强

上海世纪出版(集团)有限公司
上　海　科　学　技　术　出　版　社　出版、发行
(上海市闵行区号景路 159 弄 A 座 9F - 10F)
邮政编码 201101　　www.sstp.cn
常熟市兴达印刷有限公司印刷
开本 787×1092　1/16　印张:16
字数:382 千字
2009 年 1 月第 1 版　2024 年 1 月第 5 次印刷
ISBN 978 - 7 - 5323 - 9373 - 2/R · 2524
定价:32.00 元

全国高等医学院校教材

康复系列教材编审委员会名单

《临床康复学》编委会名单

主　　编　唐　强（黑龙江中医药大学）

副 主 编　张安仁（成都中医药大学）

姚新苗（浙江中医药大学）

李文迅（北京中医药大学）

编　　委　（以姓氏笔画为序）

卞　镝（辽宁中医药大学）

冯晓东（河南中医学院）

何宗宝（安徽中医药大学）

张　立（黑龙江中医药大学）

严　振（上海中医药大学）

杨俊兴（广州中医药大学）

陶　静（福建中医药大学）

学术秘书　张　立(兼)

前　言

康复医学是一门新兴的医学科学，它主要通过医学手段防止残疾产生，减轻残疾对人的个体活动能力和社会参与能力的影响，最终达到提高生活质量和回归社会的目的。

随着社会经济发展、老龄化社会进程加快和疾病谱改变，医学模式发生了两个重大转变，即从生物医学模式向“生物—心理—社会”医学模式转变，从疾病治疗医学模式向“预防—保健—治疗—康复”医学模式转变。人们对疾病、功能、残疾和健康等概念有了全新的认识，患者和医务人员不再满足于单纯的治疗疾病、稳定病情，而是要求人体功能和能力得到最大限度的保存和恢复，以使患者能获得较高的生活质量并重返社会。上述改变和需求对康复医学的发展起到了有力的推动作用。

康复医学创始于20世纪40年代，至20世纪80年代传入我国并得到较大发展，尤其是在沿海地区和经济发达地区。90年代中期，国家卫生部明确提出了在二级以上医院必须建立康复医学科的要求，并明确康复医学科为临床科室。由于康复医学的快速发展，对康复医学专门人才的培养也提出了急迫的要求，根据中医学、针灸推拿学独特的康复理念与技术特色，90年代末期国内一些中医院校开始探索培养具有中西医知识和技能的复合型康复医学专门人才，先后在中医专业、针灸推拿专业设立了康复医学方向，经过10多年的发展和完善，部分院校已经开办了康复治疗学专业，建立了康复治疗学硕士授位点，为我国康复医学的发展和人才培养作出了积极贡献。

但与康复专业发展和人才培养不相称的是，中医院校一直没有统一的康复医学专业教材，成为影响人才培养质量和制约中医康复医学教育发展的重要瓶颈。因此，整合全国中医院校康复医学教育资源和教育经验，编写一套具有中医特色的康复医学教材，对于建立有中国特色的康复医学体系和促进我国康复医学事业发展具有十分重要的意义。

本系列教材综合了全国主要中医院校康复医学专业培养计划和教学大纲要求，由《康复医学基础》、《康复评定学》、《康复疗法学》、《临床康复学》、《康复工程学》、《中医康复学》和《康复医学》七本教材组成，涵盖康复医学的基础理论、基本治疗技术及其临床应用等主要内容，坚持“系统全面、简明实用、内容精炼、突出特色”的编写原则，注重把握“科学、严谨、知识公认”等教材编写特点。在编写方法上，尝试在每个章节前引入精炼的“导学”，概括各章节的主要内容和重要知识点，以帮助学生更好地理解和掌握教材内容，提高教学质量和教学效果。

本系列教材除了供中医院校康复治疗学专业、康复治疗技术专业学生使用外，还可供中医、中西医结合、针灸推拿、中医骨伤等专业必修（或选修）课使用，也可作为参考书，供相关学科专业的医师、治疗师、教师参考。

由于编写者知识和水平的限制，教材中难免有不当之处，敬请广大读者指正，以便不断修正和完善。

全国高等医学院校康复系列教材编审委员会

2007 年 9 月

编写说明

本教材是“全国高等医学院校系列教材”之一，根据教学大纲、执业医师、执业治疗师考试及教学的需要而编写。使用对象为中医药院校康复治疗学专业或康复医学方向的本科生，也可以作为医学专业康复方向本科学生的教材，亦供临床医师参考之用。

本书以临床各科疾病和损伤引起的功能障碍为中心，每一章均按照学生学习思考的逻辑顺序，从定义、流行病学、病理生理、临床特征、康复评定和康复治疗等几方面进行描述。临床特征主要从康复治疗的角度描述，使之更紧密地与康复治疗相联系，并重点突出康复治疗，便于学生掌握和了解，力求为学生提供一整套立体的、临床实用的康复治疗方法。

本教材的第一章和第二章的第一节由黑龙江中医药大学唐强编写；第二章的第二节、第五节由北京中医药大学李文迅编写；第二章的第三节和第四章第二节由黑龙江中医药大学张立编写；第二章的第四节、第六节由福建中医学院陶静编写；第二章的第七节和第五章的第三节由上海中医药大学严振编写；第三章的第一节至第四节由浙江中医药大学姚新苗编写；第三章的第五节和第五章的第五节由河南中医学院冯晓东编写；第三章的第六节、第七节、第八节、第十节和第四章第三节由成都中医药大学张安仁编写；第三章的第九节、第四章的第一节由广州中医药大学杨俊兴编写；第五章的第一节、第二节、第四节由安徽中医学院何宗宝编写；第六章由辽宁中医药大学卞镝编写。

本书编写历程为一年，全体参编人员付出了艰辛的劳动，尽管我们对本书进行了反复的审核与修改，但由于编者水平有限，书稿中难免存在不足与错误，我们恳请并期待同道和读者进行批评指正，以帮助我们对本书进行修改和完善，这将是对我们最大的鼓励和帮助。

《临床康复学》编委会

2008 年 10 月

目　　录

第一章　总　　论

第二章　神经系统伤病的康复

第四章　心肺疾病的康复

147

第五章　其他疾病的康复

169

第六章　临床康复中常见问题的处理

第一章
总　　论

导学

随着康复医学的发展，特别是近年来早期康复和专科康复的发展，使得康复医学和治疗医学的关系更加密切。康复医疗不再仅是临床医疗的延续，而应尽早和临床医疗同时进行。同时，康复医学已深入传统临床治疗医学的各专科领域，形成了如骨科康复学、神经康复学、儿科康复学等专科康复学，统称为临床康复学。临床康复学已成为康复医学的重要组成部分，成为康复医学和临床治疗医学密切结合的学科，受到康复医师和临床医师的重视。临床康复的工作内容上有着它自己的特色，即康复评定、康复治疗、康复预防。临床康复的工作方式需要多专业合作，由具有各种康复技能的人员共同组建康复治疗组，而康复治疗组模式是临床康复医疗的基本工作形式。康复医师的职责主要是针对患者的医学管理、功能评估及康复处方，康复医师的培养应该在掌握全面的临床医学知识和技能基础上，并具备临床工作经验后，再接受一定时间的康复医学专科培训。康复医师只有掌握了全面的康复知识，才能正确地指导治疗师的工作。

第一节　临床康复学概述

一、临床康复学与康复医学的关系

世界卫生组织将医学分为保健医学、预防医学、临床医学和康复医学四个领域，康复医学科是在康复医学理论指导下的从事康复医疗服务的临床科室。目前，一方面康复中心和部分综合医院康复医学科已建立康复病区，开设康复病床，进行临床康复治疗；另一方面又要与相关临床科室密切协作，为病伤急性期、恢复早期的患者提供康复医学专业诊疗服务。康复医学的发展，特别是近年来早期康复和专科康复的发展，使得康复医学和治疗医学的关系更加密切。康复医疗不再仅是临床医疗的延续，而应尽早和临床医疗同时进行。同时，康复医学已深入到传统临床治疗医学的各专科领域，形成了如骨科康复学、神经康复学、儿科康复学等专科康复学，统称为临床康复学（clinical rehabilitation），临床康复学已成为康复医学的重要组成部分，成为康复医学和临床治疗医学密切结合的学科，受到康复医师和临床医师的重视。

（一）康复医学

1. 康复医学（rehabilitation medicine）的定义　康复医学是具有独立的理论基础、功能评定方法、治疗技能和规范的医学应用学科，旨在加速人体伤病后的恢复进程，预防和减轻其后遗功能障碍的程度。《康复医学辞典》(1983 年，美国）解释："康复医学是涉及医疗康复所有方面的医疗专业。"缪鸿石根据国际传统观点认为，康复医学是主要利用医学的措施，治疗因外伤或疾病而遗留功能障碍致独立生活有困难的躯体性残疾者，使其功能达到可能达到的最大限度，为他们重返社会创造条件的医学分支。目前在康复医学（rehabilitation medicine）和医疗康复（medical rehabilitation）的基本概念上仍存在着不同意见。国内学者经过探讨认为，医疗康复是康复事业在医学上的一个侧面，包括各种残疾的医学方面的所有问题，也包括对康复有利而在医学上可以应用的一切技术和方法。它不是一个学术或学科的概念，而是按照目的和范围确定的概念。在康复医学的实际工作中，康复医学与临床治疗医学的发展密切结合表现在早期康复和强化康复逐步受到重视等方面，康复医学范围的扩大则表现在形成了临床治疗医学相对应的康复医学的各个分支学科等方面，临床康复学的发展体现了康复医学进一步与临床工作融合的趋势。

2. 康复医学的基本内容　康复医学既是一门跨学科的应用科学，又是一门有其专科理论和专门技术的医学学科。因此，康复医学的内容既与临床医学各学科相联系，又与其他学科相区别，其主要内容如下。

(1) 康复医学基础学：康复基础学指康复医学的理论基础，重点是与主动功能训练有关的运动学和神经生理学，以及与患者生活和社会活动密切相关的环境改造学。

1) 运动学：包括运动生理、运动生化、生物力学等。

2) 神经生理学：包括神经发育学、运动控制的神经学基础等。

3) 环境改造学：涉及康复工程和建筑、生活环境设计等。

(2) 康复评定学：康复功能评定是对功能障碍进行测定和分析的学科，是康复治疗的基础，通过康复评定可制订康复治疗方案和评价康复效果。康复评定包括躯体功能评定（ROM、MMT 等)、心肺功能评定、神经电生理测定、心理功能评定、日常生活活动能力评定等。

1) 运动学评定：包括肌力评定、关节活动度评定、步态分析等。

2) 电生理学评定：包括肌电图、诱发电位、神经传导速度、电诊断等。

3) 心肺功能评定：包括心电运动试验、肺功能测试等。

4) 有氧活动能力评定：包括能量消耗、最大吸氧量、代谢当量（MEFs）测定等。

5) 平衡能力测定：包括静态和动态平衡能力测定。

6) 医学心理学评定：包括精神心理和行为、感知和认知功能评定等。

7) 言语和吞咽功能评定。

8) 日常生活活动能力评定和就业能力检查和鉴定。

(3) 康复治疗学：康复治疗是康复医学中最具特色的部分，通过康复训练等治疗措施可以促进功能恢复、代偿或补偿，其包括物理治疗（physical therapy）、作业治疗（occupational therapy）、言语治疗(speech therapy)、心理治疗(psychotherapy)及假肢和矫形器应用(prosthesis and orthosis)等。中国传统康复疗法如中药、针灸、按摩、药浴等也是康复治疗的重要部分。

(4) 临床康复学:临床康复学是指综合采用各种康复治疗手段,对各类病、伤、残患者的病理和生理异常以及相应的功能障碍,进行针对性的康复医疗实践,根据对临床各专科各类病残或伤残所致的功能障碍的特点,进行有针对性的康复评定和康复治疗及相关问题研究的学科,如骨科康复、神经康复、糖尿病康复、肿瘤康复及老年病康复、儿科康复等。

(5) 社区康复学:具有功能障碍的病、伤、残者出院后,必须回归到家庭和社区并利用社区资源继续康复。1981 年,WHO 对社区康复的定义是:"在社区的层次上采取康复措施。这些措施是利用和依靠本社区的资源进行的,包括残疾者自身、家庭和社会。"社区康复学是研究社区康复的目标、方法及社区康复的管理等,一些内容已超出康复医学的范畴。

3. 康复医学对象　康复医学的服务对象为各种长期功能障碍的患者,包括残疾人、各种慢性疾病患者、老年人和急性病恢复期的患者,其功能障碍不仅与生理功能相关,还与社会心理职业等诸多因素有关。

(1) 残疾者:据 WHO 统计,全世界目前约有占总人口 10% 的各种残疾者,每年以新增加 1 500 万人的速度递增。我国 1987 年的抽样调查表明,言语、智力、视力、肢体和精神残疾者占总人口的 4.9%,分布在 18% 的家庭里,但是这一调查未包括慢性病、内脏病、老年退行病而致的严重功能障碍者。

(2) 老年人:老年人有不同程度功能退变和障碍,这些功能障碍需要通过康复治疗得到改善。中国正在进入老年社会,老年人是康复医学的重要工作对象。

(3) 慢性病患者:包括各系统脏器的慢性疾病、"患病状态"、活动能力受限、心理和精神创伤,现代社会的各种文明病也与康复治疗有密切关系。

(4) 急性期及恢复早期的患者:许多疾病进行早期康复介入有利于预防残疾、减轻残疾,这是综合医院康复医学科的主要工作之一,也是康复医学科与临床学科最重要的结合点。

(二) 临床康复学

康复医学随着专科康复的开展,促进了与临床专科相应的临床康复学的发展。随着专科康复的发展,在一些国家出现了临床专科康复医师,如骨科康复医师、神经康复医师。专科康复学和专科康复医师队伍的发展体现了临床康复学已深入临床工作之中,体现了康复医学与临床治疗医学的密切关系。临床医师既是临床专科医师,通过学习也应可以成为该专科的康复医师,因为康复是所有医师的责任,而且临床阶段又是康复的最佳时期。尽管临床实践工作中,临床专科医师难以或也不需掌握康复医学的全面知识,但应了解本专科疾病康复的基本知识,这样才能提高治疗水平。临床康复学的基本领域主要包括:

1. 骨科康复学(orthopeadic rehabilitation)　这是一门研究骨与关节、肌肉及外周神经和软组织的损伤、畸形和疾病所致的功能障碍及康复处理的学科。康复治疗手段包括必要的手术治疗和手术前后的功能训练,假肢和矫形器的装配等。

2. 神经康复学(neurological rehabilitation)　这是一门研究中枢神经系统及外周神经系统病损所致的功能障碍及康复处理的学科。

3. 其他康复学科　包括内科康复学、儿科康复学、肿瘤康复学、老年病康复学、心脏病康复学等。

二、临床康复的目标

在制订临床康复治疗计划时，每个患者其具体的康复目标往往是不同的。确定每一个病伤患者具体的康复目标主要依据其病伤的分类诊断和功能评定，同时参考患者的年龄、体质、有无其他并发症等情况。但是从临床康复的基本观点出发，患者的基本康复目标又是一致的。临床康复学的目的是利用以医学为主的多种手段，设法使患者已经受限或丧失的功能和能力恢复到可能达到的最大限度，以便他们能重返社会，过一种接近正常或比较正常的生活。康复基本目标主要包括两个方面：增加患者的独立能力(independence)，使患者能回归社会并进行创造性生活(productive life)。

1. *重新获得独立能力*　重新获得独立能力是康复的首要目标。长期以来，康复被认为是一个通过康复训练等手段使患者获得尽可能高的身体独立水平的过程。日常生活活动能力(ADL)或生活自理能力(self-care)的明显提高往往被作为临床康复成功的标志。长期以来，独立能力的概念被极度限制在身体的(肉体的)独立能力范围之内，即将生活自理能力作为独立能力的指标。然而，独立能力不能单纯看作为身体或生理功能上的独立能力，而且应包括独立作出决定和解决问题的能力即自决能力(self-determination)。如果只强调身体的独立能力，仅使得如高位脊髓损伤患者可以通过知道别人协助和应用某些辅助器械而达到一种相对独立的生活方式。因此，在所有患者的临床康复过程中，要同时注意培养患者的自觉能力(self-determination)，从而尽可能地达到身心的独立(independense)，而功能独立性评定(FIM)体现了这两方面内容。

2. *重归社会提高生活质量*　至今，很多康复医师仍将康复的目标局限于生活自理能力或独立能力的恢复或提高上，康复治疗主要局限于物理疗法、作业疗法等体能方面的训练，社会适应能力的恢复及潜在的就业能力的恢复往往被忽视，甚至被忽略。患者和家属满足于患者生活自理，认为从事新工作是不可能或不必要的。虽然生活自理能力的恢复，为社会适应能力和就业能力的恢复奠定了基础，但是生活自理能力的恢复并不意味着社会适应能力和就业能力的恢复。一般患者只要有生活自理能力，就可以使他能在家庭环境之中进行一定程度的独立活动，但他仍难以回归社会。这样，他们事实上只是社会资源的消耗者，而不能通过自己可能的就业劳动能力(包括体力和智力)为社会提供资源。他们既不能作为社会精神或物质财富的创造者而创造性地生活，也不能通过创造财富而增加自信自立。所以，只注意生活自理能力的恢复，实际上主要是对人的自然属性的康复。只有注意社会适应能力和就业能力的恢复，才是对人的社会属性进行"康复"。否则，其对自然属性的康复就失去了重要价值。研究结果显示，脊髓损伤患者中，有一定文化水平和专业技术的患者通过必要的训练，应用现代科学技术(如计算机)也可从事一定的工作。同时，脊髓损伤患者在生活其他方面所消耗的平均时间实际上少于正常人所用的时间，因此可以有更多的时间从事更有意义的工作，这已经被一些事业上取得成功的患者所证实。对康复患者应进行力所能及的职业康复训练，使他们今后能返回某种适宜的工作岗位，从而真正地回归社会，达到全面康复的目标。

第二节　工作特点及工作方式

临床康复学是指综合采用各种康复治疗手段，对各类病、伤、残患者的病理和生理异常以及相应的功能障碍进行针对性的康复医疗实践，是以功能康复、整体康复、重返社会为基本原则。与临床医学不同，临床康复学有着自己的工作特点及工作方式。

一、临床康复学的工作特点

临床康复学与临床医学有很大的不同，在某种意义上讲，临床康复学是一种功能医学，它的主要任务之一是研究患者的功能障碍和残疾，以及如何去治疗（克服）残疾给患者带来的功能障碍。这样在临床康复的工作内容上也就有了它自己的特色，即康复评定、康复治疗、康复预防。

（一）康复评定

康复评定是康复治疗的基础。它类似于临床医学的诊断过程，但又不完全相同。对于康复评定的定义可以这样来理解：康复评定是客观、准确地检查、判断患者功能障碍的性质、部位、范围、程度；确定尚存的代偿能力；估计功能障碍的发展、转归和预后；找出康复目标；制订出可行的康复治疗措施；判定康复治疗效果；决定康复治疗后患者回归及去向的过程。

1. 康复评定的内容

(1) 躯体功能评定：一般包括关节活动度评定、肌肉力量评定、上下肢功能评定、步态分析、神经电生理评定、痉挛与弛缓的评定、感觉与知觉功能的评定、协调与平衡功能的评定、姿势反射与原始反射的评定、日常生活活动能力的评定、上下肢穿戴假肢或矫形器的能力评定、穿戴脊柱矫形器能力的评定等。

(2) 精神心理功能评定：一般包括情绪评定、残疾后心理状态评定、疼痛的评定、失用症和失认症的评定、痴呆评定、非痴呆性认知障碍（注意力、记忆、思维）的评定、人格评定等。

(3) 言语功能评定：一般包括失语症评定、构音障碍评定、言语失用评定、言语错乱评定、痴呆性言语评定、言语发育迟缓的评定、听力测定和发音功能的仪器评定等。

(4) 社会功能评定：一般包括社会生活能力评定、生活质量评定、就业能力的医学评定等。

2. 康复评定的分期

(1) 初期评定：在患者入院初期完成。目的是全面了解患者功能状况和障碍程度、致残原因、康复潜力，据此确定康复目标和制订康复治疗计划。

(2) 中期评定：在康复治疗中期进行。目的是经过康复治疗后，评定患者总的功能情况，有无康复效果，分析其原因，并据此调整康复治疗计划。中期评定可进行多次。

(3) 后期评定：在康复治疗结束时进行。目的是经过康复治疗后，评定患者总的功能状况，评价康复治疗的效果，提出重返家庭和社会或做进一步康复治疗的建议。

3. 康复评定会 康复评定会是康复评定工作的一种重要形式。一般是由康复医师主持召开康复治疗组会议，在会上小组成员根据其本人的检查及分析，对患者功能障碍性质、部位、程度、发展、预后及康复目标充分发表意见，提出各自领域的康复对策、康复目标和治疗处理意见（包括近、中、远期），然后由康复医师归纳总结为一个完整的康复评定和治疗方案，制订出计划指派各专业人员分头实施。治疗中期再次召开评定会，对计划执行情况进行评定、修改、补充。治疗结束时再召开小组会，对康复疗效进行总结并为下阶段治疗或出院后康复去向提出意见。

4. 康复评定应当作出的判断

(1) 确定患者功能障碍的种类和主要的障碍情况。

(2) 确定患者功能障碍程度：对于患者功能障碍不仅应了解其种类，还应判断其程度，即患者功能障碍的严重程度。

(3) 判断患者的代偿能力：在康复医疗工作中，我们不仅应了解患者功能障碍的情况，知道其丧失了什么功能，更应该了解其代偿能力如何，还残存什么功能，能发挥多大的代偿能力，怎样利用这些残存的功能去发挥代偿作用，以提高患者的生活和社会适应能力。

(4) 确定康复治疗目标：对患者功能障碍的种类、严重程度和主要功能障碍有了正确、全面的了解，明确治疗重点，通过康复治疗和训练，预期使患者的功能障碍恢复到何种水平，这种水平即是治疗需要达到的目标。最基本的指标是患者的生活自理能力的恢复水平，其次是对家庭及社会的适应能力恢复程度等。治疗目标又可分为：

1) 近期目标：是在康复治疗初步阶段应达到的目标。

2) 中期目标：是在康复治疗过程中，分阶段应达到的目标。

3) 出院目标：是在患者治疗结束时应达到的目标。

4) 远期目标：是在患者出院后回归家庭和社会后所能达到的水平。

(5) 决定承担各种功能训练任务的专业成员：根据患者功能障碍的种类和严重程度，结合康复治疗小组各成员的专长，将功能恢复训练的各方面任务恰如其分地分配给能胜任的成员，充分发挥康复治疗小组各专业的特长，分工协作，共同完成恢复患者功能的任务。

(6) 决定各种康复治疗措施：康复评定会议要综合各专业评定结果和意见，根据功能障碍的主次，制订康复治疗计划并对康复治疗的先后顺序做出合理的安排。而影响患者生活自理能力最严重的和患者感到最痛苦、最迫切希望解决的问题，应予以优先考虑。

(7) 判定康复治疗效果、修改康复治疗计划：在康复治疗工作中，可根据需要随时对患者状况进行评定，修改康复治疗计划，变更康复治疗措施，以期取得更好的康复治疗效果。

(8) 决定康复结局及转归：康复治疗结束时，应对患者做出全面的评定，指出治疗后患者的去向。例如，回归家庭、回归社会工作、转介至其他康复机构(如康复中心、疗养院)、至社区康复服务站继续康复治疗等。

(二) 康复治疗

康复治疗技术的应用是康复医学不同于治疗医学的又一特征之处。康复治疗以康复训练为主要手段，当然并不排斥临床行之有效的其他方法的应用，如药物、手术、石膏、夹板、中国传统康复疗法等。主要康复训练疗法简介如下。

1. 物理疗法(physical therapy，PT)　包括运动疗法和物理因子疗法。运动疗法是物理疗法的主要部分，它是通过运动对身体的功能障碍和功能低下进行预防、改善和功能恢复的治疗方法。应用被动运动、主动运动、辅助主动运动、抗阻力运动、神经生理学疗法等各种运动方法来训练患者，如肢体瘫痪后如何设法引起运动、如何将不正常的运动模式转变为正常或接近正常的模式、改善关节活动度、增进肌力、增强运动的协调性、提高调节平衡能力等，总之，有针对性地循序渐进地恢复患者丧失或减弱了的运动功能，同时预防和治疗肌肉萎缩、关节僵硬、骨质疏松、肢体畸形等并发症的发生。

物理因子疗法主要是应用除力学因素以外的电、光、声、磁、水、冷、热等各种物理因素来治疗疾病，促进患者的康复。

2. 作业疗法(occupational therapy，OT)　这种疗法是针对患者的功能障碍，从日常生活活动、手工操作劳动或文体活动中，选出一些针对性强，能恢复患者减弱了的功能和技巧的作业，让患者按照指定的要求进行训练，以逐步恢复其功能，从而提高患者的生活能力，使其能自理生活和进行学习。在自理生活方面，常选用进食、梳洗、穿衣、从床上到轮椅等活动。在手工操作方面，常选用木工、手工制作等；在文体活动方面，常选用套环、拼七巧板、绘画及各种有康复价值的游戏等。对于活动困难者，作业治疗人员还可为他们配制克服困难的自助具，如患者手握持困难，可为他们准备粗柄勺，以便握持。对装配上肢假肢、矫形器和配备特殊轮椅者，进行操纵和使用训练。对于认知能力有障碍的患者，进行认知功能的训练。为某些需要辅助具的患者，配制辅助具等（主要是上肢，为方便日常生活或训练用）。

3. 言语疗法（speech therapy，ST） 该疗法是采用各种科学的方法，对听力及语言障碍的患者如脑瘫、脑外伤等有交流残疾的患者，进行评定和训练，以矫治其残疾。

4. 心理疗法（psychotherapy） 心理是脑的功能对客观现实的反映，患者心理往往存在不同程度的改变。心理疗法是通过观察、谈话、实验和心理测验（智力、人格、精神、心理等），对患者的心理异常进行诊断后，再采用精神支持疗法、暗示疗法、行为疗法、松弛疗法、音乐疗法等对患者进行训练、教育和治疗，从而减轻或消除症状，改善心理和精神状态，使患者的疾病治疗和恢复得以顺利实现。

5. 康复护理（rehabilitation nursing，RN） 康复护士是康复治疗组重要成员之一。她（他）的主要任务是与其他康复专业人员共同协作，对患者施行符合康复要求的专业护理和必要的功能训练，预防并发症，防止继发性残疾，减轻残疾的影响，提高生活自理能力，使患者最大程度地康复并回归社会。康复护理具体内容应包括：防治长期卧床的不良反应（如早期活动防止废用综合征，定时翻身防褥疮，鼓励患者尽量主动做各种活动，防止大、小便功能障碍等）；指导患者自主做日常生活活动（如穿衣、吃饭、洗漱等）；配合训练患者的肢体运动功能（如坐、站、走等）；做好患者的心理康复工作等。

6. 假肢和矫形器的应用（prosthesis and orthosis，P&O） 假肢是弥补人的肢体缺损和代偿肢体功能的人工四肢，适于上、下肢截肢后装配，用以代偿已丧失肢体部分的功能，使截肢者恢复一定的生活自理和工作能力。

矫形器以往有人称之为支具或支架，现统称为矫形器。其用于四肢和其他部位，可预防或矫正畸形，支持或协助功能运动，限制关节异常活动，缓解神经压迫。治疗骨骼、关节、神经、肌肉疾病时，用以补偿功能活动。而某些矫形器的适当使用甚至可取代手术。

7. 康复工程（rehabilitation engineering） 康复工程是应用现代工程学的原理和方法来恢复代偿或重建患者功能的科学。具体工作有：①康复评定设备的研制。②功能恢复训练器械的研制。③功能代偿性用品的研制（矫形器、辅助用品如自助具、拐杖、助行器、轮椅、站立架和生活自助器具等）。④功能重建性用品的研制（人工喉、人工耳蜗等）。⑤康复工程材料的研制（人工骨关节、肌肉、血管等）。⑥装饰性假器官的研制（人工眼、耳、鼻、乳房等）。广义上来说假肢和矫形器的研制也属于康复工程学科。

8. 中国传统康复疗法 中医学的针灸、推拿、中药、体育锻炼等疗法已有数千年的历史，特别是中医疗法对功能障碍性疾病的治疗有重要作用，尤其对骨折、瘫痪、肌肉关节挛缩、疼痛、四肢功能障碍等有明显疗效。

（三）康复预防

临床康复学应重视康复预防，早期采取康复预防措施，以防止残疾及功能障碍的发生、发展。

二、临床康复学的工作方式

(一) 康复治疗组

临床康复的工作方式需要多专业合作，具有特殊康复技能的人员共同组建康复治疗组。康复治疗组模式（team approach）是临床康复医疗的基本工作形式。康复治疗组对病、伤、残者进行康复评估和治疗、教育与训练，以达到使服务对象改善功能、融入社会，最大限度提高生活质量的目的。相关专业人员包括：康复医师、护士、物理治疗师、作业治疗师、言语治疗师、心理学家、社会工作者、假肢和矫形器技师等。治疗组成员的任务：

1. 康复医师（physiatrist） 负责患者的诊断、确定关键的功能障碍或出院目标，决定患者的药物、手术和其他医疗问题。通常康复医师担任治疗组会议组织者的角色，当然这一角色也可以由其他专业人员担任。康复医师必须首先是合格的临床医师，然后还要经过系统的康复学专业训练和考核。

2. 物理治疗师（physical therapist） 主要责任是恢复患者躯体和肢体运动能力，包括关节活动度、肌力和肌肉耐力、全身耐力和心肺功能，对患者进行使用下肢矫形器、假肢和步行辅助具训练，步态训练，坐、站和转移训练，牵张训练，协调和平衡训练，皮肤整体感觉训练，轮椅技巧训练，以及对患者实施各种理疗（冷、热、电、磁、光、超声、水疗）等。推拿按摩或手法治疗一般也属于物理治疗师的工作。

3. 作业治疗师（occupational therapist） 主要责任是恢复患者日常生活、学习、娱乐和工作能力，包括患者的生活自理活动能力（衣、食、住、行、个人卫生等），职业能力，转移能力，使用上肢矫形器、假肢和辅助具的能力等；必要时训练患者的感觉、感知和认知能力；吞咽功能训练有时也由作业治疗师进行；此外，还包括出院前向患者提供家庭和工作环境改造建议、就业建议等。患者家属和陪护者的训练也是作业治疗师的责任。

4. 言语治疗师（speech therapist） 主要责任是评定和治疗神经源性言语障碍，包括失语症（aphasia）、构音障碍（dysarthria）、失用症（apraxia）和认知性交流障碍（cognitive-communication impairments）。吞咽障碍的评定和治疗往往也属于言语治疗师的工作范畴。

5. 假肢和矫形器装配师（prosthetist and orthotist specialist） 主要责任是矫形器和假肢的评定、制作和训练，指导患者和家属进行矫形器和假肢的日常维护等。

6. 心理治疗师（psychologist） 主要责任是患者的心理评定、心理咨询、心理疏导、应激处理、行为治疗、性功能障碍评定和治疗等。

7. 社会工作者（social worker） 主要责任是与患者家庭和社区联络，评定患者的家居、家庭收入情况和就业情况、生活方式，协调患者的治疗费用，为患者做出院安排，为患者家属排忧解难。国内目前没有此职业。

8. 文体治疗师（recreational therapist） 主要责任是评定、训练和教育患者进行文体活动的能力，激发患者主动活动的热情和积极性，为患者确定合适的文体活动。

9. 康复护士（rehabilitation nurse） 少数国家设有专职的康复护士，主要负责患者卧床期间的体位摆放、床上活动、皮肤护理、直肠和膀胱处理、个人卫生、病房环境控制、辅助器具使用辅导、治疗时间安排等。没有专职康复护士时，护理部将从整体上承担上述任务。

10. 其他治疗师　与康复治疗相关的其他治疗技术人员还包括运动治疗师（kinesiotherapist therapist）、园艺治疗师（horticultural therapist）、音乐治疗师（music therapist）、足疗师（podiatrist therapist）、舞蹈治疗师（dance therapist）等。

所有成员不仅要致力于特定的专业目标，而且要对康复治疗的所有结果承担共同的责任。共同参与康复目标的确定，提供与目标相关的观察结果（不仅局限于自身的专业），与所有成员共享工作经验，互相学习，取长补短。因此，学科协作模式比学科组合模式更加注重参与康复过程的各个成员的独立性和相互作用。

（二）临床康复的治疗模式

康复治疗组模式（team approach）是临床康复医疗的基本工作形式。康复医学是多专业和跨学科的学科，因此多学科的康复治疗组的工作形式是所有临床康复医学工作者都应该了解和实践的重要内容。

1. 治疗组会议（team meeting）　由康复医师、康复治疗师、护士、社会工作者、心理治疗师、假肢和矫形器装配师等参加康复评定和治疗方案讨论会。实施方式一般为：会议前确定患者的主要问题，然后由治疗组负责人确定会议日期、时间和地点。会议可以定期或不定期召开，在会议上各专业人员报告患者评定结果，确定或回顾治疗目标，设定治疗重点内容，并确定出院日期。会议的宗旨是治疗组成员提供相互交流的讨论，弥补各个专业的缺点或“盲点”，对患者近期和远期治疗目标以及实现目标最重要的治疗策略和方针达成共识。而接受康复治疗的患者及其重要亲朋好友的主动介入可增加治疗的满意度，必要时患者及其家属也可以参加会议，这样可以有效地提高患者对医务人员的信任，也有助于提高疗效。10 年前这些会议通常每两周进行一次，现在通常是每周进行一次，但会议需要耗费较多的时间和较多的人力资源，效率较低，故应根据实际情况进行。

2. 查房（ward round）　康复病区的查房通常在治疗室进行，查房时相关治疗师和护士同时参加。这样不影响患者治疗，也有利于直接观察患者的治疗情况。这种方式的针对性强，效率高，是今后的发展趋势。

3. 会诊（consultation）　请相关学科专家对特殊问题共同进行诊疗讨论是医院工作的基本形式。康复医学的横向多学科合作大部分以会诊的形式进行，必要时也可邀请兄弟学科专家参加治疗会诊。

康复医学的核心是通过多层次、多学科、多渠道的集体合作方式，对患者和残疾者进行训练和再训练，使其功能障碍得到最大程度的恢复，并尽可能恢复他们的社会角色和价值。这种方式可以使各康复医疗相关专业的作用得到充分发挥和扩大，因此已经成为康复医疗最典型的工作特征。

第三节　资格与职责

我国政府十分重视康复事业，继 2001 年我国《国民经济和社会发展第十个五年计划纲要》提出“发展康复医疗”之后，2002 年 8 月 24 日国务院办公厅又转发了卫生部、民政部、财政部、公安部、教育部、中国残联《关于进一步加强残疾人康复工作的意见》（下称《意见》），《意见》的总体目标是：到 2005 年，在城市和中等以上发达地区的农村，有需求的残疾人 70% 得到康复服务；在经济欠发达地区的农村达到 50% 。到 2010 年，在城市和中等以上发达地区的农村，有需求的残疾人普遍得到康复服务；欠发达地区的农村达到70%以上。到2015年，实现残疾人“人人享有康复服务”。这个目标勾画了我国康复事业的宏伟蓝图，令人鼓舞，催人向上。我们认为，这个目标是从实际出发，适应我国经济和社会发展以及人们需求的，经过艰苦努力是有可能达到的。但要达到此目标，关键是加快综合医院康复医学科建设，培养康复人才。

一、康复医学资格考试制度的建立

为了适应医药卫生体制改革的需要，科学、客观、公正地评价卫生专业人员的技术水平和能力，完善评价机制，提高卫生专业人员的业务素质，按人事部、卫生部关于加强卫生专业技术职务的评聘工作要求，其中一个重要的措施就是逐步推行卫生专业技术资格考试制度，实行以考代评与执业准入并轨的考试制度。这个考试在人事部、卫生部的统一领导下进行，实行全国统一组织、统一考试时间、统一考试大纲、统一考试命题、统一合格标准，原则上每年进行一次。考试合格后可取得全国统一印制的、在全国范围内有效的专业技术资格证书，它是聘任相应专业技术职务的必备条件。2000年开始执业医师和执业助理医师准入的全国统一考试，2001年开始初中级专业技术资格考试，其中包括康复医学专业中级（主治医师）资格考试，2002年资格考试的范围进一步扩展，增加了康复医学治疗技术专业初、中级（技师、主管技师）资格考试和技师执业准入考试。

报考卫生专业技术资格的人员必须具备人事部、卫生部所规定的有关政治思想、医德医风、相应学历和工作年限的基本条件。关于初、中级卫生技术资格考试的内容，有统一的严格要求。在考试的学科设置中，按卫生部有关综合医院科室设置的要求定位于康复医学科，其中“医”资格考试列入康复医学专业。“技”资格考试列入康复医学治疗技术专业。

二、康复医学科考试的要求

康复医学科的“医”、“技”两个系列人员同属康复医学科范畴，在考试中对“医”、“技”两个系列及其中不同层次的要求是有区别的。2002年康复医学专业、康复医学治疗技术专业的考试大纲基本体现了康复医学科的医技中级职称资格评审条件的要求，对“医”、“技”的初、中级资格区分了掌握、熟悉、了解等不同程度的要求。在“基础知识”方面，报考医、技初中级资格的人员均应熟悉与本专业较密切相关的基本理论知识，如解剖学、生理学、病理学、医用物理学、康复医学总论等。报考技士执业准入者则应掌握在校学习的解剖学、生理学、病理学、药理学课程。在“相关专业知识”方面，报考医、技初中级资格的人员均应熟悉与本专业较密切相关的临床医学科（如骨科学、神经科学、内科学、外科学等）的基本理论与基础知识。报考“医”中级资格者还应了解本专业常用的医学影像诊断学、医学检验等的原理与方法，熟悉其临床应用，并能正确评价其临床意义。报考“技”初、中级资格者还应了解本专业常用治疗设备的基本结构与原理。报考技士执业准入者则应掌握在校学习的内科学、外科学的课程。在“专业知识”和“专业实践能力”方面，报考“医”中级资格者应掌握物理疗法学（含运动疗法学）、运动功能评定、电诊断学等基本知识，了解肌电图等神经电生理检查、作业治疗学、言语治疗学、心理学等基本知识，以及常用康复医学工程装置的应用，并应掌握骨科、神经科、内科、外科等常见病的康复评定、康复治疗的原理、技术、方法和适应证、禁忌证。报考“技”初、中级资格者应掌握物理疗法学（含运动疗法学）的基本知识、常用物理疗法的操作规程和注意事项、本专业常见伤病的解剖定位及伤病不同病理阶段的治疗操作常规、禁忌证和注意事项，并应具有分析本专业常见技术故障原因和错误操作后果的能力。报考技士执业准入者则应掌握“技”系列人员所应掌握的最基本原理和最常见伤病的最常见治疗方法。我国康复医学教育的不断发展和执业准入及专业技术职务考试制度的建立和完善，对推动我国康复医学事业的可持续发展具有极其重要的意义。

三、临床康复医师的职责

在专业培养方向上，有的地方还存在着康复医师和治疗师混为一体培养的情况，这不利于康复医学的发展。康复医师和康复治疗师在临床工作中有明确的职责分工，康复医师的职责主要是针对患者的医学管理、功能评估及康复处方；而康复治疗师则是在医师的指导下对患者进行相应的运动功能训练，帮助其恢复日常生活和社会生活的能力。两者是不同的培养体系，康复医师的培养应该在全面掌握临床医学知识和技能的基础上，并具备临床工作经验后，再接受一定时间的康复医学专科培训。康复医师只有掌握了全面的康复知识，才能正确地指导治疗师的工作。混合培养的结果则易使学生既不能胜任康复医师的临床工作，也不能胜任治疗师的工作，不但对本人不利，对康复医学事业的发展也不利。在现阶段，医疗市场暂不需要专业分工过细的康复治疗人才。康复治疗学专业毕业生的就业去向除了综合性医院、康复专门机构外，还要面向社区、体育保健机构、疗养院等基层单位，机构内也没有过细的专业分工要求，如果所学专业过细，势必影响学生的就业范围，对刚起步的康复医学教育带来不利的影响。因此，在康复医疗市场尚不成熟的现阶段，作为过渡性措施，我国康复治疗学专业的培养目标除符合教育部对卫生人才的统一要求外，应定位于“以 PT(物理疗法)为主兼顾 OT(作业疗法)、ST(言语疗法)知识结构的复合型康复治疗人才”较为合适。

总之，临床康复医师应对患者的临床医疗情况及患者的康复处理全面负责，组织管理康复医疗机构的运行，宣传康复医学理念，扩大康复医学的影响，并为培养康复医学人才，组织和实施康复医学的科学研究贡献力量。

（唐　强）

第二章
神经系统伤病的康复

导学

本章系统地介绍神经系统常见伤病的定义、流行病学、病理生理、临床特征以及相应疾病的康复评定、康复治疗。通过学习，要求掌握脑卒中的康复、颅脑损伤的康复、脊髓损伤的康复；熟悉小儿脑性瘫痪的康复、周围神经损伤的康复、帕金森病的康复；了解脊髓灰质炎后遗症的康复。

第一节　脑卒中的康复

脑卒中(stroke)是神经系统的常见病、多发病，具有发病率高、致残率高、病死率高和复发率高的特点，严重危害着人类的生命健康，是中老年人致死和致残的主要疾病之一。据统计，在存活的脑血管病患者中，约 3/4 有不同程度的劳动能力丧失，其中重度致残者约占 40%，严重地影响了患者的生活质量。脑卒中的康复是从医学的角度，通过康复医生、护士、康复治疗师、心理医师、医学社会工作者等共同工作，应用主动性地再训练和矫形器等康复措施，使患者更好地利用个人和环境的资源，最大程度地减轻残疾的影响。康复不仅能使患者得到最大程度的功能恢复，而且能够降低脑血管病的病死率，缩短住院时间，减少医疗费用，并促进患者积极参与社会生活，提高其生活质量。

一、概述

(一) 定义

脑卒中又称脑血管意外(cerebral vascular accident，CVA)，是一组急性脑血管疾病。由于急性脑血管破裂或闭塞，导致局部或全脑神经功能障碍，持续时间超过 24 h 或病死。主要分为缺血性卒中和出血性卒中。

(二) 流行病学

脑卒中是导致人类死亡的三大疾病之一，在全球范围内，每年使 460 万人病死，其中

1/3 在工业化国家，其余发生在发展中国家，患病主要在 65 岁以上的人群。日本是脑卒中发病率最高的国家之一。我国也是脑卒中高发地区，据估计年发病率为 200/100 万，每年新发病例约 150 万人，每年病死近 130 万人，在幸存者中约 3/4 的人留下偏瘫等后遗症状，部分患者丧失劳动能力和生活能力。所以，进一步加大防治力度，尽快降低卒中的发病率和病死率，已成为当前一项刻不容缓的重要任务。

(三) 病理生理

缺血性卒中后由于局部脑组织血供障碍和受压，病灶中心出现水肿、变性、坏死，小病灶出现瘢痕机化和多个不规则的小腔隙，大病灶可以发展为囊腔，坏死部位局灶小血管发生破裂出血会加重病情。出血性卒中后出血的血块会逐渐被吸收，病灶中心周围有一个低密度区域称为“半暗带”，它是由于局部脑组织水肿所致，该部位脑细胞结构尚保持完整，只是细胞电活动消失，及时治疗可以恢复其功能。

(四) 临床特征

脑卒中从病理上可分为出血性卒中和缺血性卒中，因病变的部位性质不同，可出现不同的临床表现。偏瘫则是脑卒中最常见的功能障碍，其他功能障碍主要表现为：

1. 失去肢体正常功能　脑卒中使高级中枢神经元受损，下运动神经元失去控制，反射活动活跃，患者的肢体不能完成在一定体位下单个关节的分离运动和协调运动，而出现多种形式的运动障碍。

(1) 联合反应：联合反应是指偏瘫时，即使患侧肢体不能做任何随意运动，但当健侧上、下肢紧张性随意收缩时，其兴奋可波及到患侧而引起患侧上、下肢发生肌肉紧张，产生相似的运动。

(2) 协同运动：协同运动是指偏瘫患者期望完成某项活动时不能做单关节的分离运动，只有多关节同时活动时才能将动作完成。

2. 反射亢进　脑损伤后，高级与低级中枢之间的相互调节、制约受损，损伤平面以下的各级中枢失去了上一级中枢的控制，正常反射活动丧失，原始的、异常的反射活动被释放，引起反射性肌张力异常，表现为平衡反射、调整反射能力减弱，出现病理反射、脊髓反射、肌紧张反射(姿势反射)亢进，造成躯体整体和局部平衡功能的失调，影响了正常功能活动的进行。

3. 肌张力异常　当脑卒中发生在某些特定部位如皮质、内囊时，皮质对运动的下行抑制作用丧失，导致脊髓反射亢进，肌张力异常增高而出现肌痉挛。但肌张力在脑卒中的不同时期表现不同，可表现为肌张力低下，肌张力增加和痉挛。

4. 协调运动障碍　由于高级中枢对低级中枢的控制异常，肌张力过高，肢体各肌群之间失去了相互协调，正常的精细、协调、分离运动被粗大的共同运动或痉挛所取代，一般上肢较下肢重，远端比近端重，精细动作比粗大动作受影响明显，运动协调障碍在动作的初始和终止时最明显，尽管偏瘫侧肢体有肌肉收缩活动，如出现用力屈肘、握拳等动作，但这些动作是屈肌共同运动中伴随着痉挛出现而产生的，不能协调进行复杂的精细动作，无法随意恢复到原先的伸展位。

5. 平衡功能异常　平衡功能的产生需要有功能完整的深感觉及前庭、小脑和锥体外系等的参与，由各种反射活动、外周本体感觉和视觉调整以及肌群间的相互协作才能完成。

6. *感觉功能障碍* 感觉是其他高级心理活动的基础，它是对客观事物个别属性的反映，如颜色、质地、形状等，这些个别属性整合起来构成事物的整体形象——知觉。感觉器官由感受器、神经通路、大脑皮质感觉中枢构成。这些组成部分中任一部位发生病变时，都会出现感觉障碍。常见的感觉障碍有感觉减退、感觉过敏、感觉倒错、感觉异常等。

7. *认知功能障碍* 认知是机体认识和获取知识的智能加工过程，涉及学习、记忆、言语、思维、精神、情感等一系列随意、心理和社会行为。认知功能障碍指与上述学习记忆和思维判断有关的大脑高级智能加工过程出现异常，从而引起严重学习、记忆障碍，同时伴有失语、或失用、或失认等改变的病理过程。

8. *语言功能障碍* 语言功能障碍是由脑损伤后引起的语言和作为语言基础的认知过程的障碍。语言障碍可粗略分为理解及表达两个方面。因为交流可通过语言或者文字进行，所以受到影响的能力包括语言表达、语言理解、书写及阅读等几个方面。

二、康复评定

(一) 急性期脑损伤严重程度的评定

1. *格拉斯哥昏迷量表(Glasgow coma scale，GCS)* 格拉斯哥昏迷量表(GCS)用以确定患者有无昏迷及昏迷严重程度。GCS 分数≤8 分为昏迷状态，是重度脑损伤；9～12 分为中度脑损伤；13～15 分为轻度脑损伤。

2. *脑卒中患者临床神经功能缺损程度评分* 我国第四届脑血管学术会议推荐应用脑卒中患者临床神经功能缺损程度评分标准(MESSS)来评定脑卒中损伤程度(表 2-1)。该评分标准简单、实用、可靠、易于操作，是脑卒中最基本的功能评定方法之一。它的最高分是 45 分，最低分是 0 分，轻型是 0～15 分，中型是 16～30 分，重型是 31～45 分。

(二) 运动功能评定

对于有中枢神经系统损伤所造成的肢体功能障碍比较实用的评定方法主要有 Brunnstrom 偏瘫功能评定法、简化 Fugl-Meyer 运动功能评定法、上田敏偏瘫功能评价法。其中简化 Fugl-Meyer 运动功能评定法在感觉运动功能和平衡功能方面的信度和效度较好，其缺点是在评定过于复杂和费时；上田敏偏瘫功能评价法对于上、下肢和手指运动功能评定简易、快速，但使用较局限；而 Brunnstrom 偏瘫功能评定法在临床中以其简便易于操作而应用广泛。

1. *Brunnstrom 偏瘫运动功能评定法* Brunnstrom 将脑卒中后肢体偏瘫恢复过程结合肌力肌张力变化情况分为 6 个阶段进行评定(表 2-2)。

2. *简化 Fugl-Meyer 运动功能评定法* Fugl-Meyer 运动功能评定法是由 Fugl-Meyer 等在 Brunnstrom 评定法的基础上制订的综合躯体功能的定量评定法，其内容包括上肢、下肢、平衡、四肢感觉功能和关节活动度的评测，科学性较强，因而在有关科研中多采用此法。而简化 Fugl-Meyer 评定法是一种只评定上、下肢运动功能的简化评定形式，具有省时、简便的优点。简化 Fugl-Meyer 运动功能评定中各单项评分充分完成为 2 分，不能完成为 0 分，部分完成为 1 分。其中上肢 33 项，下肢 17 项，上、下肢满分为 100 分。可以根据最后的评分对脑卒中患者的运动障碍严重程度进行评定。

3. *上田敏偏瘫功能评价法* 日本上田敏等认为，Brunnstrom 评定法从完全偏瘫至完全恢复仅分为 6 级是不够的。因此,他在 Brunnstrom 评定法的基础上,将偏瘫功能评定分为 12 级,并进行了肢位、姿势、检查种类和检查动作的标准化判定,此方法称为上田敏偏瘫功能评定法,也是一种半定量的方法。

4. 运动功能评定量表(motor assessment scale,MAS)　这是由澳大利亚的 Carr 等人于 1985 年提出的,由 8 个不同的运动功能项目和 1 个有关全身肌张力项目组成。每一项评定记分为 0～6 分,检测内容有:仰卧位翻至侧卧位、仰卧位至床边坐、坐位平衡、坐位至站位、行走、上肢功能、手的运动和手的精细活动等。

5. Rivermead 运动指数(RMI)　这是由英国 Rivermead 康复中心 1991 年编制的、专门用于评估运动功能的方法。该方法针对性强,简单、实用、易于掌握,但相对较粗,共有 15 项评测内容和 2 个功能等级(0～1 分),能独立完成规定的运动得 1 分,不能完成则为 0 分。

表 2 - 1　神经功能缺损程度评分标准(MESSS)

评价内容	得分	评价内容	得分
(一) 意识(最大刺激、最佳反应)		(五) 上肢肌力	
1. 提问:①年龄;		Ⅴ正常	0
②现在是几月份		Ⅳ不能抵抗外力	1
相差 2 岁或 1 个月都算正确		Ⅲ抬臂高于肩	2
都正确	0	Ⅲ平肩或以下	3
一项正确	1	Ⅱ上肢与躯干夹角>45°	4
都不正确进行以下检查		Ⅰ上肢与躯干≤45°	5
2. 两项指令(可以示范):①握拳、伸掌;		0	6
②睁眼、闭眼		(六) 手肌力	
均完成	3	Ⅴ正常	0
完成一项	4	Ⅳ不能紧握拳	1
均不能完成,进行以下检查		Ⅲ握空拳,能伸开	2
3. 强烈局部刺激(健侧肢体)		Ⅲ能屈指,不能伸	3
定向退让(躲避动作)	6	Ⅱ能屈指,不能及掌	4
定向肢体回缩(对刺激的反射性动作)	7	Ⅰ指微动	5
肢体伸直	8	0	6
无反应	9	(七) 下肢肌力	
(二) 水平凝视功能		Ⅴ正常	0
正常	0	Ⅳ不能抵抗外力	1
侧方凝视功能受限	2	Ⅲ抬腿 45°以上,踝或趾可动	2
眼球侧方凝视	4	Ⅲ抬腿 45°左右,踝或趾不能动	3
(三) 面瘫		Ⅱ抬腿离床不足 45°	4
正常	0	Ⅰ水平移动,不能抬高	5
轻瘫,可动	1	0	6
全瘫	2	(八) 步行能力	
(四) 语言		正常行走	0
正常	0	独立行走 5m 以上,跛行	1
交谈有一定困难,需借助表情动作表达;或流利但不易听懂,错误多	2	独立行走,需拐杖	2
		他人扶持下可以行走	3
可简单交流,但复述困难,语言多迂回,有命名障碍	5	能自己站立,不能走	4
		坐不需支持,但不能站立	5
词不达意	6	卧床	6

表 2-2 Brunnstrom 偏瘫运动功能评定

阶段	上 肢	手 指	下 肢
Ⅰ	无随意运动	无随意运动	无随意运动
Ⅱ	开始出现痉挛，肢体协同动作或一些成分开始作为联合反应而出现	能开始粗的抓握，有最小限度的屈指动作	出现痉挛，有最小限度的随意运动
Ⅲ	痉挛加剧，可随意引起共同运动，并有一定的关节运动。	能全指屈曲，勾状抓握，但不能伸展，有时可由反射引起	①随意引起共同运动或其成分。②坐位和立位时，髋、膝、踝关节可屈曲
Ⅳ	痉挛开始减弱，出现一些脱离共同运动模式的动作：①手能置于腰后部旋转。②上肢前屈 90°（肘关节伸展位）。③屈肘 90°前臂能旋前、旋后	拇指能侧方抓握及带动松开，手指能部分随意的、小范围的伸展	开始脱离共同运动的动作：①坐位，足跟触地，踝关节能背屈。②坐位，足跟触地，屈膝大于 90°时可将足部向后滑动
Ⅴ	痉挛减弱，基本脱离共同运动，出现分离运动的动作：①上肢外展 90°（肘关节伸展位，前臂旋前）。②上肢前平举及上举过头（肘关节伸展位）。③肘关节伸展位，前臂能旋前、旋后	①用手掌抓握，能握圆柱状及球形物，但不熟练。②能随意全指伸开，但范围大小不等	从共同运动到分离运动的动作：①立位、髋关节伸展位能屈膝。②立位、膝关节伸直位，足稍向前踏出，踝关节能背屈
Ⅵ	痉挛基本消失，协调运动正常或接近正常	①能进行各种抓握。②全范围的伸指。③可进行单个指活动，但比健侧稍差	协调运动大致正常，①立位，伸膝情况下髋关节能外展超过骨盆上提的范围。②坐位，髋关节可交替地内、外旋，并伴有踝关节内、外翻

6. *改良 Ashworth 肌张力分级评定法* 主要用于上运动神经元损伤引起的肌张力增高的评定，通过被动活动关节来了解受累肌肉的张力情况。

（三）日常生活活动能力评定

1. *日常生活活动能力测定的内容* 日常生活活动能力测定的内容较多，主要测定以下几个大方面。①床上活动，包括在床上的体位变换、移动和坐姿平衡。②轮椅活动，包括乘坐轮椅及对轮椅的掌握。③自理活动，包括盥洗、修饰、穿衣、进食。④阅读和书写。⑤电灯、电话的使用。⑥钱币的使用。⑦行走，包括辅助器的使用及室内、外行走，辅助器的使用。⑧上、下楼梯。⑨交通工具的使用，如乘公共汽车或小汽车。

2. *日常生活活动能力评定方法* 应用改良的 Barthel 指数判断患者能力丧失的程度，亦可采用 Katz 指数、功能独立性量表（FIM）评定。

（四）其他功能障碍的评定

其他的评定还包括感觉功能评定、语言功能评定、认知功能评定、心理评定、生存质量的评定、并发症的评定等，可根据患者的症状选择相应的评定方法。

三、康复治疗

脑卒中在最初几周恢复最快，达到平台期的时间基本上是在 3 个月以内。脑卒中 6 个月后瘫痪肢体的运动和步行功能进一步改善的可能性减小，但是言语、认知、家务及职业技能在 2 年内都还有进一步恢复的可能。因此，脑卒中的康复原则：康复应尽早进行，调动患者积极性，综合康复，康复应与治疗并进，建立患者主动运动为主。

（一）急性期

脑卒中急性期持续时间一般为2～4周，待病情稳定后康复治疗即可与临床诊治同时进行。

【康复目标】

预防褥疮、呼吸道和泌尿道感染、深静脉血栓形成及关节挛缩和变形等并发症；尽快地从床上的被动活动过渡到主动活动，为主动活动训练创造条件；尽早开始床上的生活自理，为恢复期功能训练做准备。

【康复治疗】

1. 运动疗法

(1) 床上正确体位的摆放：脑卒中急性期的大部分患者肢体呈弛缓状态，此阶段不仅不能运动，还会导致关节半脱位和关节周围软组织损伤，甚至由于长时间异常体位造成肢体的痉挛模式。正确体位的摆放能预防和减轻肌肉弛缓或痉挛带来的特异性病理模式，防止因卧床引起的继发性功能障碍。

1) 健侧卧位：是患者最舒服的体位。患肩前伸，肘、腕、指各关节伸展，放在胸前的垫枕上，健侧上肢向头顶方上举约100°。患腿屈曲向前放在身体前面的另一垫枕上，既不外旋，也不内旋，避免足内翻。

2) 患侧卧位：患肩前伸，将患肩拉出，避免受压和后缩，肘、腕、指各关节伸展，前臂旋后。患侧髋关节伸展，膝关节微屈，健腿屈曲向前放在身体前面的垫枕上。该体位可以牵拉整个偏瘫侧肢体，增加患侧感觉输入，防治痉挛。

3) 仰卧位：仰卧位不是一个好的体位，因为仰卧位可以加重患者的痉挛模式，如患侧肩胛骨后缩及内收，上肢屈曲、内旋（常常放在胸前），髋关节轻度屈曲及下肢外旋（可引起外踝褥疮），足下垂及内翻。为预防这些异常现象，患肩应放在体旁的垫枕上，肩关节前伸，保持伸肘、腕背伸，手指伸展。患侧臀部和大腿下放置垫枕，使骨盆前伸，防止患腿外旋，膝下可置一小枕，使膝关节微屈，足底避免接触任何支撑物，以免足底感受器受刺激，通过阳性支持反应加重足下垂。此外，偏瘫患者应避免半卧位，因该体位的躯干屈曲及下肢伸展姿势直接强化了痉挛模式。

(2) 床上体位变换：任何一种体位若持续时间过长，都可能引起继发性损伤，如关节挛缩、褥疮等。因此，为了防止关节的挛缩或维持某一种体位时间过长而导致的褥疮，要适时变换体位。

1) 被动向健侧翻身：先旋转上半部躯干，再旋转下半部躯干。治疗师一手放在颈部下方，另一手放在患侧肩胛骨周围，将患者头部及上半部躯干转呈侧卧位；然后，一手放在患侧骨盆将其转向侧方，另一手放在患侧膝关节后方，将患侧下肢旋转并摆放于自然半屈位。

2) 被动向患侧翻身：治疗师先将患侧上肢放置于外展90°的位置，再让患者自行将身体转向患侧，若患者处于昏迷状态或体力较差时，则可采用向健侧翻身的方法来帮助患者翻身。

体位变换应注意以下几点：①每隔2 h变换1次体位。在特殊情况下亦不应超过3 h，否则褥疮开始形成。②变换体位时不要在肢体远端牵拉，必须对肢体远端及近端进行支撑并缓慢进行活动。③出现下列症状时，应暂时停止体位变化：血压明显下降，收缩压在100 mmHg(13.33 kPa)以下；头部轻度前屈时出现瞳孔散大；患侧瞳孔散大和对光反射消失；呼吸不规则；呕吐频繁；双侧弛缓性麻痹；频发性全身痉挛；去大脑强直状态。

(3) 被动活动关节：对昏迷或不能做主动运动的患者，应做患肢关节的被动活动。通过被动活动关节，既可以防治关节挛缩和变形，又能早期体验正确的运动感觉，保持大脑皮质对运动的"记忆"。

肢体的被动活动应注意以下几点：①被动运动要在关节正常活动范围内进行，若患者出现疼痛，不可勉强。②要充分固定活动关节的近端关节，以防止替代运动。③动作要缓慢、柔和，有节律性，避免因粗暴动作而造成的软组织损伤。④对容易引起变形或已有变形的关节要重点运动。⑤活动顺序应从近端关节至远端关节，各关节的诸运动方向都要进行，每个动作各做3～5次，每日2次。⑥两侧均要进行，先做健侧，后做患侧。

(4) 床上活动：当肢体肌力部分恢复时，可进行早期的辅助运动；待肌力恢复至3～4级时，可让患者进行主动活动。急性期的主动训练主要是在床上进行的，目的是使患者独立完成各种床上的早期训练后达到独立完成从卧位到床边坐位的转移。

1) 双手交叉上举训练：患者仰卧位，双手手指交叉，患手拇指置于健手拇指之上(Bobath握手)，用健侧上肢带动患侧上肢在胸前伸肘上举，然后屈肘，双手返回置于胸前，如此反复进行。在上举过程中，要保证肩胛骨前伸，肘关节伸直，患者可将其上肢上举过头。

2) 双手交叉摆动训练：在完成双手交叉上举训练的基础上，进行上举后向左、右两侧摆动的训练。摆动的速度不宜过快，但幅度应逐渐加大，并伴随躯干的转移。

3) 利用健侧下肢辅助抬腿训练：患者仰卧位，用健侧足从患侧腘窝处插入并沿患侧小腿伸展，将患足置于健足上方。患者利用健侧下肢将患侧下肢抬起，尽量抬高，患侧下肢不得屈曲，然后缓慢放回床面，如此反复进行。

4) "桥式"运动：患者仰卧位，上肢伸直放于体侧，双腿屈髋屈膝，足支撑在床上。嘱患者将臀部主动抬起，并保持骨盆呈水平位，维持一段时间后慢慢放下(双桥式运动)。开始，治疗师可以通过轻拍患侧臀部，刺激其活动，帮助伸髋。随着控制能力的改善，为了进一步提高患侧髋关节伸展控制能力，可逐步调整桥式运动的难度，如将健足从治疗床上抬起，或将健腿置于患腿上，以患侧单腿完成桥式运动(单桥式运动)。

2. 中医治疗

(1) 针灸疗法：一般脑卒中患者只要生命体征稳定就可以开始针灸治疗。

1) 头针：头针治疗脑卒中具有较好的疗效，头针的取穴方法较多，常用的有头皮针标准线取穴法、头穴分区取穴法、头穴透刺取穴法、头穴丛刺取穴法，可根据临床症状选择相应的治疗区进行治疗。

2) 体针：此期多为迟缓性瘫痪，治疗应尽快提高肌张力和平衡肌张力，促进肌力恢复，使患者及早摆脱弛缓状态。针刺时上肢以手阳明经穴为主，下肢多取足阳明经穴为主，小腿部以足太阳、少阳经穴位为主。取肩髃、曲池、手三里、外关、合谷、环跳、阳陵泉、足三里、解溪、昆仑。得气后连接脉冲针灸治疗仪，采用疏波，每次治疗30 min，每日1次。

(2) 中药疗法：高热不退、痰热内闭清窍者可用安宫牛黄丸，鼻饲或灌肠，每次1丸，每6～8 h 1次；痰湿蒙蔽清窍者可灌服苏合香丸，每次1丸，每6～8 h 1次，鼻饲；出现脱证的患者可以选择使用具有扶正作用的中药注射液，如生脉注射液、参脉注射液、参附注射液；腹气不通、大便秘结者，急用承气汤煎服或清洁灌肠，每日1次，分2次服；呕血、便血者，给予云南白药或三七粉0.5～1 g，每日3次，冲服或鼻饲。

(3) 推拿疗法：从远端至近端进行推拿，尤其要注意对患侧手、肩及下肢的推拿，这有利于改善血液循环，消除肿胀，缓解疼痛，预防褥疮和静脉炎。如果为了促进功能恢复，则推拿宜从近端至远端，以促进患侧肢体功能的恢复。在推拿后可进行各关节的被动活动，上肢主要是掌指关节和肩关节，下肢主要是踝关节。在做髋关节和肘关节活动时，应注意活动幅度不宜过大和手法柔和，以免发生骨化性肌炎。患者在体力允许的情况下，自我推拿的效果更好。

3. 其他疗法　脑卒中急性期的康复治疗除了运动疗法及中医治疗外，还可以采用综合治疗技术，如理疗、高压氧疗等。对于需要早期步行的患者，可酌情由矫形器师装配相应的矫形器。

(二) 恢复期

脑卒中恢复期一般为 1 年，言语和认知功能的恢复可能需要 1～2 年。发病后 1～3 个月是康复治疗和功能恢复的最佳时期。恢复后期功能进步缓慢或停滞不前，出现肢体的废用。

【康复目标】

运动功能的康复，重点是抑制痉挛、原始反射和异常运动模式，增强肌力，促进协调性和精细运动，提高和恢复日常生活活动能力；进行翻身、坐起和站起训练；进行步行训练，改善步态，恢复步行能力。

【康复治疗】

1. 运动疗法

(1) 床上活动

1) 分离运动及控制能力训练：患者仰卧位，支撑患侧上肢于前屈 90°，让患者上抬肩部使手伸向天花板并保持一定的时间，或患侧上肢随治疗师的手在一定范围内活动，并让患者用患手触摸自己的前额、另一侧肩部等部位。

2) 屈曲分离训练：患者仰卧位，上肢置于体侧。治疗师一手将患足保持在背屈位、足底支撑于床面；另一手扶持患侧膝关节，维持髋关节呈内收位，令患足不离开床面完成髋、膝关节屈曲，然后缓慢地伸直下肢，如此反复练习。

3) 伸展分离训练：患者仰卧位，患膝屈曲，治疗师用手握住患足(不应接触足尖)，使其充分背屈和足外翻。随后缓慢地诱导患侧下肢伸展，让患者不要用力向下蹬，并避免髋关节出现内收内旋。

4) 髋控制能力训练：摆髋是早期髋关节控制能力的重要训练方法。患者仰卧位，双腿屈髋屈膝，足支撑在床上，双膝从一侧向另一侧摆动。同时，治疗师可在健膝内侧施加阻力，加强联合反应以促进患髋由外旋回到中立位。进一步可进行患腿分、合运动。

5) 踝背屈训练：患者仰卧位，双腿屈髋屈膝，双足踏在床面上。治疗师一手拇、示指分开，夹住患侧踝关节的前上方，用力向下按压，使足底保持着床位，另一手使足背屈外翻。当被动踝关节背屈抵抗消失后，让患者主动保持该位置，随后指示患者主动背屈踝关节。

(2) 翻身训练：患者仰卧位，双上肢 Bobath 握手，伸肘，头转向要翻转的一侧，肩上举约 90°，健侧上肢带动患肢伸肘向前送，用力转动躯干向翻身侧，同时摆膝，完成肩胛带、骨盆带的共同摆动而达到侧卧位。

(3) 坐位训练

1) 坐起训练：患者首先从仰卧位变换为侧卧位，用健手握住患手置于腹部，头抬起，健侧肘关节屈曲，上臂呈直立位以支撑上半身抬起；健足插入患足下呈交叉状，以健足带动患足向床边挪动；上半身进一步上抬、前倾，同时健手手掌向下放在床上，以支撑身体起立。两足下垂在床边。坐起，移开交叉的双腿，两足着地。

2）坐位平衡训练：平衡训练分静态平衡训练和动态平衡训练。静态平衡训练要求患者无支撑下在床边或椅子上保持静坐位，髋关节、膝关节和踝关节均屈曲90°，足踏地或支撑台，双足分开约一脚宽，双手置于膝上。治疗师协助患者调整躯干和头至中立位，当感到双手已不再用力时松开双手，此时患者可保持该位置数秒，然后慢慢地倒向一侧。随后治疗师要求患者自己调整身体至原位，必要时给予帮助。静态平衡完成后，让患者自己双手手指交叉在一起，伸向前、后、左、右、上和下方并有重心相应的移动，此为自动态坐位平衡训练。患者一旦在受到突然的推、拉外力仍保持平衡时（被动态平衡），就可以认为已完成坐位平衡训练。

3）坐位时身体重心向患侧转移训练：偏瘫患者坐位时常出现脊柱向健侧侧弯，身体重心向健侧偏移。治疗师站在患者对面，一手置于患侧腋下，协助患侧上肢肩胛带上提，肩关节外展、外旋，肘关节伸展，腕关节背伸，患手支撑于床面上；另一手置于健侧躯干或健侧肘部，调整患者姿势，使患侧躯干伸展，完成身体重心向患侧转移，达到患侧负重的目的。

（4）立位训练

1）站起训练：患者坐位，双足平放于地面，足尖与膝盖成一直线。治疗师坐在患者对面，膝关节屈曲并抵住患侧膝关节，用肘部将患者上肢抵在自己的腰部，另一手置于患者肩部，协助患者将身体重心向前移动。当双肩前移超过双足时，膝关节伸展而完成起立动作。起立时尽量患侧负重，抬头看前方。

2）站位平衡训练：静态站位平衡训练是在患者站起后，让患者松开双手，上肢垂于体侧，治疗师逐渐除去支撑，让患者保持站位，注意站位时不能有膝过伸。患者能独立保持静态站位后，让患者重心逐渐向患侧，训练患腿的持重能力。同时让患者双手交叉的上肢（或仅用健侧上肢）伸向各个方向，并伴有随躯干（重心）相应的摆动，训练自动态站位平衡。如在受到突发外力的推拉时仍能保持平衡，说明已达到被动态站位平衡。

3）患侧下肢负重训练：当患侧下肢负重能力逐渐提高后，就可以开始患侧单腿站立训练。患者站立位，身体重心移向患侧，健手可抓握一固定扶手起保护作用，为避免患侧膝关节过度伸展，治疗师可用手辅助膝关节保持屈曲15°左右。然后患者将其健足抬起，置于患侧膝关节内侧，躯干、骨盆及患侧下肢位置不动，将健侧下肢内收、内旋。

（5）步行训练

1）步行前准备：如扶持站立位下患腿的前后摆动、踏步、屈膝、伸髋练习，患腿负重，健腿向前、向后移动及进一步训练患腿的平衡。

2）扶持步行：治疗师站在偏瘫侧，一手握住患手，掌心向前；另一手从患侧腋下穿出置于胸前，手背靠在胸前处，与患者一起缓缓向前步行，训练时要按照正确的步行动作行走或在平行杠内步行，然后扶杖步行（四脚杖、三脚杖、单脚杖）到徒手步行。

3）改善步态训练：步行早期常有膝过伸和膝打软（膝突然屈曲）现象，应进行针对性的膝关节控制训练。

4）复杂步行训练：如高抬腿步、弓箭步、绕圈走、转换方向、越过障碍走、各种速度和节律的步行，以及训练步行的耐久力（如长距离的步行、接力游戏）、增加下肢力量（如上斜坡、上楼梯）、训练步行的稳定性（如在窄步道上步行）、训练步行的协调性（如踏固定自行车、踏脚踏式织布机等）。

(6) 上、下楼梯训练：偏瘫患者上、下楼梯训练应遵照健足先上、患足先下的原则。治疗师站在患侧后方，一手协助控制膝关节，另一手扶持健侧腰部，帮助患者将重心转移至患侧，健侧足先蹬上一层台阶。当健侧下肢在高一层台阶上支撑时，重心充分前移，治疗师一手固定腰部，另一手协助患足抬起，髋、膝关节屈曲，将患足置于高一层台阶。如此反复进行，逐渐减少帮助，最终使患者能够独立上楼梯。下楼梯时，治疗师站在患侧，一手置于患膝上方，稍向外展方向引导，协助完成膝关节的屈曲及迈步，另一手置于健侧腰部，身体向前方移动。患者健手轻扶楼梯扶手以提高稳定性，但不能把整个前臂放在扶手上。

2. 作业疗法

(1) 功能性作业治疗：对偏瘫患者应针对其功能障碍采用相应的作业治疗。

1) 肩、肘、腕关节的训练：应用墙式或桌式插件进行肩、肘、腕关节的训练，做捶钉木板、调和黏土等肘关节伸屈的训练。

2) 前臂旋前或旋后的训练：拧龙头、拧螺帽，利用圆盘状插件等。

3) 手指精细活动：用栓状插件进行拇指的对指、内收、屈曲活动，以及捡豆、和面、编织、刺绣、拼图、打字等。

4) 改善协调平衡功能的训练：脚踏缝纫机、拉锯、保龄球、砂磨板作业等。

5) 认知功能的作业训练：脑卒中患者很多存在认知障碍，主要包括注意力障碍、记忆力障碍及定向力障碍等。要针对性的采取相应的作业训练，如注意力、记忆力、定向力、表达力、计算力、理解力等的作业训练。

(2) 日常生活活动能力训练：包括床椅转移、穿衣、进食、上厕所、洗澡、行走、上下楼梯、个人卫生等。通过作业治疗，使患者尽可能实现生活自理。

3. 物理因子疗法　在脑卒中的康复治疗中，可根据需要选择一些恰当的物理因子治疗手段以改善肌力、缓解痉挛、促进功能重建和消炎、镇痛等。如采用正弦调制中频电疗法，刺激痉挛肢体的拮抗肌，以缓解痉挛，改善肌力。采用功能性电刺激治疗(FES)，以改善肌力，而对于偏瘫肩采用功能性电刺激治疗可减轻肩关节半脱位。采用热疗，以减痛，缓解痉挛。

4. 言语疗法　尽早地进行言语训练可提高患者残存的言语功能，改善患者的交流能力，促进患者全面康复(参见第六章相关内容)。

5. 心理疗法　脑卒中患者的心理治疗在于早期发现问题，及时干预，以防止恶性的情绪对患者全身的状况和各方面功能的负面影响。治疗以心理干预和药物为主。

6. 康复工程　脑卒中患者在功能训练和日常生活中要使用或借助一些助行器、自助具或矫形器来矫正或改善其功能障碍，康复工程技术可为脑卒中后偏瘫患者提供这方面的服务。

7. 中医疗法　脑卒中从急性期进入恢复期后需要的时间，因人、因病的性质和轻重而有较大差异，中医治疗对脑卒中患者功能恢复的作用日益受到康复医师的重视。

(1) 中药疗法：偏瘫恢复阶段大多表现为虚实夹杂病机。气虚血瘀者，宜益气活血，方用补阳还五汤加减；肝肾阴亏者，宜滋补肝肾，方用镇肝熄风汤加减；痰湿阻滞者，宜化痰祛湿，方用半夏白术天麻汤加减。若偏瘫日久，恢复较慢，也可用中药熏洗法，方用透骨草、荆芥、防风、桂枝、当归、苏木、牛膝、红花、桑枝，水煎后熏蒸烫洗患肢。每个肢体熏蒸烫洗 30 min 左右。

(2) 针灸疗法

1) 头针：取穴方法亦同“急性期”。

2）体针：此时根据偏瘫多以痉挛为主，在针刺选穴时应主要在偏瘫侧肢体相应的拮抗肌上选取，兴奋拮抗肌以对抗重力肌的痉挛。取肩髃、臂臑、天井、手三里、外关、髀关、伏兔、血海、环跳、承扶、委中、阳陵泉、悬钟等穴，得气后连接脉冲针灸治疗仪，采用疏密波，每次治疗 30 min，每日 1 次。痉挛较重的患者，可在四肢末梢（手、足）行温针灸。

3）耳针：可取神门、脑干、枕、颞区、肝、肾，用王不留行贴敷，每 3 d 换 1 次，辨证取穴。

（3）推拿疗法：推拿按摩可疏通经脉，缓解肢体痉挛，改善局部血液循环，预防褥疮，促进患肢功能恢复。偏瘫肢体进行推拿时，多采用较缓和的手法，如揉、摩、擦手法，治疗时间宜长，以使痉挛肌群松弛。穴位推拿的取穴，可参照针灸取穴进行。手法要平稳，由轻而重，以不引起肌肉痉挛为宜。随着病情的逐渐恢复，可让患者自我按摩。推拿可结合运动疗法同时进行。

（三）后遗症期

后遗症期是指脑卒中发病后 1 年以上的时期，此期患者不同程度地留下各种后遗症，如痉挛、肌力减退、挛缩畸形、共济失调、姿势异常甚至软瘫。

【康复目标】

维持性训练，利用残余功能，防止功能退化。

【康复治疗】

① 利用健侧代偿。②适时使用辅助器具（杖、步行器、轮椅），改善周围环境，争取最大限度的日常生活自理。③重视职业、社会、心理康复，使患者尽可能回归社会。

（四）康复治疗的适应证和禁忌证

1. 适应证　病情比较稳定，即神经功能缺损不再恶化；并发症病情稳定；有明显的持续性神经功能缺损，如运动功能障碍、自主活动障碍、言语交流障碍、大小便控制障碍、认知功能障碍或吞咽障碍等；有充分的认知功能，可以完成学习活动；有充分的交流能力，可以与治疗师一起完成交流性活动；具有耐受主动性康复训练的身体素质（如支撑坐位可达到 1 h 或可从事康复活动）；预计可以达到康复治疗的目的。

2. 禁忌证　病情过于严重或在进行性加重中，如深度昏迷、颅压过高、严重的精神障碍、血压过高、神经病学症状仍在发展中等；伴有严重的并发症，如严重的感染（吸入性肺炎等）、糖尿病酮症、急性心肌梗死等；存在严重的系统性并发症，如失代偿性心功能不全、心绞痛、急性肾功能不全、风湿活动等。

四、脑卒中并发症的康复

脑卒中的并发症直接影响到脑卒中后各种功能的恢复，这些并发症较常见的有肩部并发症、直立性低血压、深静脉血栓形成、肺部感染、泌尿系感染、骨质疏松、骨折、痉挛、关节挛缩、褥疮和废用综合征、误用综合征等。其中痉挛和关节挛缩、骨质疏松和骨折、褥疮的治疗可参见相关章节。

（一）肩部并发症

肩部并发症是脑卒中后常见并发症之一，主要包括肩关节脱位、肩痛、肩手综合征。

1. 肩关节脱位　肩关节脱位是脑卒中早期的常见并发症，多在脑卒中 3 周内发生，对患者上肢功能的恢复影响极大。脑卒中患者肩关节脱位的原因是卒中早期，上肢不同程度的瘫痪使肩关节相应欠缺了稳定性，偏瘫侧肩关节周围肌肉肌张力低下，维持肩关节正常解剖位置的周围肌肉松弛，使固定肩关节的稳定结构强度降低，从而造成肩关节脱离关节窝的正常位置所致。

对于肩关节脱位最主要的是预防：①在软瘫时做好肩关节的保护，避免对瘫痪肩的过分牵拉。②患侧卧位时间不宜过长，以免在无知觉时将肩压坏。③在硬瘫时，做肩外展、上举运动时宜掌面向上使肩外旋，使肱骨大结节避开肩峰的挤压。④同时须配合做肩胛骨的被动活动，增加肩胛骨的活动范围。

肩关节脱位的治疗方法：①矫正肩胛骨的姿势，注意良肢位摆放。②纠正肩胛骨的位置，抵抗肩胛骨后缩。采用 Bobath 式握手，双上肢伸展充分上举，可多次反复训练，卧位、坐位均可进行。③活动肩胛带，使肩胛骨向上、外、前活动。④刺激肩关节周围起稳定作用的肌群张力和活动。⑤进行肩关节无痛范围被动运动，以保持肩关节的正常活动范围。

2. 肩痛　肩痛是脑卒中后常见和严重的并发症之一，多在脑卒中发病后很长时间甚至数月后发生，发病率高达 84%。它不仅给患者带来身心上的痛苦，也使患者的进一步康复受到极大影响。肩痛发病原因很多，一般认为主要是肌痉挛破坏肩关节运动的正常机制和患侧肩部处理不当，破坏了肩关节外展时所必需的肩肱关节节律，使肱骨头、喙肩韧带以及软组织之间产生摩擦和压迫，刺激了软组织中的高度密集的神经感受器而致。

治疗应针对偏瘫后肩痛的发病机制、使用神经促通技术，纠正肩胛骨的下沉、后缩及肱骨的内旋、内收，以减轻肩带肌的痉挛；注意纠正患者的坐、卧体位和进行患肢被动、自主运动；同时还应由治疗师实施有效的抗痉挛运动，使肩周各组肌群间的张力逐步恢复平衡，促使肩胛骨与肱骨间的协调和同步运动，使肩关节的痉挛状态得到明显改善。对于脑卒中后导致的肩痛还可以采用止痛药物控制疼痛，局部采用超声波、超短波等物理因子方法综合治疗。

3. 肩手综合征　肩手综合征是脑卒中后常见的并发症，常在脑卒中后 1～3 个月内发生。发病机制尚不清楚，一般认为与反射性交感神经营养不良有关，也有人认为与机械作用所致的静脉回流障碍有关。表现为突然出现的肩部疼痛，运动受限，手部疼痛及水肿；后期出现手部肌肉萎缩，手指挛缩畸形，甚至患手的运动功能永远丧失。

常用的预防和治疗方法。①患肢正确的放置：将患肢抬高，防止患手长时间处于下垂位；维持腕关节于背屈位，可采用上翘夹板固定腕关节。卧位时，将上肢平放，远端抬高与心脏平齐，手指放开，半握空拳，可置一圆形物体于手掌中。此姿势可促静脉血的回流。②向心性加压缠绕：即以一根粗 1～2 mm 的长布带，对患肢手指、手掌、手背做向心性缠绕至腕关节以上，随后立即去除绕线。反复进行可减轻水肿，促进周围血管收缩舒张的自行调节功能。③冰疗：即将患手浸于冰水混合液中，连续 3 次，中间可有短暂的间歇。本法可消肿、止痛、解痉，但应注意避免冻伤和血压升高。④冷热水交替法：即先把患手浸泡在冷水中 5～10 min，然后再浸泡在温热水中 10～15 min，每日 3 次，以促进末梢血管收缩舒张的调节能力。⑤主动运动：在可能的情况下练习主动活动，如可训练患者旋转患肩、屈伸肘腕关节，但要适量、适度，以患者自觉能承受的感觉为度，避免过度运动而人为损伤肌肉及肌腱。⑥被动运动：医护人员帮助活动患肢，顺应肩、肘、腕各关节的活动，活动应轻柔，以不产生疼痛为度。卒中后 24～48 h 即可开始训练，越早越好，可预防肩痛的发生，维持各个关节的活动度。⑦还可应用针刺、中药、推拿、物理因子治疗等综合手段治疗肩手综合征。

（二）直立性低血压

正常人由卧位至立位时，因体位血压调节反射的作用能维持正常的循环供血。脑卒中长期卧床的患者体位血压调节反射机制显著不全，当患者站立时收缩期血压可迅速降低，极易出现头晕、恶心，甚至昏厥等脑缺血表现。预防应强调早期起坐；起始动作要缓慢进行；可穿弹性长袜；有条件者可利用起立床（斜床）训练，逐渐提高倾斜角度达到90°，延长训练时间至30 min。

（三）深静脉血栓形成

当下肢偏瘫严重时，缺血性脑卒中患者的深静脉血栓形成发生率在卧床患者可高达50%～75%，且多发生在发病后头一二周内。典型的症状是患腿肿胀，痛觉保留的患者可有痛感。约半数患者并无典型的临床症状而必须靠高灵敏度的多普勒血流仪确诊，可早期活动肢体，抬高下肢位置，用弹力绷带促进下肢血液回流，以防止血栓形成。一旦确诊，应立即皮下注射小剂量肝素，每日2～3次。严重的患者可静脉点滴华法林等药物。但必须监测凝血酶原时间，以防颅内出血和内脏（如溃疡病）出血，并要特别警惕血栓脱落造成肺栓塞。局部理疗也有一定帮助。

（四）肺部感染

昏迷或有吞咽障碍的患者常常会由于吸入食物、呕吐物、气管分泌物而导致肺部感染。问题可能发生在吞咽动作的口舌期，也可以发生在咽喉期，但都是因为吞咽反射减弱或消失造成会厌不能完全封闭喉口（气管开口）所致。发现有吞咽功能障碍时，应及时下鼻饲管。一旦确诊有肺部感染，则应全力以赴地处理：吸痰、排痰、大量使用抗生素，严重者需要吸氧，甚至气管切开。对有轻度吞咽障碍者，除进行唇、舌、颜面、软腭、口腔等处的刺激和肌肉功能训练外，可让患者取直坐位，头前伸，从试吞结实的冻状物（如果冻）开始，逐步过渡到固体、软食、半流食、流食。总之，对吸入性肺炎的发生要以预防为主。

（五）泌尿系感染

二便失禁是重症脑卒中患者常见的问题，因此留置导尿管以排尿和观察出入量在疾病早期十分常见。通常每4～6 h开放排尿1次，以刺激神经反射性排空和防止膀胱过度充盈及尿失禁。由于导尿管的长期留置，易于发生泌尿系感染，应尽可能地缩短导尿管的留置时间，采用习惯的排尿姿势。适当的热敷和按摩、针灸等有利于早日排尿，而膀胱冲洗、使用抗生素、更换导尿管等都是必要的措施。

（六）废用综合征

废用综合征是指长期卧床不活动或活动量不足及各种刺激减少的患者，由于全身或局部的生理功能衰退，而出现关节挛缩、肺部感染、褥疮、深静脉血栓、便秘、肌肉萎缩、心肺功能下降、直立性低血压、智力减退等一系列综合征。大多数废用综合征的表现可以通过积极的康复训练得到预防。对“废用状态”比较明显的患者，应酌情进行被动关节活动度训练，提高心肺功能的处理，增加神经-肌肉反应性的处理（如利用保护性反应、姿势反应、平衡反应、多种感觉刺激、适当的手法治疗等）和及时地处理各种并发症等。在积极控制废用综合征的同时，应介入主动性康复运动程序，并使患者得到正确的康复训练。但是，如果已经出现了废用综合征的表现，再进行积极的康复训练，也只能逆转一部分废用表现。

（七）误用综合征

误用综合征是指脑卒中偏瘫患者在康复过程中，由于运动方法不适当，而使偏瘫肢体肌群运动不协调，不能实现有效运动功能的一组症状。存在该综合征的患者，其偏瘫肢体伸、屈肌群肌力发展不平衡，常出现肌痉挛，不能进行分离运动，给患者日常生活活动增加困难，这也是偏瘫肢体功能康复的一大障碍。在脑卒中患者常见的有：由于发病后对肢体及关节不正确的摆放和不合理用力所致炎症，韧带、肌腱和肌肉等的损伤，骨关节变形，痉挛状态的增强，强肌和弱肌不平衡加剧，以及形成下肢“划圈”步态和上肢“挎篮”状、肩痛、肩关节脱位等。如果在患病早期就开始正确的训练，可完全或部分预防这种异常表现的出现。

五、脑卒中预后及社会回归

影响脑卒中预后的因素很多、很复杂。疾病本身起主导作用，如病变部位、病灶大小、身体的功能状况等。重症脑卒中患者康复治疗预后差，轻症者不经康复治疗也可恢复良好功能，康复的受益者为中等功能缺损患者。可以根据患者的年龄、认知障碍严重的程度、心理状况和某些症状等方面来判定患者的预后，还可以通过脑卒中评定量表或经验公式来预测康复预后（如FIM，BI）。

脑卒中康复的最终目标是要使患者回归社会，能够最大程度地发挥患者的潜能，因此康复治疗的意义就显得尤为重要，特别是早期康复治疗，只要患者病情稳定就可以开始康复治疗。这期间需要注意的问题主要是如何由专业的康复医师和神经科医师共同协调，根据患者的不同情况，制订较为完善的个体化康复计划，并由康复治疗师按计划进行规范化的康复训练，这是急性脑卒中患者成功康复的关键。

然而由于传统医学模式的影响，目前在国内大部分二、三级综合医院中能在脑卒中患者发病急性期立即由专业的康复医师、康复治疗师介入，与神经科医师共同在早期制订系统的、规范的、完善的康复计划并得以实施的医院为数不多。因而，急性脑卒中患者早期康复之路仍任重而道远。

（唐　强）

第二节　颅脑损伤的康复

颅脑损伤（traumatic brain injury，TBI）是由头颅外伤引起的危害人类生命健康的重要疾病，而颅脑损伤的康复是指利用各种康复手段，对颅脑损伤患者造成的身体上、精神上、职业上的功能障碍进行训练，使其消除或减轻功能缺陷，最大限度地恢复正常或较正常的生活、劳动能力并参加社会活动。

一、概述

（一）定义

颅脑损伤是暴力作用于头颅引起的损伤，始于致伤外力作用于头部所导致的颅骨、脑膜、脑血管和脑组织的机械性变，包括头部软组织损伤、颅骨骨折和脑损伤，尤以脑损伤后果严重，应特别警惕。病因常见于意外交通事故、工伤或火器操作。

（二）流行病学

颅脑损伤是危害人类生命健康的重要疾病，在青年人的意外死亡中，颅脑损伤是主要的死亡原因。在我国发病率为55.4/10万，其中发病年龄以10～39岁最高，占63%。在有关颅脑损伤的研究中发现，男性发生率多于女性，两者比例为2∶1。一般来说，颅脑损伤占全身各处损伤的10%～30%，仅次于四肢伤，居于第二位，但病死率居于首位。颅脑损伤很少是孤立的，大多数并发身体其他部位的严重损伤，因而必须进行全面检查。

(三) 病理生理

根据颅脑损伤发生的机制可以分为原发性损伤和继发性损伤，两者具有不同的病理表现。原发性损伤主要是神经组织和脑血管的损伤，表现为神经纤维的断裂和传出功能障碍，不同类型的神经细胞功能障碍甚至细胞的死亡。继发性损伤包括脑缺血、脑内血肿、脑肿胀、脑水肿、颅内压升高等，这些病理、生理学变化是由原发性损伤所导致的，但反过来又可以加重原发性损伤的病理改变。

(四) 临床特征

颅脑损伤后因致伤机制、受伤部位、伤情轻重、就诊时机等因素的不同，临床表现差异较大，但均以功能障碍为特点。

1. *认知功能障碍* 颅脑损伤后最常见的认知功能障碍包括注意力降低、记忆力减退、动作开始和终止能力受损、安全感降低、判断能力受损、反应迟钝、执行功能困难和抽象思维能力障碍、概括归纳能力障碍等。

2. *行为功能障碍* 颅脑损伤患者经受各种各样的行为和情感方面的困扰，对受伤情景的回忆、头痛引起的不适、担心生命危险等不良情绪都可导致包括否认、抑郁、倦怠嗜睡、易怒、攻击性及躁动不安，严重者还会出现人格改变、类神经质的反应、行为失控等。

3. *言语功能障碍* 颅脑损伤后的言语功能障碍常见的有构音障碍、言语失用。

4. *运动功能障碍* 由于颅脑损伤形式多样，导致运动功能障碍差异很大，可出现偏瘫、截瘫或四肢瘫。通常伴肌张力异常，出现痉挛、姿势异常、共济失调、手足徐动、运动整合能力丧失等。

5. *感知觉功能障碍* 颅脑损伤时常可造成患者感知觉功能障碍，具体表现为物像障碍、空间关系紊乱、失认和失用四大类型。

6. *日常生活活动能力障碍* 主要由于认知能力不足及运动受限，在日常自理生活及家务、娱乐等诸方面受到限制。

7. *就业能力障碍* 中、重度患者恢复以前的工作较难，持续的注意力下降、记忆缺失、行为控制不良、判断失误等使他们不能参与竞争性的工作。

8. *脑神经损伤* 颅脑损伤患者经常造成Ⅰ、Ⅱ、Ⅲ、Ⅵ、Ⅶ、Ⅷ对脑神经损伤，其原因是它们在颅骨中的位置决定的，并造成相应的功能障碍。

二、康复评定

颅脑损伤的康复评定是认知、行为及日常生活活动能力等方面的评定。

(一) 认知功能的评定

应首先用较简单的方法确定患者有无认知障碍，包括意识改变、记忆障碍、听力理解异常、空间辨别障碍、失用症、失认症、忽略症、体像障碍、皮质盲和智能障碍等。常选用有较好敏感性和特异性的认知能力筛选检查表，然后再使用康复医学中常用的评定认知的检测方法。可分别对记忆、注意、思维等进行评定，但常采用韦氏成人智力量表(WAIS)。认知障碍的分级通常采用 Rancho los Amigos Hospital 的 RLA 标准。

（二）行为评定

颅脑损伤患者行为障碍的评定主要依据症状，靠观察记录，如攻击、冲动、丧失自知力、无积极性及严重的强迫观念、癔症等。在没有专门心理人员的情况下，可按行为障碍常见的临床表现来评定。

1. 发作性失控（episodic dyscontrol）　发作性失控往往是颞叶内部损伤的结果，发作时脑电图有阵发异常，是一种突然无诱因、无预谋、无计划的发作，直接作用于最靠近的人或物，如打破家具、向人吐唾液、抓伤他人、放纵地进行其他狂乱行为等，其发作时间短，发作后有自责感。

2. 额叶攻击（frontal aggressive）行为　因额叶受损引起，特点是对细小的诱因或挫折发生过度的反应，其行为直接针对诱因。

3. 负性行为障碍（negative behavioural disorder）　常因额叶和脑干高位受损引起，特点是精神运动迟滞、感情淡漠、失去主动性，即使日常生活中最简单、最常规的活动也不愿完成。

（三）日常生活活动能力的评定

由于颅脑损伤患者多有认知障碍，故在评测日常生活能力时，宜采用含认知项目的评定方法。如功能独立性评定法（FIM），它不仅包含了躯体功能，而且还评定了交流认知和社会功能。

（四）其他功能障碍的评定

1. 情绪障碍的评定　颅脑损伤后常表现为抑郁或焦虑。可分别用汉密顿抑郁量表（HAMD）和焦虑自评量表（SAS）进行评定。

2. 言语功能障碍的评定　颅脑损伤后患者言语障碍的特点是言语错乱、构音障碍、命名障碍、失语等。失语的评定可采用北京医科大学汉语失语症成套测验（aphasia battey of Chinese, ABC）和中国康复研究中心版的失语症检查法（CRRCAE）；构音障碍的功能评定可用我国河北省人民医院康复中心张清丽、汪洁等修改的 Frenchay 评定法，或中国康复研究中心的评定法。

3. 肢体运动功能的评定　按 Brunnstrom 中枢神经系统损伤后运动功能评定法，对偏瘫上肢、手、下肢进行运动功能评定。

（五）颅脑损伤的预后

颅脑损伤患者的预后与受伤的程度、部位和全身状况有关，多数患者经过康复治疗，可加速神经功能障碍的恢复，缩短患者住院时间，节省住院费用，提高患者的自理能力和日常生活活动能力，为家庭和社会减轻压力。

1. 格拉斯哥结局量表　这为预后评分提供了五种不同结果。

（1）死亡。

（2）持续性植物状态：无意识，有心跳和呼吸、吸吮、呵欠等局部运动反应。

（3）重度残疾：有意识，但认知、言语和躯体运动有严重残疾，24 h 均需他人照料。

（4）中度残疾：有认知、行为、性格障碍，有轻偏瘫、共济失调、言语困难等残疾，但在日常生活、家庭与社会活动上尚能勉强独立。

（5）恢复良好：能重新进入正常社交生活，并能恢复工作，但可有各种轻的后遗症。

2. 其他评估预后的指标

（1）体感诱发电位检查：体感诱发电位对预后具有相当的敏感性和特异性（73%～95%），如异常诱发电位越少，在3个月内越能取得较好恢复。如明显出现诱发电位异常，虽进行了康复治疗，最大恢复时间仍可能延长至13个月。

(2) 瞳孔有无反射：瞳孔有无反射也可作为预后指标，如有瞳孔反射者，则50%的患者可获得良好恢复至中度残疾的范畴，而无瞳孔反射者则只有4%。

(3) 前庭-眼反射：冰水灌注昏迷患者耳内，如无前庭-眼反射，常表明有严重脑干功能失常，其病死率可高达85%～95%。

上述各种指标并非绝对，有时尽管看来是永久认知和运动障碍，但仍有可能在解决某一特殊功能障碍后获得新的技能，此过程可能很慢。因此，神经和认知功能的恢复常需要持久的学习和适应过程。

三、康复治疗

颅脑损伤的康复治疗方法设计的内容很多，其目的是通过系统的、有选择的、有针对性的方法，抑制和控制低级中枢的原始反射活动，同时加强高级中枢对低级中枢的调控作用，以降低异常肌紧张引起的肌痉挛，从而打破异常的痉挛模式，改善肌群间的相互平衡协调功能，使分离的、精细的和可以控制的功能活动逐渐得以恢复。

大量的临床资料证实，严重的神经功能缺损者经过系统的康复治疗能改善功能，提高生活能力，这说明颅脑损伤的患者，尽管脑组织受到不同程度的损害，但仍有很大的恢复潜力，充分认识这一点，对指导中枢神经损害患者的康复有着十分重要的意义。

(一) 急性期

【康复目标】

颅脑损伤急性期并发症可加重脑组织损害，使损伤引起的脑功能障碍进一步加重，急性重型颅脑损伤患者早期康复的目标是预防并发症，防止中枢神经系统进一步受到并发症的损害而加重患者的残疾程度。该期的治疗目标为：①改善呼吸、吞咽、进食功能，提高身体感知能力。②改善对躯干和近端关节的控制能力。③保持肩胛、肘、腕、手和髋、膝、踝部的活动。④尽快提高肌张力和平衡肌张力。⑤改善功能活动能力。治疗的原则是利用躯干肌的主动运动，通过联合反射、共同运动、姿势反射等手段，诱发软弱无力的瘫痪肌群收缩，要防止各种并发症和二次损伤的产生。

【康复治疗】

此期的康复治疗是尽可能排除影响意识恢复的因素，防治各种并发症，包括肢体挛缩、褥疮、肺部感染、尿路感染、营养不良、静脉血栓等。除必要的药物以外，应给予各种感觉刺激的促醒治疗，以促进意识的恢复。同时应加强营养，进行被动运动，预防关节僵硬；预防褥疮、深静脉血栓形成；利用反射抑制模式矫正异常姿势。

1. *药物疗法*　抗水肿治疗、止血治疗、皮质激素治疗、冬眠低温疗法、抗癫痫治疗，以及脑细胞代谢功能活化剂、神经生长因子等治疗。

2. *支持疗法*　给予高蛋白、高热量饮食，避免低蛋白血症，提高机体免疫力，促进伤口的愈合及神经组织修复和功能重建；保持水电解质平衡；排痰引流，保持呼吸道通畅。

3. *言语疗法(促醒治疗之一)*　对昏迷的患者安排适宜的环境，有计划地让患者接受自然环境发出的刺激。让家庭成员参与，定期对患者语言交流。患者家属通过呼唤、讲话及生活护理过程中的语言刺激来加强声音输入，并让患者听喜欢和熟悉的音乐、歌曲、广播等。让家庭成员提供重要信息如患者喜欢的名字、兴趣、爱好和憎恶。

4. 运动疗法

(1) 保持良肢位、维持肌肉和软组织的弹性、预防挛缩或关节畸形：头的位置不宜过低，以利于颅内静脉回流；患侧上肢保持肩胛骨向前、肩前伸、肘伸展，下肢保持髋、膝关节微屈和踝关节中立位。定时翻身、变换体位，预防褥疮、肿胀和挛缩，可使用气垫床、充气垫圈。

(2) 尽早活动：生命体征稳定、神志清醒患者，应尽早进行深呼吸、肢体主动运动、床上活动和坐位、站位练习。

5. 物理因子疗法　治疗师或家属通过关节被动运动、肢体按摩、抚摩及其他皮肤及关节刺激来加强触觉、痛觉及深感觉的输入。也可采用音乐刺激，如选择患者比较熟悉、喜爱的音乐，调节适当音量，放送有意义并合适的音乐。通过患者的面部表情或脉搏、呼吸、睁眼等变化观察患者对音乐的反应。

6. 康复工程　对于训练后仍不能使肌肉主动足够拉长者，可使用矫形器固定关节于功能位。

7. 高压氧(HBO)治疗　高压氧治疗可提高组织的氧供(尤其对缺血区)，提高氧分压，收缩血管，减少脑血流量，减轻脑水肿，使颅压下降。由于 HBO 下颈动脉系统血流减少而椎动脉血供反而增加，网状激活系统和脑干血流量增加，因此有利于昏迷患者的苏醒和生命功能活动的维持，高压氧治疗的作用主要有：提高血脑屏障的完整性；抑制自由基对脑组织的损害；促进损伤脑组织的修复；提高脑组织对葡萄糖的利用；减轻脑损伤后细胞凋亡；促进神经功能恢复。

临床治疗一般应用 2～3 个绝对压，面罩间歇吸氧，即呼吸纯氧 20 min，换吸空气 10 min，如此反复 4 次，总共 80 min，每日 1 次，10 次为 1 个疗程。纯氧舱持续吸氧不超过 1.5 h。患者清醒后，即应鼓励其进行呼吸练习，以深长呼吸为宜。

8. 中医疗法　急性期可针灸刺激头部及肢体相应穴位，如针刺百会、四神聪、神庭、水沟、合谷、内关、三阴交、劳宫、涌泉、十宣等，并进行推拿和主动或被动运动。

(二) 恢复期

颅脑损伤恢复期中，患者躯体方面的障碍在 1 年内大多已稳定，但认知、行为和社会心理方面的问题往往持续很长。因此，在急性期过后、病情稳定时，应重点加强功能锻炼。

【康复目标】

进一步加强患侧肢体的主动性、力量性、协调控制性运动，促进分离运动的进一步完善，提高患侧肢体的主动性、力量性和协调控制能力；使颅脑损伤患者最大程度恢复知觉功能、认知功能、言语交流功能，学会应对残疾，尽可能在工作、个人生活各方面达到自理。

【康复治疗】

1. 运动疗法　运动控制训练的目的是通过抑制异常运动模式，使颅脑损伤患者重新恢复其机体的平衡、协调及运动控制功能。一般应在生命体征稳定后，在医师的指导下，确定运动量、运动范围及限度，尽早开始训练。颅脑损伤恢复期的运动疗法与脑卒中恢复期的运动疗法相类似，具体方法参见脑卒中的康复。

2. 作业疗法　此期应以健手带动患手完成一些简单伸展性的活动，如磨砂板、推球、推圆木、擦桌、插积木等。应鼓励患者逐步利用健手(或健手带患手)完成日常生活能力训练，如自己洗脸、吃饭、刷牙等，尽量减少他人的帮助，充分调动患者的主观能动性。通过健手的主动活动，可带动及促进患侧肢体功能的恢复。

3. *认知与知觉障碍的治疗* 认知和知觉康复是指患者在脑功能受损后，通过重新学习和反复训练，重新获得较有效的信息加工和执行行动的能力，从而改善解决问题能力和其日常生活能力的康复措施。认知、知觉功能训练也是提高智能的训练，应贯穿在治疗的全过程。

脑是高级神经中枢所在的部位，是学习的器官，在不同程度的颅脑损伤后患者认知、知觉功能减退，学习速度减慢，运动受限。因此，对恢复期患者的康复训练实际上是综合能力重新学习和恢复的过程。

(1) 知觉障碍训练：知觉障碍是指在感觉输入系统完整的情况下，大脑皮质特定区域对感觉刺激的认识和整合障碍，表现为失认症（单侧忽略、疾病失认、视觉失认、体像失认等）、失用症（结构失用、运动失用、穿衣失用、意念和意念运动性失用等）、空间关系障碍等。

1) 空间障碍的训练：可通过适当的分级活动帮助患者恢复掌握空间关系的能力，先从包含2项内容的绘画中选择一项适当的内容，再从包含3项内容的绘画中选择一项适当的内容，最后从一整幅绘画中选择一项适当的内容。逐渐升级到较为正常的刺激水平。

2) 视觉缺陷的训练：颅脑损伤的患者常有视野损伤，如偏盲、图形-背景视觉损伤、单侧忽略及不能正确判断距离。通过功能性活动及变换技巧的方式进行治疗，如对视野缺损者可通过在检查表上圈勾特定字母的练习活动，以改善和转移患者在功能性活动中的视野问题；提供镜子的反馈；将颜色涂于重要的被忽略物体上；教患者使用患侧肢体。

3) 失认的训练：失认是大脑损伤患者在没有知觉障碍、视力障碍或言语功能障碍的情况下，对先前已知刺激的后天性辨别能力的损害。不同的失认状态通常有不同表现，如视觉空间失认、身体失认、触觉失认、听觉失认、单侧忽略等。可通过重复刺激、物体左右参照物对比、强调正确的答案及其他感觉的方式，促进认识，如熟悉物体的照片可以帮助患者记忆其名称。

(2) 认知障碍训练：认知指人获取、编码、操作、提取和利用知识或信息的高级脑功能活动，认知能力表现在人对客观事物的认识活动中。认知障碍有多方面的表现，如判断、记忆、注意、推理、抽象思维、排列顺序的障碍等。

1) 注意力与集中能力缩短的训练：注意力与集中能力是指患者为促进理解，做出适当反应集中足够时间长度的能力。颅脑损伤患者往往不能注意或集中足够的时间去处理一项活动任务，容易受到外界环境因素的干扰而精神涣散。对这类患者常用的训练方法包括：简化各项活动的程序，将活动分解为若干个步骤；给予患者充裕的时间完成活动；对提供的新信息不断重复；鼓励患者参与简单的娱乐活动，如下跳棋和猜谜；避免身体疲劳；提供频繁的词语、视觉及触觉提示。以下介绍几种常见的训练方法。

训练1——猜测游戏(shell game)：取透明和不透明杯子各两个和一个弹球。在患者注视下，治疗师将透明杯子扣在弹球上，让患者指出何杯中扣有弹球，反复数次。无误差后改用两个不透明的杯子，操作同上，此时患者已不能透过杯壁看到弹球，让患者指出何杯中扣有弹球，反复数次。成功后改用3个或更多的不透明杯子和一个弹球，方法同前。再成功后改用3个或更多的不透明杯子和两个或更多的颜色不同的弹球，扣上后让患者指出各种颜色的弹球在哪里，移动容器后再问。

训练2——删除作业(cancellation task)：在16张白纸中都写几个大写汉语拼音字母如

ADGFHN(亦可依患者文化程度选用数字或图形),让患者用铅笔删去治疗师指定的字母如“D”。成功之后改换字母的顺序和规定要删的字母,反复进行数次。再成功后改用两行印得小些的字母,以同样的方式进行数次。以后改为三行或更多行的字母,方式同前。若成功再改为纸上同时出现大写和小写字母,让患者删去指定的字母(大写及小写的),反复数次。成功后在此基础上穿插加入以前没出过的字母,让患者删去,反复数次。最后,再将以前没出现过的字母三个一组地穿插入其中,让患者把这些三个一组地插入的字母一并删去。

训练 3——时间感(time sense):给患者一只秒表,要求按口令启动并于 10 s 内停止。然后将时间由 10 s 逐步延长至 1 min,当误差小于 1～2 s 时改为不让患者看表,启动后让他心算到 10 s 时停止,然后将时间延长到 2 min 时停止。误差应不超过每 10 s 有 1.5 s,即 30 s 时允许范围为 30±(3×1.5) s。当误差不超过此值时再改为一边与患者交谈,一边让患者进行同上训练,使患者尽量控制自己而不受交谈分散注意力。

训练 4——数目顺序(number sequencing):让患者按顺序说或写出 0～10 的数字,如有困难,给他 11 张上面分别写有 0～10 数字的字卡,让他按顺序排好。增加数字跨度,反复数次;成功后改为让患者按奇数、偶数或逢 10 的规律说或写出一系列数字,并由治疗师随意指定数字的起点;成功后可变换方向如原由小到大改为由大到小等,反复数次;成功后先由治疗师向患者提供一系列数字中的头四个数,从第五个数字起往后递增时加一个数目如“4”等;让患者继续进行,每次报出加后之和,反复数次;成功后改为每次递增时从原数上乘以另一数值或除以另一数值。

训练 5——代币法(taken economy programme):让治疗师用简单的方法在 30 min 的治疗中,每 2 min 一次记录患者是否注意治疗任务,连记 5 日作为行为基线。然后在治疗中应用代币法,每当患者能注意治疗时就给予代币,每次治疗中患者得到的代币数要达到给定值才能换取患者喜爱的实物,当注意改善后,治疗师逐步提高上述的给定值。

2) 记忆力损伤的训练:记忆力是指保持、恢复,并在之后可再次使用信息的能力,包括短期记忆和长期记忆。短期记忆是指保持信息 1 min 到 1 h 的能力,长期记忆是保持信息 1 h 或更长的时间的能力。常用的训练方法包括:鼓励患者使用记忆助具,如卡片、杂志、书籍或录音带,反复的朗读需要记住的信息;提供钟表、日历、电视及收音机等提醒物;设计安排好日常活动表;将时间表或日常安排贴在高一些的醒目之处;提供新的信息,用不断重复的方式来增进记忆;为过后回忆(复习)而记录或写下新的信息。以下介绍几种常见方法。

训练 1——视觉记忆(visual memory):先将 3～5 张绘有日常生活中熟悉物品的图片卡放在患者面前,告诉患者每卡可以看到 5 s,看后将卡收去,让患者用笔写下所看到的物品的名称,反复数次;成功后增加卡的数目,反复数次;成功后再增加卡片的行数(如原仅一行,现改放两行或三行卡片等)。

训练 2——地图作业(map task):在患者面前放一张大的、上有街道和建筑物而无文字标明的城市地图,告诉患者先由治疗师用手指从某处出发,沿其中街道走到某一点停住,让患者将手指放在治疗师手指停住处,从该处找回到出发点,反复 10 次。连续 2 日无错误,再增加难度(路程更长,绕弯更多等)。

训练 3——彩色积木块排列(color block sequencing):用品为 6 块不同颜色的积木块和一块秒表,以每 3 秒一块的速度向患者陈示木块。陈示完毕,让患者按治疗师所陈示次序向治疗师陈示木块，正确的记"＋"；不正确的记"－"，反复10次，连续2日均10次完全正确时，加大难度进行（增多木块数或缩短陈示时间等）。

除上述专门的训练外，在日常生活中建议采用下述的方式：建立恒定的每日活动常规，让患者不断地重复和排练；耐心细声地向患者提问和下命令，等候他们缓慢、审慎的回答；练习从简单到复杂进行，将整个练习分解为若干小部，先一小部一小部地训练，成功后再逐步联合；利用视、听、触、嗅和运动等多种感觉输入来配合训练；采用代偿方法，如患者视记忆不佳就多用听记忆等；每次训练时间要短，记忆正确时要及时、频繁地给以奖励；让患者分清重点，先记住最必须记的事，不去记忆一些无关的琐事；多利用记忆辅助物（prosthetic memory aids），如在患者房间内挂大的钟、大的日历，大字写的每日活动表等；将每日经常要进行的活动，分步骤地写成清单放在床边；门上贴患者家庭的合照可帮助他找到自己的房间；让患者常带记事本，本中记有家庭地址、常用电话号码、生日等，并让他经常作记录和查阅。

3）判断力、解决问题的能力损伤的训练：判断力是患者理解、确定采取行为后果的能力，以及以安全恰当的方式采取行动的能力。常用的训练方法包括：让患者做简单的选择，如下跳棋和猜谜；让患者参与做决定的过程；提供多项活动选择的机会；提供频繁的反馈；降低和（或）减少注意力涣散（精力涣散）而提供安静的环境；提供充裕的时间。如前所述，认知还包括推理、分析、综合、比较、抽象、概括等多种过程，而这些过程往往在人类解决问题时从思维中表现出来，因此训练解决问题的能力就等于训练了上述大部分的抽象逻辑思维的能力。下面就介绍几种实用的训练推理和解决问题能力的一些方法。

训练1——指出报纸中的消息（ocating information in the newspaper）：取一张报纸，首先问患者有关报纸首页的信息如大标题、日期、报纸的名称等；如回答无误，再请他指出报纸中的专栏如体育、商业、分类广告等；回答无误后，再训练他寻找特殊的消息，可问他两个球队比赛的比分如何、当日的气象预告如何等；回答无误后，再训练他寻找一些需要由他决定的消息，如平时交谈中得知患者希望购买一台录像机，可取一有出售录像机广告的报纸，问患者希望购买什么牌子和价格多少的录像机，让他从报上寻找接近他的条件的，再问他是否想购买等。

训练2——排列数字（rdering mumber）：给患者3张数字卡，让他由低到高地将顺序排好；然后每次给他一张数字卡，让他根据其数值的大小插进已排好的3张卡间；正确无误后，再给他几个数字卡，问他其中有什么共同之处，如有些都是奇数或偶数，有些可以互为倍数等。

训练3——问题状况的处理（roblem situation）：给患者纸和笔，纸上写有一个简单动作的步骤，如刷牙，将牙膏放在牙刷上，取出牙膏和牙刷等，问患者孰先孰后，且更换几种简单动作。都回答正确后再让他分析更复杂的动作如油煎鸡蛋、补自行车内胎等，此时让患者自己说出或写出步骤，如漏了其中某一步或几步，治疗师可以问他"这一步该放在哪里？"训练成功后，治疗师可向患者提出一些需要他在其中做出决定的困难处境，看他如何解决？如问他"丢失钱包怎么办"、"在新城市中迷了路怎么办"、"在隆重的宴会上穿着不恰当怎么办"等。

训练4——从一般到特殊的推理（reasoning from general to speciffic）：如请患者从工具、动物、植物、国家、职业、食品、运动等内容中随便指出一项，如食品，让患者尽量多地想出与食品有关的细项。如回答顺利，可对一些项目给出一些限制条件，让患者想出符合这些条件的项目，如谈到运动时，可向患者提出哪些需要跑步，哪些要用球，哪些运动时队员有身体接触等，这时患者必须除外一些不符合上述条件的项目，其中就有了决定的过程。成功后可进而告诉患者，假设治疗师在杂货店里买回食品，让他通过向治疗师提问的方式猜出买的什么，鼓励他先提一般的问题，如“它是植物吗？是肉类吗？”等，治疗师回答后他才进一步问特殊的问题，如治疗师回答是植物，他可以再问“是黄瓜吗？是西红柿吗？”起初允许患者通过无数的提问猜出结果，以后限制他必须用 30 次的提问猜出结果，成功后再限定为 20 次、15 次等。

训练 5——分类（categorization）：给患者一张上面有 30 项物品名称的单子，并告诉他 30 项物品都属于三类（如食品、家具、衣服）物品中的一类，让他进行分类，如不能进行，可帮助他。训练成功后，仍给他上面列有 30 项物品的清单，让他进行更细的分类，如初步分为食品类后，再细分是植物、肉、奶品等。成功后再给他一张清单，上面写有成对的、有某些共同之处的物品的名称如椅子——床、牛排——猪肉、书——报纸等，让患者分别回答出每一对中有何共同之处。答案允许多于一个，如书——报纸可以回答是写出来的和是纸制的等，但必须有共同之处。

训练 6——做预算（budgeting）：让患者假设做一个家庭在房租、水、电、食品等方面的每月开支账目（可做 6 个月或 1 年的），然后问患者哪一个月的某一项（如电）花费最高或最低。回答正确后，再让他算算各项开支每年的总消耗是多少钱，如每年电费花费若干等。回答正确后，让他改变各项开支的总消耗数，然后再加入其他开支类别（如衣服、娱乐等）。问患者在上述预算内每月要用多少钱才能生活，进而让他分解为每周多少钱，每小时需多少钱等。

4）顺序排列困难的训练：大多数颅脑损伤患者不能说出自己认为完成一项活动需要的各步骤的适当时序。常用的训练方法包括：将活动分解成简单的步骤；对活动的每一步都提供暗示；在提供下一步的暗示前，允许患者尽自己所能完成每一步的活动。

5）计算机辅助训练：计算机在认知康复中的应用较普遍，它可用于注意力、视知觉、手眼协调、分辨、言语等方面的训练。优点在于刺激可以在高度受控制的方式下提供；在治疗过程中患者只需与自己竞争，有利于增加患者的积极性和信心；准确、客观，患者可立即受到反馈；操作较简单，患者往往乐于使用。

应该注意的是，患者进行感认知及言语训练时避免时间过长引起的疲劳；对一些兴奋性异常增高的患者避免进行有损伤性的作业活动如雕刻、剪纸；对视力差和有共济失调的患者避免使用细小的活动工具和操作材料如贴花、缝纫等。

4. 物理因子疗法　可采用温热疗法（较多用湿热敷、温水浴、红外线等）可活化 Golgi 腱器，改善血液循环，减轻疼痛；通过寒冷治疗（长时间冷敷、快速冰水浸泡），可抑制肌梭的活动，降低神经传导速度；通过 FES 刺激痉挛肌的拮抗肌收缩来抑制痉挛肌；通过振动疗法（用振幅 1～3 mm，频率 100～300 Hz 的高频器）作用于拮抗肌，引起该肌及其协同肌兴奋，使痉挛肌放松；通过生物反馈疗法放松痉挛肌，提高拮抗肌的兴奋性。

5. 言语疗法　对于构音障碍和吞咽障碍，通过言语康复治疗师有针对性地采取发声、分辨等练习，提高言语能力。同时，随着认知障碍的改善，相应的言语障碍也会逐渐好转。部分患者应用吞咽障碍治疗仪，也可取得一定效果。

6. 心理疗法　采用康复心理治疗，同时适当采用抗抑郁药物，治疗情绪障碍。

7. 中医疗法

（1）针灸疗法

1）毫针法：选取风池、百会、水沟、印堂、三阴交等穴位针刺，适当施以补泻手法。每日 1 次，每次留针 30 min，间隔 10 min 行针 1 次。10 次为 1 个疗程。

2) 电针法：取风池穴，双侧穴位对刺，哑门穴直刺 0.8～1 寸，四神聪穴由四穴分别向百会透刺，深 0.2 寸。针刺得气后，连接电针治疗仪，疏密波中等强度刺激，留针 10 min 后取针，每日 1 次，10 次为 1 个疗程，疗程间休息 2 日。

3) 头针法：头针治疗有较好的疗效，常用头皮针标准线取穴法、头穴分区取穴法、头穴透刺取穴法、头穴丛刺取穴法，可根据临床症状选择相应的治疗区进行治疗。

4) 耳针法：选取耳穴脑干、枕、额、皮质下等 3～5 个，在穴区消毒后，用 32 号 1 寸毫针针刺(深度以不透耳郭软骨为宜)，中强刺激以患者能忍受为度，留针 30 min，留针期间行针 2～3 次。每日 1 次，每次针一侧耳朵，双耳轮换针刺。10 次为 1 个疗程，疗程间休息 2～3 日。

5) 穴位注射法：用 5 ml 一次性注射器抽吸维生素 B_1 注射液 2 ml 和维生素 B_{12} 注射液 2 ml，在肾俞、肝俞、风池、足三里等穴，每次选用 2 穴。常规消毒后，快速将注射器针头刺入穴内，达一定深度出现酸麻胀感时回抽，若无回血，每穴注入药液 1～1.5 ml。每日或隔日 1 次，10 次为 1 个疗程。

6) 皮肤针法：选取大椎、颈夹脊、风池、百会、肝俞、膈俞等穴。先叩击百会，中弱刺激 3～5 min，患者头部有轻微胀闷感即可。两侧颈夹脊由上向下循经叩刺，重点叩击风池、大椎两穴，均中强刺激，至局部皮肤红润充血。背部两侧膀胱经由上向下叩击，肝俞、膈俞予以重点强刺激叩击，叩击强度以患者耐受为度，叩至局部充血后在穴区拔罐吸取瘀血。隔日 1 次，7 次为 1 个疗程。

7) 灸法：第 2 掌骨按压寻找敏感点，在敏感点处施以麦粒灸，每次灸 30～50 壮，每周灸治 2 次，5 次为 1 个疗程。

(2) 推拿疗法：患者取坐位，医者点揉印堂，横推至两侧太阳、头维，扫散双颞部，沿头维用双手五指向后平推，经头顶至后顶，拿风池，揉拿颈项，叩大椎。沿膀胱经循行路线由上向下推擦，重点推擦肾俞、心俞。由头顶向项后至背脊轻轻叩击 2～3 次。从肩到肘到腕指渐次按揉，重点点按合谷，酸胀感以患者耐受为度。从膝依次拿捏至踝部，重点按揉三阴交穴，每日 1 次，10 次为 1 个疗程。

(3) 放血疗法：取太阳或阿是穴。太阳穴用三棱针点刺，放血 5 ml 左右，病灶处阿是穴用七星针叩刺，中等强度刺激，至红润充血为度，每 10 日治疗 1 次，3 次为 1 个疗程。

(三) 后遗症期

【康复目标】

对各器官功能恢复到一定水平的颅脑损伤患者需学会应付功能不全状况，以便回归家庭和社会。其中，轻度颅脑损伤的患者需重新获得丧失的功能，中、重度颅脑损伤的患者需学会新的方法来代偿完全不能恢复的功能。可通过运动疗法、作业疗法及职业训练对颅脑损伤患者进行身体上、精神上和职业上的康复训练，为能顺利重返工作岗位和家庭打好基础。

【康复治疗】

1. *运动疗法*　对于能自己活动的患者，应鼓励其做力所能及的室内及室外活动。

2. *作业疗法*　针对患者在日常生活活动中存在不同程度的听、读、写能力障碍及计算能力不足，治疗师和患者一起分析伤前的日常活动规律，利用录音机训练其听、读、写能力；利用计算器及形状挂图训练其绘画和计算能力。在家人的监督下制订每日作息时间，逐步严格要求执行。同时对患者开展职业训练，逐渐培养患者与别人和谐共处的合作精神，给予患者一些简单操作性工作，观察其完成的情况，并逐步增加工作操作性难度，为其重返工作岗位奠定基础。

3. 心理疗法　患者家属要从患者思维、情绪变化中，发现其积极和消极因素，采用说服、解释、启发、鼓励、对比等方法，调动患者积极性，提高其战胜伤残的信心。

4. 康复工程　对某些功能障碍的患者需用矫形器改善功能，对移行障碍者需使用相应的助行工具、轮椅，对生活自理困难者需要各种自助具的帮助。

5. 中医疗法　参照恢复期中医治疗。

应该注意的是，此期患者残留的各种功能障碍恢复较慢，会导致焦虑、忧愁、痛苦等不良情绪，担心自己成为家庭的负担和累赘，丧失生活的信心。因此，积极争取家庭的配合，尽早开始详细计划的家庭训练方案，并长期耐心坚持，从易到难循序渐进，必可收到良好效果。

(四) 康复治疗的适应证和禁忌证

1. 适应证　脑震荡患者；脑挫裂伤及颅内有小血肿，病情稳定无急剧恶化进展趋势者；颅内血肿手术清除术及减压术后恢复期的患者；持续植物状态(PVS)经处理后，生命体征稳定者；颅脑损伤后伴有精神障碍者。

2. 禁忌证　病情危重、不稳定，全身处于衰竭状态的患者；由各种原因引起的休克患者；伴有明显颅内高压症、有呼吸障碍的患者；并发感染、高热的患者；颅底骨折伴脑脊液外漏的患者；同时伴有严重心血管病而无法控制的患者。

四、颅脑损伤并发症的康复

任何并发症的发生都会影响康复效果，延缓康复进程，甚至危及患者的生命。因此，在护理工作中除了给予 ADL 训练指导和康复护理技术的运用外，还要特别注意预防各种并发症的发生。

(一) 预防褥疮、抗感染

做好皮肤护理是康复护理工作的重要内容。因此护士首先应了解导致褥疮发生的潜在危险因素，如患者的精神状态、大小便控制能力、营养状况以及皮肤的外观、张力和皮肤的感觉是否正常。对于高危患者应及时提供特殊护理，具体措施参见第六章第五节褥疮。

(二) 疼痛治疗

有关疼痛的治疗参见第五章第五节的相关内容。

(三) 预防肢体畸形

维持正确的体位是护理工作的重要内容。良肢位可使患者感觉舒适，促进血液循环，改善呼吸运动，保护肌肉的功能，预防肢体水肿和挛缩畸形，具体措施参见第六章第二节的内容。

(李文迅)

第三节　脊髓损伤的康复

脊髓损伤(spinal cord injury, SCI)是一种严重的致残性伤病，调查显示脊髓损伤的发病率呈逐年上升的趋势。由于现代医学的发展使更多的脊髓损伤患者从初次损伤中存活下来，但大部分人留有残疾，严重地影响了患者的生活质量。为此，积极开展脊髓损伤康复技术对脊髓损伤患者进行康复，对于预防和减少脊髓功能进一步损害、预防并发症的发生、最大限度的利用所有残存功能、尽可能地在较短时间内使患者重返社会具有重大意义。

一、概述

(一) 定义

脊髓损伤是由于各种不同伤病因素引起的脊髓结构、功能的损害，造成损伤水平以下运动、感觉、自主神经功能障碍，使患者丧失部分或全部工作能力、活动能力和生活自理能力。脊髓颈段损伤造成四肢瘫痪者称四肢瘫，胸段以下脊髓损伤造成躯干及下肢瘫痪而未累及上肢者称截瘫。

(二) 流行病学

脊髓损伤是青壮年常见的损伤，损伤时的平均年龄是 29.7 岁，中位年龄是 25 岁。男性占大多数(82%)。近年来其发病率呈上升趋势，外伤性脊髓损伤的发病率因各国情况不同而有差别，发达国家比发展中国家发病率高。美国年发病率为 20～40/100 万，患病率为 900/100 万；我国北京地区脊髓损伤发病率每年 68/100 万。国外脊髓损伤原因主要为车祸、运动损伤，我国则为坠落、砸伤、交通事故等。

(三) 病理生理

脊髓损伤后表现为组织出血、水肿、退变和坏死。6 h 内出血累及全灰质，12 h 波及白质，中心灰质开始坏死，24 h 灰质与周围白质均坏死。脊髓损伤持续性加重的原因除了创伤导致出血、微循环障碍、水肿外，还有自由基蓄积、细胞膜破坏、钙离子进入组织过多、神经递质阿片类等多种生化改变，这些改变加重了脊髓损伤。脊髓损伤病变呈进行性或持续性加重，故伤后 6 h 内是抢救的最佳时期。

(四) 临床特征

脊髓损伤患者因受伤程度、部位及复合伤情况不同，其临床表现可有不同，但脊髓结构、功能的节段性分布又使损伤的表现具有以下共同点。

1. *感觉障碍*　损伤平面以下感觉消失或减退，完全性损伤患者鞍区(会阴区)感觉消失。

2. *运动障碍*　脊髓损伤平面以下脊神经所支配肌肉的随意运动消失或肌力下降。在伤后暂时都表现为弛缓性瘫痪。以后，高位截瘫转变为痉挛性瘫痪。长期缺乏活动后由于肌肉纵向萎缩和肌腱弹力纤维的缩短，常导致关节挛缩，甚至骨关节畸形，造成下肢或四肢的随意运动消失或障碍。

3. *反射障碍*　脊髓损伤后出现脊髓休克期，损伤部位以下有关中枢反射消失。休克期之后可出现反射亢进和病理反射。

4. *膀胱直肠功能障碍*　因脊髓损伤平面及程度不同，可出现尿潴留、尿失禁和反射性排尿，或腹泻、便秘或大便失禁。失神经支配性膀胱功能障碍会严重影响患者日常生活，大小便失禁也给患者带来沉重的心理压力，影响社交和日常活动。

5. *其他功能障碍*　高位脊髓损伤可出现呼吸困难、排痰困难，或体温调节障碍、低血压、相对性缓脉，或阳痿、月经失调等。

二、康复评定

(一) 损伤水平的确定

神经损伤水平是指运动、感觉功能仍然保留完好的最低脊髓节段水平。如 C_6 损伤，意味着

C_6 和以上即 C_6～C_1 节段仍然完好，C_7～S_5 节段有损伤。为通过运动和感觉评定迅速地确定损伤水平，美国脊髓损伤学会(American Spinal Injury Association，ASIA)选出一些关键性的肌肉(key muscle)和关键性的感觉点(key sensory areas)，通过对这些肌肉和感觉点的检查，可迅速地确定损伤水平。关键性肌肉和关键性感觉点及它们所代表的节段见表 2－3。

表 2－3　损伤水平(以具有正常功能的最低脊髓节段为准)的确定

运动(3级及以上的肌力)水平	感觉(针刺、轻触)水平
C_2	枕骨粗隆
C_3	锁骨上窝
C_4	肩锁关节的顶部
C_5　屈肘肌(肱二头肌和肱桡肌)	肘前窝外侧
C_6　伸腕肌(桡侧腕伸长、短肌)	拇指近节背侧皮肤
C_7　伸肘肌(肱三头肌)	中指近节背侧皮肤
C_8　中指末节指屈肌(指深屈肌)	小指近节背侧皮肤
T_1　小指外展肌	肘前窝内侧
T_2	腋窝顶部
T_3	第 3 肋间隙(锁骨中线)
T_4	第 4 肋间隙(锁骨中线)
T_5	第 5 肋间隙(在 T_4～T_6 的中点)
T_6	第 6 肋间隙(剑突水平)
T_7	第 7 肋间隙(在 T_6～T_8 的中点)
T_8	第 8 肋间隙(在 T_6～T_{10} 的中点)
T_9	第 9 肋间隙(在 T_8～T_{10} 的中点)
T_{10}	第 10 肋间隙(脐)
T_{11}	第 11 肋间隙(在 T_{10}～T_{12} 的中点)
T_{12}	腹股沟韧带中点
L_1	T_{12}～L_2 之间的 1/2 处
L_2　髋屈肌(髂腰肌)	大腿前方中点
L_3　膝伸肌(股四头肌)	股骨内侧髁
L_4　踝背屈肌(胫前肌)	内踝
L_5　趾长屈肌(踇长伸肌)	第 3 跖趾关节足背侧
S_1　踝跖屈肌(腓肠肌和比目鱼肌)	足跟外侧
S_2	腘窝中点
S_3	坐骨结节
$S_{4\sim5}$	肛门周围(作为 1 个平面)

关键肌有多个节段支配，以其最头端的节段为它所代表的节段。如肱二头肌肉由 C_5 和 C_6 支配，则取 C_5 为其代表节段。确定损伤水平时，该节段关键肌的肌力必须≥3 级，该平面以上关

键肌的肌力必须达到≥4 级。如考虑为 C_6 损伤，桡侧腕伸长、短肌的肌力必须≥3 级，C_5 支配的肱二头肌的肌力必须≥4 级，则可判断损伤水平为 C_6。

(二) 运动功能的评定

为评定运动功能，ASIA 采用运动指数评分法(motor index score，MIS)，所选的 10 条肌肉和评分法见表 2-4。

表 2-4 运动指数评分(motor index score)(ASIA)

右侧的评分	平面	关键肌肉	左侧评分
5	C_5	肱二头肌	5
5	C_6	桡侧腕伸肌	5
5	C_7	肱三头肌	5
5	C_8	中指指深屈肌	5
5	T_1	小指外展肌	5
5	L_2	髂腰肌	5
5	L_3	股四头肌	5
5	L_4	胫前肌	5
5	L_5	踇长伸肌	5
5	S_1	腓肠肌	5

ASIA 的运动检查项目为 10 个脊髓神经节段的运动神经轴突所支配的关键肌。评定时分左、右侧进行，用徒手肌力评定(MMT)法测定肌力，每一块肌肉的得分与测得的肌力级别相同，为 0～5 分。最高为左侧 50 分、右侧 50 分，共 100 分。评分越高表示肌肉功能越佳，据此可评定运动功能。

应该注意的是，脊髓损伤患者的残存肌力是决定康复效果的重要因素之一。将肌力量化，随时掌握各肌肉力量的大小是制订增强肌力训练方案和决定是否使用矫形器、自助具和特殊辅助装置的根据。评价中要注意以下几点：①当患者处于卧床期或颈椎牵引时，要在医生的指示下进行。②在医生未下处方之前不得进行脊柱的旋转、屈曲、伸展等运动检查。③患者在中后期至少每月进行一次肌力评价。

(三) 感觉功能的评定

为评定感觉功能，ASIA 采用感觉指数评分法(sensory index score，SIS)。选用 28 个感觉关键点，分别检查各点的针刺觉和轻触觉，记于表 2-5 中，据评分标准进行评分。每侧每点每种感觉正常为 2 分，异常(减退或过敏)1 分，消失 0 分，28 个感觉关键点的正常感觉功能总分为 224 分，分数越高表示感觉越接近正常。除评定外亦可按感觉指数评分的方式观察疗效。

(四) 损伤程度的评定

损伤程度的评定主要包括完全性与不完全性损伤的确定，这是很重要的步骤，原因是不完全性损伤的预后要比完全性的好得多，现在因抢救知识和技术的普及，不完全性损伤的比例已达 54%，且还有增高的趋势。因此，一旦确定为不完全性损伤，应采取各种康复措施以尽可能达到最佳的康复效果。为确定损伤是否完全，需了解一些沿用的术语。①部分保留区(zone of

表 2-5　感觉指数的评分(sensory index score, ASIA)

左						关键感觉点	右					
痛觉(针刺)			轻　触				痛　觉			轻　触		
2	1	0	2	1	0		2	1	0	2	1	0
						C_2　枕骨粗隆两侧						
						C_3　锁骨上窝						
						C_4　肩锁关节顶部						
						C_5　肘前窝外侧(桡侧)						
						C_6　拇指						
						C_7　中指						
						C_8　小指						
						T_1　肘前窝内侧(尺侧)						
						T_2　腋窝顶部						
						T_3　第 3 肋间隙锁骨中线						
						T_4　第 4 肋间隙锁骨中线						
						T_5　第 5 肋间隙锁骨中线						
						T_6　剑突水平						
						T_7　第 7 肋间隙锁骨中线						
						T_8　第 8 肋间隙锁骨中线						
						T_9　第 9 肋间隙锁骨中线						
						T_{10}　脐水平锁骨中线						
						T_{11}　第 11 肋间隙($T_{10\sim12}$之间)锁骨中线						
						T_{12}　腹股沟韧带中点						
						L_1　大腿前方($T_{12}\sim L_2$ 距离的一半)						
						L_2　大腿前方中点						
						L_3　股骨内侧髁						
						L_4　内踝						
						L_5　足背第 3 跖趾关节处						
						S_1　足跟外侧						
						S_2　腘窝中点部						
						S_3　坐骨结节						
						S_4　肛周围						
						S_5　肛周围(与 S_4 共属一点)						

partial preservation):又称部分完好区,是在脊髓损伤水平以下的节段中仍有感觉或运动功能残留的节段;或感觉和运动均保留而功能弱于正常的区域。在不完全性损伤时,常有这种区域,而且其范围常超出 3 个节段;在完全性损伤时,也可有这种区域,但其范围不应超出 3 个节段。②骶残留(sacral sparing):是骶部神经传导束幸免于损伤之意,是不完全性损伤的重要特征。骶残留的原因是由于不完全性损伤多属挫裂伤,容易引起出血,而脊髓中央灰质血运丰富,容易发生出血性坏死,但皮质脊髓束下行到骶部的纤维最靠近外侧,因而常能幸免。骶残留证明了骶反射是存在的,骶反射的检查方法见表 2-6。在骶反射中,以Ⅰ、Ⅱ、Ⅲ种为重要:肛黏膜皮肤反射的残留表明有感觉的残留,肛指诊反射的残留表明有运动的残留,而球海绵体肌反射的出现常代表脊髓休克的消失。

1. 完全性损伤的确定　完全性损伤是指损伤后不存在骶残留,或如有部分保留区也不超出 3 个节段。完全性损伤的确定必须在脊髓休克消失后才可作出,原因是在脊髓休克阶段,一切反

表 2-6　骶反射的检查方法和结果

反　射	检 查 方 法	阳 性 结 果
Ⅰ球海绵体-肛门反射	捏阴茎龟头或阴蒂	肛门外括约肌收缩
Ⅱ肛门黏膜皮肤反射	针刺肛门皮肤与黏膜交界外	肛门外括约肌收缩
Ⅲ肛指诊反射	将手指在肛门内提插	肛门外括约肌收缩
Ⅳ耻骨上轻扣反射	轻扣耻骨上区	肛门外括约肌收缩

射均暂消失，因而无法判断。至于脊髓休克的消失，常需依靠球海绵体-肛门反射的恢复来评定，无此反射可评定为完全性损伤。但必须指出，球海绵体-肛门反射在正常人中也有15%左右不出现。因此，除球海绵体-肛门反射以外，损伤平面以下肌肉痉挛的出现，也可以作为评定脊髓休克结束的指征。至于脊髓休克的原因，目前认为是远隔性代谢抑制所引起。

2. 不完全性损伤确定和分类

(1) 不完全性损伤的确定：有明确的骶残留和部分保留区超过3个节段即可确定。

(2) 不完全损伤程度的确定：根据ASIA采用修改的Frankel标准分级(表2-7)。

表 2-7　ASIA 脊髓功能损伤分级

损伤分级	损伤程度	临床表现
A	完全损伤	脊髓最低骶段($S_{4\sim5}$)的感觉和运动功能均消失
B	不完全损伤	损伤平面以下包括$S_{4\sim5}$有感觉功能，但无运动功能
C	不完全损伤	损伤平面以下运动功能存在，大多数关键肌肌力<3级
D	不完全损伤	损伤平面以下运动功能存在，大多数关键肌肌力≥3级
E	正常	感觉和运动功能正常

(3) 不完全性损伤的常见类型

1) 中央束综合征：常见于脊髓颈段血管损伤，因为上肢的运动神经偏于脊髓中央，而下肢的运动神经偏于脊髓的外周。血管损伤后，脊髓中央先开始发生损害，然后向外周扩散，造成上肢受累重于下肢，因此表现为上肢障碍比下肢明显。此类患者可能可以步行，但上肢部分或完全瘫痪。

2) 前束综合征：脊髓前部损伤表现为脊髓损伤平面以下运动和痛、温觉丧失，而本体感觉存在。如痛感存在，常表示该束前方的脊髓仍有功能，运动的恢复有望。

3) 后束综合性：脊髓后部损伤表现为脊髓损伤平面以下本体感觉丧失，而运动和痛、温觉存在。患者难以正常的步态走路，但预后亦较好。

4) 脊髓半切综合征：常见于刀伤或枪伤。脊髓只损伤半侧，表现为同侧肢体本体感觉和运动障碍，对侧痛、温觉障碍。此类患者恢复往往显著。

5) 脊髓圆锥综合征：主要为脊髓骶段圆锥损伤，临床通常表现为无反射性膀胱和肠道运动障碍，下肢反射消失，偶尔可保留脊髓骶段反射，预后亦较好。

6) 马尾综合征：椎管内腰骶神经根损伤临床表现除相应的运动或感觉障碍以外，无反射性膀胱及肠道运动障碍，下肢功能及反射活动丧失。特点是下肢不对称性损伤明显，预后亦较好。

(五) 日常生活活动能力评价

截瘫患者可采用改良 Barthel 指数进行评定。对于四肢瘫的患者用四肢瘫功能指数(quadriplegic index of function, QIF)来评定。

(六) 脊髓损伤的功能恢复的预测

不完全性损伤时,变异很大,常不易定出统一的预测标准。但对于完全性损伤,功能障碍较恒定,可以根据损伤水平推断出预后。完全性脊髓损伤患者,脊髓损伤平面与功能恢复的关系见表 2-8。

表 2-8　脊髓损伤与功能恢复的关系

神经平面	活动能力	生活自立能力
$C_{1\sim3}$	依赖膈肌起搏维持呼吸,可用声控方式操纵某些活动	完全依赖
C_4	使用电动高靠背轮椅,有时需要辅助呼吸	高度依赖
C_5	可用手在平坦路面上驱动高靠背轮椅,需要上肢辅助具及特殊推轮	大部依赖
C_6	可用手驱动轮椅,独立穿上衣,可以基本独立完成转移,可驾驶特殊改装的汽车	中度依赖
C_7	可独立完成床-轮椅/厕所/浴室转移	大部自理
$C_8 \sim T_4$	可用手轮椅活动,使用骨盆长支具站立	基本自理
$T_{5\sim8}$	可用支具进行治疗性步行	基本自理
$T_{9\sim12}$	可用长下肢支具进行治疗性步行	基本自理
$L_{1\sim3}$	长腿矫形器扶杖步行,长距离行动需轮椅	基本自理
$L_4 \sim S_1$	短腿矫形器扶杖步行,无需轮椅	基本自理

(七) 其他评定

对于脊髓损伤患者还应进行痉挛的评定、神经源性膀胱的评定、性功能障碍的评定、心肺功能的评定、心理障碍的评定。

三、康复治疗

脊髓损伤是一种严重的致残性损伤,康复治疗的原则是:康复应早期介入,中、后期应以康复治疗为主,预防并发症,减轻残疾,使患者能获得最大的功能恢复,以适应社会的需要,提高生活质量。

(一) 早期

脊髓损伤抢救期之后康复就应该尽早开始介入,一般是发病后的 6~8 周。

【康复目标】

保持正确体位,预防褥疮;加强呼吸训练,预防肺部感染;肢体被动运动,预防关节挛缩和肌肉萎缩;主动运动训练,维持和增强残存的肌力。

【康复治疗】

1. *运动疗法*

(1) 保持正确体位

1) 仰卧位:①四肢瘫患者上肢肢位。肩下垫枕,确保两肩不致后缩。双上肢放在身体两侧的枕头上，使肘关节呈伸展位，腕关节背伸约45°以保持功能位。手指自然屈曲，脊髓颈段损伤者可以握毛巾卷，以防止形成功能丧失的“猿手”。②下肢肢位。髋关节伸展，在两腿之间放1～2个枕头，以保持髋关节轻度外展。膝关节伸展，但要防止过伸展。双足底抵住足板使踝关节背屈，足跟放一垫圈以防褥疮，足趾朝上。

2）侧卧位：双肩均向前伸，呈屈曲位，一侧肩胛骨着床。肘关节屈曲。前臂旋后，上方的前臂放在胸前的枕头上。腕关节自然伸展，手指自然屈曲。躯干后部放一枕头给予支持。位于下方的髋、膝关节伸展，上方髋、膝关节屈曲放在枕头上。踝关节自然背屈，上方踝关节下垫一枕头防止踝关节跖屈内翻。

（2）呼吸功能训练：呼吸肌由膈肌（C_4）、肋间肌（$T_{1\sim7}$）和腹肌（$T_{6\sim12}$）三组肌肉组成。脊髓损伤后，其损伤平面以下的呼吸肌瘫痪，胸廓的活动度降低，肺活动量下降，尤其是急性期患者，呼吸道分泌物增多又无法排出，容易发生肺部感染和肺不张。每日应进行两次以上的呼吸训练，增加肺活量，清除呼吸道分泌物。具体方法如下。

1）吸气训练：T_1以上损伤时，膈肌功能减退、肺活量下降、呼吸变浅。应鼓励患者充分利用膈肌吸气，治疗师可用手掌轻压患者胸骨下方，以帮助患者全神贯注于膈肌吸气动作。

2）呼气训练：腹肌部分或完全麻痹的患者不能进行有效呼气，治疗师用单手或双手在上腹部施加压力，在呼气接近结束时突然松手以代替腹肌的功能，辅助患者完成有效的呼气。

3）上肢上举呼吸训练：治疗师将一手和前臂放在患者肋弓上方，用力下压固定胸廓，注意不要压肋弓缘。让患者将双上肢举过头顶，同时进行深吸气；双上肢向下移动时呼气。不能进行上肢主动运动的患者，可进行被动上举上肢的呼吸训练。训练中，要防止下端肋骨向上移动。

为提高患者的肺活量，延长呼气时间，提高呼吸肌肌力，可设计多种多样的主动呼吸训练方法，如吹蜡烛、吹气球等。

4）排痰训练：当患者因腹肌麻痹而不能完成咳嗽动作时，常使用体位排痰。患者取痰潴留部位的支气管末梢在上方的体位，使分泌物靠重力作用，流向粗大的气管，然后排出。具体方法有叩击法和振动法。

叩击排痰法：治疗师双手五指并拢并稍屈曲呈杯状，叩击胸部、背部，使痰液松动并排出体外。

振动法：治疗师双手置于患者的肋缘，在患者进行深呼吸时双手振动，使粘在气管壁上的痰液松动并排出体外。

体位排痰法时应注意，在体位排痰之前要了解疼痛和关节活动受限的部位；排痰前要针对肺内感染的位置确定相应的引流体位；饭后30～60 min内不能进行体位排痰；防止粗暴手法引起肋骨骨折；四肢瘫患者每日至少做一次预防性体位引流。

（3）关节保护和训练：在生命体征稳定后，就应立即开始全身各关节的被动活动，每日1～2次，每一关节在各轴向活动若干次即可，以避免关节挛缩。进行被动活动时要注意动作轻柔、缓慢、有节奏，活动范围应达到最大生理范围，但不可超过，以避免拉伤肌肉和韧带。髋关节外展要限制在45°以内，以免拉伤内收肌群。对膝关节的内侧要加以保护，以免损伤内侧副韧带。在下胸段或腰椎骨折时，进行屈髋、屈膝运动时，要注意控制在无痛范围之内，不可造成腰椎活动。禁止同时屈曲腕关节和指关节，以免拉伤伸肌肌腱。腰椎平面以上损伤的患者在髋关节屈曲及腘绳肌牵张运动时需要特别强调，因为只有髋关节直腿屈曲达到或超过90°时才有可能独立坐在床上，这是各种转移训练和床上活动的基础。高位脊髓损伤的患者为了防止肩关节脱位，可以使用肩矫形器，并可以使用踝足矫形器防止足下垂和跟腱挛缩。肩胛骨和肩带肌的被动运动和训练对于恢复上肢功能意义重大，不可忽视。

(4) 直立适应性训练：逐步从卧位转向半卧位或坐位，倾斜的高度每日逐渐增加，以无头晕等低血压症状为度，循序渐进。下肢可使用弹性绷带，同时可使用腹带，以减少静脉血液淤滞。从平卧位到直立位需 1 周的适应时间，适应时间长短与损伤平面相关。

(5) 膀胱和直肠功能训练：脊髓损伤后早期常有尿潴留，一般采用留置导尿的方式。留置导尿时，要注意卧位时男性导尿管的方向必须朝向腹部，以免导尿管压迫尿道壁，造成尿道内损伤，留置导尿时还要注意夹放导尿管的时机。膀胱储尿在 300～400 ml 时有利于膀胱自主收缩功能的恢复，要记录水的出入量，以判断放尿时机。留置导尿时每日进水量必须达到 2 500～3 000 ml，以避免膀胱尿液细菌的繁殖增长。留置导尿者发生泌尿系统感染可无症状，抗菌药物往往无效，最好的办法是拔掉导尿管。一旦出现全身性菌血症可以采用敏感的抗生素治疗。拔除导尿管之后可以采用间断清洁导尿，即采用较细的导尿管，导尿管插入时外阴部局部清洗干净，导尿管用过后用清水冲洗，然后放入生理盐水或消毒液中保存。脊髓损伤后直肠问题主要是便秘，灌肠、肛门-直肠润滑剂都可以采用，腹泻少见，多半为并发肠道感染，可以采用抗菌药物及肠道收敛剂治疗。

(6) 加强护理，防治各种并发症：对脊髓功能稳定者可使用减压床、气垫床或一般床上加气垫，每 2 h 翻身 1 次，防止皮肤褥疮。

2. *作业疗法*　包括轮椅移乘训练、进食、穿脱衣、个人卫生等日常生活活动能力训练。

(1) 进行上肢关节的被动运动。

(2) 在肌力、能力及耐力允许的范围内，对诸关节进行主动运动和辅助主动运动。

(3) 对腕关节和肘关节周围肌进行再教育训练。

(4) 对肘关节进行等长抗阻力运动训练。

(5) 必要时设计、制作并训练患者使用夹板、自助具等，以辅助患者完成一些日常生活活动。

3. *物理因子疗法*　物理因子治疗对减轻炎性反应、改善神经功能有一定的帮助。

4. *心理疗法*　几乎所有脊髓损伤患者在伤后均有严重的心理障碍，包括极度的压抑和忧郁、烦躁，甚至发生精神分裂症。因此，康复治疗时必须向患者进行耐心细致的心理工作，对于患者的问题给予鼓励性回答，帮助患者建立信心，积极参加康复训练。

(二) 恢复期(中、后期)

【康复目标】

预防和积极治疗各种并发症；进行功能锻炼和物理治疗，改善残存的肌力和关节活动度，尤其是上肢和背部肌力的增强更为重要，训练中要注意促进患者的身体平衡与协调作用，以及使用辅助装置(如自助具和矫形器、助行器、拐和轮椅等)，使患者最大限度地恢复残存功能和具备独立生活(或部分独立生活)的能力；了解患者的心理状况，增强自立信心，锻炼意志，进行职业教育，使之回归社会，自食其力，残而不废。

【康复治疗】

1. *运动疗法*

(1) 肌力训练：肌力训练的重点是肌力 2～3 级的患者，可以采用渐进性抗阻力训练；肌力 2

级时可以采用滑板练习或辅助性动力运动;肌力 1 级时只采用功能性电刺激。肌力训练的目标是肌力达到 3 级以上,以恢复实用肌肉功能。脊髓损伤患者为应用轮椅、拐或助行器,在卧位、坐位时均要重视锻炼肩胛带肌,包括上肢支撑力训练、肱三头肌和肱二头肌训练、握力训练。根据不同的情况和条件可选用徒手或哑铃、弹簧、拉力计以及重物滑轮系统等简单器械进行抵抗运动,训练可在床上、垫上及轮椅上进行。对于采用低靠背轮椅者,还需进行腰背肌的训练。步行训练的基础是腹肌、髂腰肌、腰背肌、股四头肌、内收肌、臀肌等训练。卧位时可采用举重、支撑,坐位时利用倒立架、支撑架等训练。

(2) 肌肉与关节牵张训练:包括腘绳肌牵张、内收肌牵张和跟腱牵张。腘绳肌牵张是为了使患者直腿抬高大于 90°,便于患者独立坐起;内收肌牵张是为了避免患者因内收肌痉挛而造成阴部清洁困难。跟腱牵张是为了防止跟腱挛缩,以进行步行训练。牵张训练是康复治疗过程中必须始终坚持的项目,其还可以帮助训练肌张力,从而对痉挛有一定的治疗作用。

(3) 坐位训练:正确的独立坐位是进行转移、轮椅和步行训练的前提,只要实现长坐位才能进行床上转移和穿裤、袜和鞋的训练。

1) 长坐位平衡训练:患者保持长坐位。所谓长坐位是指髋关节屈曲 90°,膝关节完全伸展的坐位。训练时,患者一手支撑,另一手抬起保持平衡,然后双手抬起保持平衡。治疗师在后方保护。稳定性增加后,患者在垫上保持长坐位,治疗师与患者做接、投球练习,提高患者长坐位下的动态平衡。

2) 长坐位支撑训练:三角肌、背阔肌、胸大肌肌力接近正常,肩关节、肘关节和髋关节的活动范围正常,是完成支撑动作的必要条件。训练时,患者双肘关节伸展,双手支撑床面,肱三头肌麻痹的患者双上肢呈可外旋位以增加肘关节的稳定性。然后患者双肩下降,臀部抬起,治疗师在后面支持。

3) 长坐位移动训练:支撑向前方移动时,患者双下肢外旋,膝关节放松,双手靠近身体,在髋关节稍前一点的位置支撑,肘关节伸展,前臂旋后。然后提起臀部,同时头、躯干向前屈曲,使臀部向前移动。支撑向侧方移动(向左移动)时,患者右手紧靠臀部,左手放在与右手同一水平而离臀部约 30 cm 处,肘伸展,前臂旋后或中立位。然后躯干前屈,提起臂部,同时头和肩向左侧移动。

实现长坐位的前提是腘绳肌必须牵张良好,髋关节活动超过 90°。

(4) 转移训练:包括帮助转移和独立转移。帮助转移指患者在他人的帮助下转移体位,可有两人帮助和一人帮助。独立转移指患者独立完成转移动作,在转移时可以借助一些辅助具。

1) 床—轮椅转移

帮助转移:①两人转移四肢瘫的患者。此项动作亦可用于患者在轮椅与训练台、地板以及两轮轮椅之间的转移。方法为:一治疗师站在患者身后,双手从腋下伸出抓住患者交叉的前臂。另一治疗师站在患者的侧面,一手放在患者大腿下方,另一手放在小腿下方。一人发口令同时抱起并移向轮椅,轻轻放下。②一人转移四肢瘫的患者。治疗师用双脚和双膝抵住患者的双脚和双膝的外侧,双手抓住腰带或抱住患者的臀部,向上提起,如患者的肱二头肌尚有神经支配,可用手臂抱住治疗师的颈部;如两臂完全瘫痪,则可将两臂置于膝前。治疗师身体后倾,抵住双膝搬动患者,将其拉起呈站立位,然后向床边转动。

治疗师一手仍扶住其臀部，另一手滑到患者的肩部以稳定躯干，将患者的臀部轻轻放到座位上。

独立转移：以下介绍的方法是在没有他人帮助的情况下，四肢瘫或截瘫患者独立完成的转移动作。患者至少应具备一定的伸肘功能才能完成支撑动作。①利用滑板转移。轮椅靠在床边成 30°，关闭手闸，卸下靠床侧扶手，将滑板架在轮椅和床之间；患者上肢支撑向床上挪动。②利用上方吊环转移。轮椅与床成 30°夹角。先将腿移到床上，再将右手伸入上方吊环，左手支撑床面。在左手用力撑起的同时，右手腕或前臂向下拉住吊环，臂部提起，向床上转移。③直角转移。轮椅与床成直角，期间距离约 30 cm，关闭手闸。四肢瘫患者躯干控制能力差，需用右前臂勾住轮椅把手以保持平衡。将左腕置于右膝下，通过屈肘动作，将右下肢抬起，放到床上。用同样方法将左下肢放到床上。打开轮椅手闸，向前推动轮椅紧贴床缘，再关闸。双手扶住轮椅扶手向上撑起，同时向前移动到床上。④侧方转移（从左侧转移）。轮椅与床成 30°，关闸。左手支撑床面，右手支撑扶手，同时撑起躯干并向前、向左侧方移动到床上。⑤平行转移（左侧身体靠床）。轮椅与床平行放置，关闸；卸下扶手将双腿抬上床（方法同直角转移）；躯干倾向床缘，将右腿交叉置于左腿上，应用侧方支撑移动的方法，一手支撑在训练床上，另一手支撑在轮椅扶手上，头和躯干前屈，双手支撑起躯干并向床移动。

2）轮椅—坐便器转移　从坐便器的侧方转移，方法同侧方转移上床训练。从坐便器的前方转移是将轮椅直对坐便器，两腿分开，像骑马一样骑在坐便器上。

（5）站立和步行训练

1）平行杠内站立训练：患者由于损伤平面以下丧失了姿势感觉和平衡反应能力，需重建站立位的姿势感觉。为了用视觉代偿丧失了的姿势感觉，在平行杠的一端放一面矫形镜。患者的抬腿动作要借助于背阔肌、斜方肌和肩胛肌的协同作用来完成。新的姿势感觉需要通过这些肌肉重建来实现。

2）平行杠内基本动作训练：患者能够独立完成平行杠内站立时，治疗师将双手扶在患者的两侧髂嵴上面支持骨盆。协助患者在步行训练之前，首先掌握借助背阔肌控制骨盆的基本动作。

3）平行杠内步行训练：脊髓损伤患者可以应用三种步态行走，即摆至步、摆过步和四点步。患者要掌握平行杠内的步行技巧，这是将来借助于拐杖行走的基础。

4）拐杖步行训练：各种拐杖的步行方法与平行杠内步行的方法基本相同，但需要更加熟练的技巧。患者只有掌握了在平行杠内步行的动作要领，才能开始进行拐杖步行训练。在拐杖步行训练之前，先进行拐杖平衡训练，方法同平行杠内平衡训练，然后进行摆至步和四点步练习，最后练习摆过步。

5）上、下阶梯训练：上、下阶梯需要有良好的腹肌功能。$L_{1\sim2}$损伤患者有能力完成此动作。患者上、下阶梯时，既可向前移动，又可向后退。训练时阶梯两侧都要有扶手，或一侧有扶手，另一侧使用拐杖。

6）安全卧倒和重新爬起训练：①安全卧倒。面向垫子站立。双拐轮流向前移动，直到髋关节和躯干充分屈曲，伸手即可触及地面为止。用右手的拐杖保持平衡，左手放开拐杖，支撑在地面上。再用左手支撑保持平衡，右手放开拐杖，撑在地面上。两手交替向前移动，直到身体俯卧于地面。②重新爬起。与安全卧倒方法相同、方向相反。

(6) 轮椅训练：应在脊髓损伤后3～6个月内完成轮椅训练。对于脊髓损伤患者来讲，轮椅是替代其下肢的终生伴侣。即使是具有拄拐步行能力的患者，在距离较长或路面复杂等许多场合都需要使用轮椅。因此，脊髓损伤患者轮椅操作技术的高低是其康复水平和将来生活质量高低的重要标志。

轮椅训练患者选择合适的姿势：可采用身体重心落在坐骨结节上方或后方(后倾坐姿)或相反的前倾坐姿。前倾坐姿的稳定性和平衡性更好，而后倾坐姿较省力和灵活，要注意防止骨盆倾斜和脊柱侧弯。轮椅操纵：上肢力量及耐力是良好轮椅操纵的前提。训练轮椅上下台阶、上下坡道、狭窄场所的转换方向、抬前轮和蛇行前进等实用性技巧动作，是脊髓损伤患者真正回归社会所必须掌握的技术。注意每坐30 min，必须使用上肢撑起或侧倾躯干，使臀部离开椅面减轻压力，以免坐骨结节处发生褥疮。

2. 作业疗法　本期的康复作业治疗重点主要是日常生活活动动作(如衣、食、住、行的基本技巧)、职业性劳动动作、工艺劳动动作(如编织等)，使患者出院后能适应个人生活、家庭生活、社会生活和劳动的需要。此外，作业治疗组还应给患者提供简单的辅助工具，以利于家庭生活日常动作的顺利完成。不同损伤水平患者的作业训练目标和训练计划归纳于表2-9。

表2-9　不同损伤水平患者的训练目标和训练计划

损伤水平	训练目标	训练计划
C_5 损伤	1. 利用辅助具进食 2. 使用手控电动轮椅 3. 他人帮助下完成床到轮椅转移	1. 肌力训练 2. 进食自助具使用 3. 长坐位及平衡训练 4. 关节活动度维持训练
C_6 损伤	1. 徒手翻身、坐起 2. 自己穿简单的衣服 3. 利用三角架或横木转移 4. 用抓捏支具抓捏物品	1. 徒手翻身训练 2. 坐起训练 3. 肌力训练 4. 驱动轮椅训练 5. 转移训练
C_7 损伤	1. 生活基本自理 2. 独立完成坐位时的减压训练 3. 用滑板做各种转移动作	1. 动作训练 2. 各种转移训练 3. 肌力训练
C_8～T_2 损伤	1. 独立床上活动 2. 独立轮椅活动 3. 独立处理大、小便 4. 独立穿衣、写字、使用通讯工具	1. 上肢强度和耐力训练 2. 坐位减压训练 3. 轮椅后轮平衡和上、下马路技巧性轮椅操作技术训练
$T_{3\sim12}$ 损伤	1. 生活自理 2. 轮椅上独立 3. 治疗性步行	1. 站位平衡训练 2. 平行杠迈步训练 3. 摆至步和摆过步训练
$L_{1\sim2}$ 损伤	1. 能进行 $T_{3\sim12}$ 损伤患者的一切活动 2. 利用膝、踝关节矫形器和肘拐、手杖功能性步行	1. 步行训练 2. 上、下楼梯训练 3. 上、下坡训练 4. 跌倒爬起训练
$L_{3\sim5}$ 损伤	1. 能进行 $L_{1\sim2}$ 损伤患者的一切活动 2. 社区功能性步行	1. 配戴踝关节矫形器，四点步、摆至步、摆过步训练 2. 其他训练计划同 $L_{1\sim2}$ 损伤的患者

3. 物理因子疗法

(1) 直流电药物离子导入疗法：衬垫法（简单易于应用），采用直流电疗机，铅片电极或导电橡胶电极，与电极形状相似的稍大、厚 1 cm 的吸水衬垫。药物可选择 10% 的碘化钾溶液，治疗的电流强度为 0.03～0.1 mA/cm^2，每次治疗 15～25 min，每日或隔日 1 次，10～15 次为 1 个疗程，可以起到镇痛和缓解痉挛的作用。

(2) 石蜡疗法：对于存在关节挛缩畸形或肌肉痉挛的患者可以应用石蜡疗法，以其温热作用来缓解肌肉痉挛，机械压迫作用来促进水肿消散，润滑作用来软化瘢痕。采用蜡饼法、浸蜡法、刷蜡法，各种蜡疗法均持续治疗 30～40 min，每日 1 次，20 次为 1 个疗程。

(3) 功能性电刺激疗法：运用功能性电刺激(FES)可克服肢体不动的危害，使肢体产生功能性活动；SCI 患者易于产生深静脉血栓，电刺激小腿肌肉可减少发生的危险；FES 也可产生下肢功能性活动如站立和行走。

(4) 超短波疗法：可选择电感场法或电容场法，Ⅱ级剂量或Ⅲ级剂量每次治疗 10～15 min，每日 1 次，5～10 次为 1 个疗程，具有镇痛和解痉的作用。

4. 心理疗法　脊髓损伤患者伤后会产生一系列的心理社会问题，如家庭和患者对残疾的认识与接受程度和患者个人产生抑郁、自杀倾向、婚姻状况问题、独立生活问题、教育及就业等问题。康复工作者应对这些问题有全面了解，争取患者及其家属的合作，最大程度上地调动患者参与康复的积极性，以提高其生活质量。

5. 康复工程　康复工程中辅助器械的应用是脊髓损伤患者康复治疗的重要组成部分。正确地根据适应证、选择相应的矫形器来练习站立和步行，如踝足矫形器、膝关节矫形器等。此外，也可根据患者的损伤情况配备一些助行器，如拐杖、步行器、轮椅等特殊工具，依靠这些工具来补偿脊髓损伤患者功能的不足。合适的自助具可以帮助患者能够省力、省时地完成一些原来无法完成的日常生活活动，增加生活独立性。

6. 中医疗法　利用中医学理论，进行针灸、按摩、中药离子导入等手段，促进康复；也可针对并发症辨证论治进行治疗，广泛使用中药内服、外用。

(1) 针灸疗法：并发脊柱骨折的患者，只要脊柱骨折比较稳定，允许翻身以呈俯卧位时，则宜尽早进行针刺治疗。

1) 夹脊电针法：常采用夹脊电针治疗。主穴：取损伤平面上、下各 1～2 个棘突旁的夹脊穴 2～4 对，将导线上、下联接，正极在上，负极在下。痉挛性瘫痪用密波，弛缓性瘫痪用疏波，电流量以患者能耐受为度。配穴：上肢取曲池、外关、合谷，下肢取环跳、委中、承山、绝骨、昆仑、太冲、次髎、三阴交、阳陵泉。配穴不通电，亦可与夹脊穴交替通电。每日 1～2 次，每次 30 min，6 次后休息 1 日。

2) 灸法：具有温通经络、行气活血、祛寒逐湿等作用，对脊髓损伤中阳虚寒凝所致的痉挛、尿失禁或潴留有一定疗效。

3) 穴位注射法：取夹脊穴、环跳、肾俞、次髎、足三里，操作用丹参或维生素 B_1 和 B_{12} 注射液，每穴 0.5～1 ml，隔日 1 次。

(2) 中药疗法：针刺治疗固然有效，但临床实践证明，脊髓损伤的中医治疗以针药并用为佳。中药以扶正固本为基本大法，气血亏虚型，治以补益气血，以充化源，方用八珍汤加减；肝肾亏虚型，治以补益肝肾，强壮筋骨，方用虎潜丸加减；气虚血瘀型，治以益气活血，通经活络，方用补阳还五汤加减；痰瘀阻络型，治以化痰逐瘀，通经活络，方用双合汤加减。

(3) 推拿疗法：推拿疗法可以改善患肢的血液循环，防止肌萎缩，扩大、维持关节活动度，缓解肌痉挛，是瘫痪康复阶段不可缺少的治疗手段。应用推拿手法时，可结合按、摩、揉、掐、搓、捶、拍等多种手法，以达疏通经络、通利关节、强壮筋骨、恢复功能的目的。根据患者瘫痪的情况，推拿时可选择不同的体位，如卧位、坐位等。

7. 社区康复和家庭康复　社区康复是指在一定地域内使残疾人全面康复的一种形式，它是相对于在康复机构内的康复工作而言的，社区康复中不能解决的较复杂和困难的康复对象可以转送到机构内康复，经机构康复训练后病情稳定者，可以走向社区康复，两者互为开放的、互为补充。实际上，当残疾人回归家庭后，其所在的社区就应该承担起患者的康复任务，在社区中60%～70%的残疾人可以通过社区康复得到身体功能的改善，减轻残疾影响和与外界交流障碍，有助于与健全人的全面交流，社区工作人员可以利用面授、电话和计算机网络指导患者在家中康复训练，家庭康复在现阶段是符合我国国情的理想形式，应使残疾人较早适应以本人居所为中心的社区康复环境。

四、脊髓损伤并发症的康复

脊髓损伤患者的并发症很多，常见有褥疮、痉挛、神经源性膀胱、大肠功能障碍、性功能障碍、深静脉血栓形成、异位骨化症、泌尿系统感染、肾与膀胱结石、心血管功能障碍、体温调节障碍、迟发性神经功能恶化、自主神经反射亢进等。并发症处理不当会影响患者功能的康复，甚至危及生命。褥疮、痉挛、神经源性膀胱、大肠功能障碍、性功能障碍等并发症的处理详见相关章节。

1. 深静脉血栓形成　下肢深静脉血栓形成是脊髓损伤常见的并发症，往往容易被忽视，脊髓损伤患者深静脉血栓的发病率较高，有时会发展为肺栓塞而危及患者生命。深静脉血栓和肺栓塞常发生在脊髓损伤的1个月内，因此要注意观察患者两侧下肢的腿围，是否有水肿，做到早期发现、早期治疗。预防措施是应早期应用弹力袜和弹力绷带，早期靠床站立训练，以使截瘫的肢体血管神经舒缩功能得到改善。药物治疗常用肝素、右旋糖酐、尿激酶等。

2. 异位骨化症　脊髓损伤后异位骨化症发生率为16%～53%，最常见于髋关节，其次为膝、肩、肘关节及脊柱，一般发生于伤后1～4个月，但可以早在伤后2周左右、晚至伤后数年发生。病理改变先发生在肌肉周围，以后逐渐与肌肉分开，可包裹部分萎缩的肌肉纤维，一般不累及关节囊。其发展过程分为四期：①Ⅰ期。软组织炎性反应，如出现肢体肿胀、发热，局部触及较硬的肿块、疼痛，关节活动受限，碱性磷酸酶增高。出现症状的7～10日常规X线检查为阴性，骨扫描有助于早期诊断。②Ⅱ期。临床表现与Ⅰ期相似，但X线检查为阳性。③Ⅲ期。疼痛逐步减轻，但关节活动仍然明显受限。④Ⅳ期。疼痛基本消失，病变组织硬化，骨扫描可为阴性，X线检查可见病变部位骨性改变。治疗包括药物、手术、理疗，早期(Ⅰ～Ⅱ期)常用局部冷疗，Ⅲ～Ⅳ期时可以采用温热疗法。异位骨化后运动训练不可以造成明显疼痛，否则可加重病情。为了预防异位骨化症的发生，进行关节被活动时要注意动作轻柔，不可采用暴力，以免损伤肌肉或关节，促使异位骨化发生。

3. 泌尿系统感染　泌尿系统感染是由于细菌进入尿道而引起的，当患者有发热、尿色异常、尿有异味时应及时诊治。如体温在38℃以上应考虑肾盂肾炎，膀胱炎往往不伴有体温升高，前列腺炎时排尿困难，阴囊肿常是附睾炎。此时不宜再做间歇导尿，应当保留导尿管并开放导尿，通过输液和大量饮水来控制感染。

4. 肾结石与膀胱结石　肾结石是长期卧床的患者常见的并发症，膀胱结石与留置导尿有密切关系。因此，早期康复、早期离床、尽早地拔除导尿管是非常重要的预防措施。

5. 心血管功能障碍　T_6 平面以上损伤导致交感神经完全失去高级控制，机体的应激能力和血管舒缩能力异常。T_6 平面以下脊髓胸段损伤导致部分交感神经失控。腰骶平面损伤不影响交感神经系统，但可以损害下肢血管舒缩能力。高位截瘫或四肢瘫的患者最常见的异常是低血压和心动过缓，这与心排血量下降平行，与心脏的交感神经张力下降和血管收缩机制障碍有关。脊髓休克恢复后，节段性交感神经功能逐步恢复，心血管功能也逐步得到恢复，最终达到稳定平衡状态。老年性心脏功能减退在脊髓损伤后将进一步加剧，容易发生冠心病、高血压和心衰。自主神经反射亢进也是较严重的心血管问题，表现为发作性高血压、头痛、面部潮红等，常见的诱因是膀胱充盈、直肠刺激、便秘、感染、痉挛、结石、器械操作、性冲动等。处理时取坐位，口服钙拮抗剂、静脉注射交感神经阻滞剂或硝酸酯类药物。如果血压持续超过200/130 mmHg，而药物效果不佳时，可以考虑采用硬膜外麻醉的方法来阻断交感神经节，以控制血压。

6. 体温调节障碍　脊髓损伤可以出现变温血症，即体温随环境温度而变化。因此，要特别注意气温变化时穿戴适合的衣着。

7. 迟发性神经功能恶化　神经功能状态的恶化可以在损伤数年后出现(3～5年者占12.1%)，对患者的独立生活能力产生明显的影响。迟发性神经功能恶化的原因不明，可能与过度使用或废用有关，也可能是退变的结果。

（张　立）

第四节　小儿脑性瘫痪的康复

小儿脑性瘫痪(cerebral palsy，CP)是继小儿麻痹之后，严重影响小儿身心健康的神经系统疾病。早期发现、早期干预、积极采取综合康复治疗措施，并通过全社会的共同努力可以有效预防脑瘫的发生，减少残疾和残障。

一、概述

(一) 定义

小儿脑性瘫痪简称脑瘫，是指小儿从出生前至出生后12个月内，因各种原因所致的一种非进行性脑损伤综合征。主要表现为中枢性运动功能障碍和姿势异常，常伴有不同程度的智力障碍、言语功能障碍、癫痫及视觉、听觉、行为和感知异常等多种障碍。

(二) 流行病学

脑瘫患儿的发病率在不同国家存在一定差异。国外发达国家的流行病学调查资料表明，小儿脑瘫发生率在2‰～2.5‰。我国脑瘫发生率缺乏全国性资料报道，据不同地区流行病学调查显示，为1.5‰～5‰。关于脑瘫患儿的患病率，1998年，我国“九五”攻关课题报道中国0～6岁脑瘫患病率为1.86‰，目前全国有0～6岁脑瘫患儿31万，且每年递增4.6万例。

（三）病因病理

1. 病因　脑性瘫痪的病因很多，一般认为出生前因素占20%～30%，围产期因素占60%～70%，出生后因素占10%～20%，现将其常见的因素归纳如下。

（1）出生前因素：母亲妊娠期有妊娠高血压综合征、重度贫血、营养不良、胎盘异常或风疹、巨细胞病毒、弓形体病等宫内感染以及外伤、错用药等。一些外界环境因素如放射线、酒精、有机汞等物理、化学或生物因子的影响，也可引起胚胎的分化发育障碍，产生先天性畸形。此外，近年来的研究认为，遗传因素在脑性瘫痪中影响越来越大，某些患儿可追溯出家族遗传病史，在同辈或上辈的母系及父系家族中有脑瘫、智力障碍或先天畸形等。

（2）围产期因素：早产、低体重儿、胎儿窒息、缺氧、产伤、颅内出血等。

（3）出生后因素：新生儿高胆红素血症、新生儿核黄疸、新生儿呼吸窘迫综合征、急性脑炎、脑膜炎、败血症、头部外伤等。

2. 病理　脑瘫的基本病理变化是有大脑广泛萎缩，皮质下白质囊腔形成，白质发育不良，脑软化灶形成，脑室扩大、脑积水等；组织学上可见到大脑皮质神经元变性坏死、神经元异位，神经细胞不同程度地减少、萎缩，脑组织胶质细胞增生、脱髓鞘改变等。脑缺血缺氧是脑瘫的主要原因，未成熟儿脑缺氧缺血时经常引起室管膜下出血，脑室白质内灶性出血，形成软化灶后可扩大形成空洞；足月儿脑缺氧缺血可引起皮质深层或白质内脑组织坏死，形成瘢痕性脑回，也可软化形成囊性变；分娩过程中的产伤主要引起患儿脑缺血性梗死和大脑半球背外侧硬膜下血肿；其他如高胆红素血症和先天性感染等主要引起神经细胞变性坏死、神经元丢失和胶质细胞增生等。

（四）临床特征

1. 主要功能障碍

（1）中枢性运动功能障碍：表现为运动发育迟缓，比同龄儿童明显落后，当患儿抬头、翻身、坐立困难时才被家长发现。患儿主动运动困难、分离运动不充分、动作僵硬、不协调、不对称、出现各种异常的运动模式、出现联合反应和不随意运动、共济失调、运动缓慢等。

（2）姿势异常：锥体外系或基底节有病变时，主要表现为异常动作、运动增强、不随意运动、舞蹈症、肌强直；小脑有病变时出现共济失调、肌张力低下；大脑广泛病变时出现肌肉强直、震颤等。

2. 并发障碍和继发障碍　除以上主要障碍外，脑瘫患儿还经常同时伴有并发障碍及继发障碍。并发障碍常见有智力低下、言语功能障碍、癫痫发作、听力障碍、视觉障碍、感觉功能障碍、认知障碍、情绪及行为异常等。继发障碍主要有关节的挛缩变形，肩关节、髋关节脱位，骨质疏松，骨折，变形性颈椎病，颈椎不稳定，脊椎侧弯等。

（五）临床分型

脑性瘫痪临床表现复杂多样，目前没有一个各国公认的临床分型分类方法。最常用的分类通常根据运动障碍的性质和涉及的部位进行。

1. 根据运动障碍的性质分型

（1）痉挛型：此型是临床中最常见的类型，病变主要在锥体束。主要表现为肌张力增高、肢体活动受限、被动运动阻力增高，有折刀样痉挛，腱反射亢进，病理反射阳性。

(2) 不随意运动型：病变主要在锥体外系，以不随意运动为特征。表现为紧张兴奋时，不自主运动增多，安静时减少，常在睡眠中消失。主要影响肢体远端，一般上肢重于下肢，站、坐不稳，关节活动过度。累及颜面则出现挤眉弄眼、口齿不清、流涎等表现。婴幼儿期可表现为肌张力低下，随年龄增长，肌张力逐渐增高，检查时呈"齿轮状"。

(3) 共济失调型：此型较少见。通常表现为肌张力过低，动作不协调，走路时摇晃不定，平衡性差，伴智力低下，取物时出现意向性震颤。

(4) 混合型：即具有上述类型两种或两种以上特点者，如痉挛型伴不随意运动型，常为锥体系和锥体外系或小脑均受损引起。

(5) 其他类型：较少见，如肌张力低下型是以肌张力低下为主；强直型表现为运动阻力明显增高，呈铅管样强直。

2. 根据运动障碍涉及的部位分型

(1) 单肢瘫：单个肢体受累，此型较少见。

(2) 偏瘫：一侧肢体及躯干受累，通常上肢障碍重于下肢。

(3) 三肢瘫：三个肢体受累，临床较少见。

(4) 四肢瘫：四肢及躯干均受累，四肢严重程度相似。

(5) 双瘫：四肢均受累，双上肢及躯干较轻，双下肢受累较重，此型最多见。

二、康复评定

对脑瘫患儿必须采用全身的、综合性的康复评定，评定时不能只注重患儿的运动功能，而要将患儿看成是一个整体，从发育、智能、语言、社会环境因素等各方面来进行全面的、综合性的康复评定。必须采用动态评定，尤其是患儿在乳幼儿期的异常表现多数只是运动发育迟滞，其他多方面的障碍尚未分化。评定时要考虑到是随着患儿年龄的增长而有可能发生的异常性的质与量的变化，这种变化可以持续到青春期仍不会停止，且随环境的变化而发生多种多样的变化。同时，应兼顾能力和潜能的评定，不仅要评定脑瘫患儿存在的缺陷，而且要注意其现有的能力和潜能。并采用协作组的方法工作。

(一) 运动发育水平的评定

运动发育异常主要表现为发育落后和发育的分离。Vojta 博士认为运动发育落后的诊断标准是发育落后于正常发育阶段 3 个月以上。所谓发育的分离是指在与发育相关的各个领域上的发育阶段有明显差异，如脑性瘫痪患儿运动发育与精神发育的阶段并不均衡，出现两者的分离。

在脑瘫患儿的评定中，对运动发育的评价是非常重要的环节，通过这方面评定可以确定患儿发育的阶段、发育中的异常，找到治疗的关键点，指导康复治疗。

(二) 姿势发育的评定

姿势发育又称粗大运动发育，主要指小儿整体性动作行为的发育。小儿姿势发育的顺序，可参见表 2－10。对于姿势发育的评定，可选择 Peabody 运动发育量表（Peabody delopmental motor scale，PDEMS）和脑瘫儿童粗大运动功能评估（gross motor function measure，GMFM）。

表 2-10　小儿姿势发育的顺序(引自《康复功能评定学》人民卫生出版社,2008 年)

体位	年龄	姿势及动作
1. 俯卧位	新生儿	头朝向一侧,臀部高于头部
	8 周	头可上举 45°
	12 周	头可上举 45°～90°
	16 周	头可上举 90°
	20 周	用前臂支持躯干
	24 周	用双手支持躯干
	28 周	用单手支持躯干,对侧手可拿玩具
	36 周	向后退身体
	40 周	用腹部爬
	44 周	用手和膝部爬
	48 周	偶尔用脚爬
	52 周	可走蹒跚步
2. 仰卧位	新生儿	脸转向一侧,四肢半屈曲,可上举上肢
	1 个月	近端肢体出现紧张性颈反射
	3 个月	四肢出现近似对称性姿势
	4～5 个月	脸可居正面,四肢屈曲的对称性姿势,吮吸足趾
	6～7 个月	能灵活性地翻身
3. 扶起	分娩时	上下肢屈曲,颈伸展
	24～72 小时	下肢外展、肘伸展、颈伸展
	2 个月	下肢外展上肢伸展、颈半抬位,扶着躯干前屈,短时间坐着
	3 个月	半扶着时,颈和躯干平行,颈部的稳定时间延长
	4 个月	颈和躯干平行成直线,有时下肢可屈曲
	5～6 个月	扶起时颈和躯干成直线,四肢屈曲状,辅助下可抬起上肢
	6 个月	扶起时颈部可前屈
	7 个月	上肢屈曲,下肢半伸展
	12 个月	下肢伸展,但不能从床上抬起
	24 个月	上、下肢可伸展,颈和躯干可呈直线坐起来
4. 坐位	5 个月	支持腰部可以坐着
	6 个月	支持双手可以坐着
	7 个月	松开双手仍可以坐住
	8 个月	身体可以转动
5. 站着、步行	新生儿	原始性步行、阳性支持反应
	1～2 个月	半伸展位
	4～5 个月	站立时双下肢呈屈曲状
	6 个月	站立时可支持体重
	9 个月	可扶着站立
	11 个月	出现交替迈步
	12 个月	可独自站立
	14～15 个月	可独自步行
	24 个月	可上、下楼梯(两足一阶式)
	36 个月	上、下楼梯(上:一足一阶式,下:两足一阶式),可骑自行车
	48 个月	可蹦跳

(三) 精细运动发育的评定

很多脑瘫患儿都有上肢和手的精细运动功能障碍。可参照我国儿童精细运动能力的发育调查表进行评定(表 2-11)。

表 2-11　我国儿童精细运动能力的发育(引缪鸿石,2000)

检 查 项 目	50% 及格年龄(月)	90% 及格年龄(月)
视线跟着过中央线	0.7～1.1	1.8～2.3
两眼能跟随 180°	1.8～2.7	3.2～4.1
手握着手玩	2.9	4.0～5.0
握着拨浪鼓	2.7	2.5～3.7
握住 2 块小方木	4.9～5.8	6.8～7.6
方木从一手递交另一手	6.8～7.1	8.1～9.7
手握 2 块小方木向桌面敲击	7.5～8.8	10.6～11.4
叠起 2 块小方木	13.6～14.4	15.6～17.3
从瓶中倒出小丸(示范后)	12.7～13.5	15.0～21.4
模仿乱画	14.7～14.9	21.2～22.5
叠起 4 块小方木	16.1～16.3	21.5～21.9
从瓶中倒出小丸(自发地)	16.5～19.3	24.4～30.3
叠起 8 块小方木	22.2～30.0	29.1～44.0
画圆形	34.5～39.0	43.9～50.4
画十字形	38.8～41.4	48.4～51.9
模仿画方形	47.6～48.6	56.4～62.0
画人体三部分	48.6～51.4	56.3～64.5
画人体六部分	53.5～54.2	59.0～67.5

(四) 反射发育的评定

反射发育的评定是脑瘫评定的重要内容之一。对小儿的检查,应按照正常反射发育出现和消失规律检查。原始反射是正常发育中不可缺少的重要反射,随年龄增长原始反射消失。若原始反射超越了消失的时间,多认为反射发育异常。自动反应是身体的位置在空间发生变化时,颈部、躯干自动恢复正常姿势的反应,包括翻正反应、平衡反应及保护性伸展反应。现将常见的反射归纳于表 2-12。

(五) 肌张力及肌力评定

对小儿肌张力的评定,可以通过触诊患儿肌肉软硬度、被动摆动肢体的状况、关节伸展度等来作出大致的判断。此外,还可采用 Ashworth 痉挛评定法做定量分析。肌力评定可采用徒手肌力检查法(MMT 法)。

(六) 关节活动度的评定

关节活动度是指关节向各个方向所能活动的幅度。患儿自己活动所达到的范围称为主动关节活动度,由检查者活动患儿的关节所达到的范围称为被动关节活动度。

表 2-12　常见的反射

项　　目	刺激方式	反　　应	出现月龄	消退月龄
吸吮反射(sucking reflex)	刺激唇、牙齿、舌前部	吸吮	新生儿期	4个月
觅食反射(rooting reflex)	手指触及一侧面颊	头转向刺激侧	新生儿期	3～4个月
拥抱反射(Moro reflex)	仰卧位,托小儿背部呈半坐位,迅速将小儿躯干和头向后、向下倾斜30°左右	两臂外展、伸直,然后内收	新生儿期	5～6个月
踏步反射(walking reflex)	扶腋悬抱,足放平面	迈步或向前走步	新生儿期	1～2个月
交叉伸展反射(crossed extension reflex)	1. 屈曲体位法　仰卧位,头居中,一侧下肢伸展,另一侧下肢屈曲,使伸展侧下肢屈曲,观察对侧肢体的反应 2. 伸展体位法　仰卧位,头居中,双下肢伸展位,轻叩一侧大腿内侧皮肤	1. 当伸展侧下肢屈曲时,对侧屈曲位的下肢变为伸展位 2. 对侧下肢呈现内收、内旋、足跖屈的剪刀体位	新生儿期	2～3个月
手抓握反射(hand grasp reflex)	手指或其他物体触及小儿手心	紧握,并随轻拉而越握越紧	新生儿期	4～5个月
足抓握反射(plantar grasp reflex)	手指或其他物体触小儿足底前部	足趾内收、紧握	新生儿期	6～9个月
躯干侧弯反射(lateral curvature reflex,Galand reflex)	俯卧位,手指或棉棒钝端沿脊柱旁2 cm轻划	躯干向刺激侧弯曲	新生儿期	3个月
非对称性紧张性颈反射(asymmetric tonic neck reflex)	仰卧位,使小儿头迅速转向一侧	颜面侧上下肢伸直,枕侧上下肢屈曲	新生儿期	6个月
对称性紧张性颈反射(symmetrical tonic neck reflex)	常用手支撑小儿腹部,让其在俯卧位姿势下,头足下垂。先被动前屈头部观察四肢反应,然后被动后伸头部观察四肢变化	头屈曲时,上肢屈肌和下肢伸肌张力增高,呈现上肢屈曲和下肢伸展状态;头伸展时上肢伸肌和下肢屈肌张力增高,呈现上肢伸展和下肢屈曲状态	新生儿期	6个月
颈调整反应(neck righting action on the body)	仰卧位,头居中,四肢伸直,主动或被动将头转向一侧	整个身体会朝着头转向侧转动	新生儿期	5～6个月
躯干调整反应(body righting acting on the body)	仰卧位,头居中,四肢伸直,主动或被动将头转向一侧	身体随着头部转动而转动,但身体依次按着肩、腰、骨盆的顺序做分节段性转动	6个月	4岁
迷路调整反应(labyrinthine righting acting)	首先遮住小儿眼睛,然后检者者用双手抱住小儿,将其置于空中,可分别取俯卧位、仰卧位、垂直位来检查。俯卧位或仰卧位即为诱发刺激,垂直位时需将躯体向一侧方倾斜	根据体位,尽管无视觉条件,但仍能保持头的垂直位	2～6个月	维持终生
视觉调整反应(optical righting)	始终令小儿睁眼,使身体在空中分别取俯卧位、仰卧位、垂直位,刺激方法同迷路调整反应,主要观察头部是否保持垂直位置	在睁眼情况下,头部保持直立位	2个月	维持终生
保护性伸展反应(parachute reaction)	保持俯卧位,上肢向头上方伸展。握持小儿骨盆将其悬吊空中,突然将其头部向前下方运动	为了保护头部,上肢向前方伸展,以维护平衡	6个月	维持终生
迈步平衡反应(hopping)	站立位,检查者握持其双上肢,向前后或左右方向快速推动受检者	一侧下肢向推动的前后方或侧方摆出一步,同时伴有头和躯干的平衡动作	15～18个月完成	维持终生

(七) 感知觉的评定

一般的感觉检查运用临床方法进行。失认、失用等高级脑功能障碍，由于脑瘫患儿年龄较小，加之可能伴随有智力低下，检查起来较困难，一般不再详细检查。

1. *视觉评定*　有无斜视、弱视、屈光不正、散光、视神经萎缩、先天畸形等。

2. *听觉评定*　利用一般的声音反射动作来观察、检查或客观测听，如电反应测听(electric response audiometry，ERA)检查。

3. *其他评定*　触觉、味觉、位置觉等的评定。

(八) 言语功能的评定

脑瘫患儿的言语功能障碍主要语言发育迟缓和运动性构音障碍。语言发育迟缓的评定可采用修订的中国汉语版的 S-S(sign-significance)检查法，运动性构音障碍的评定时采用河北省人民医院康复中心修订的 Frenchay 构音障碍评定法。

(九) 日常生活活动能力(ADL)的评定

日常生活活动的评定包括个人卫生动作、进食动作、更衣动作、排便动作、器具使用、认识交流动作、床上运动、移动动作、步行动作等。

(十) 功能独立性评定(functional independent measure，FIM)

该量表是 1983 年美国物理医学与康复学会和美国康复医学会提出的，并列入美国医学康复统一资料系统。可用来评定患者的独立能力，能够针对患者的康复问题点所在，制订康复目标及康复处方。FIM 内容包括自我照顾、括约肌控制(如大小便的控制)、体位转移、行进、交流和社会认知六个方面的功能。在每一方面要评价 2 个或 2 个以上项目，总共 18 项。18 项中每项分七级，最高得 7 分，最低得 1 分，总积分最高为 126 分，最低为 18 分。得分的高低是根据患者的独立程度、他人帮助及其程度、辅助设备的需求程度为依据。

三、康复治疗

小儿脑瘫康复治疗应尽早开始，治疗越早，效果越好。在治疗时应按正常运动发育规律进行训练。采取综合性的治疗措施，包括物理治疗、作业治疗、言语治疗、中药、针灸等，必要时可进行手术。康复训练内容要个体化。康复训练需要与游戏相结合，以提高患儿兴趣。康复训练要长期坚持，甚至终身进行。此外，强调家庭训练与机构康复相结合，医疗康复和教育康复相结合。

【康复目标】

利用各种有益的手段，对脑瘫患儿进行全面的康复治疗，减轻致残因素造成的后果，尽最大努力改善功能，提高运动能力、言语功能和生活自理能力，争取达到能接受教育(正常教育或特殊教育)和生活自理，最大限度地回归社会。

【康复治疗】

(一) 运动疗法

脑瘫康复常用的方法除传统运动疗法，如增强肌力、维持关节活动度、步行训练等，还常用 Bobath 疗法、Vojta 疗法、上田法等。各种方法各有其特点。本书主要介绍 Bobath 疗法。

1. *Bobath 疗法*　Bobath 疗法是神经发育疗法之一，由英国物理治疗师 Berta Bobath 和她的丈夫 Karel Bobath 共同创立的，是目前治疗脑性瘫痪后运动功能障碍的主要运动疗法之一。Bobath 认为，运动功能的整合中枢包括脊髓、脑干、中脑、皮质 4 个水平，下位中枢受上位中枢控制。脑损伤引起的症状，除运动发育迟缓外，必然出现上位中枢控制解除的释放症状，即种种原始反射亢进的异常姿势和运动，尤其是中脑和皮质损伤引起的调整反射和平衡反射障碍，在脑性瘫痪的发病过程中起重要作用。由此产生了两种基本的治疗原则：抑制异常姿势和运动的模式，其特别针对异常紧张性姿势反射的抑制；促进正常姿势和运动的模式，其特别针对调整反射和平衡反射的促进。具体的治疗方法如下：

(1) 控制关键点：治疗师在训练中操作患儿身体某些特定部位，可以达到抑制异常模式和促进正常姿势、运动的目的，将这种操作称之为控制关键点(表 2-13)。关键点多选择在身体的近端，随治疗进展渐渐以被动保持来减少操作，并移向肘、手、手指、膝关节、踝关节、足趾远端部位，并逐渐增多脑性瘫痪患儿自己意图性运动。这些关键点组合起来，针对患儿情况，在仰卧位、俯卧位、四爬位、立位各种体位中进行操作。

表 2-13　关键点的控制

关键点	操作	控制	促通
颈	背屈 屈曲	屈曲 伸展	伸展 屈曲
肩胛带	回缩 前方突出	屈曲 伸展	伸展 屈曲
骨盆带和下肢	屈曲 伸展和外旋 足趾的背屈		髋关节：外展和外旋 髋关节：外展 足：背屈

1) 头部关键点的控制

头部背屈(图 2-1a)：通过使患儿颈部伸展，可以使全身伸展占优势，抑制全身屈曲模式，而完成伸展姿势、伸展运动的促进。由于头部的背屈，促使全身的伸展模式的操作，在俯卧位和立位是有效的，而在坐位上进行此手法操作可能会妨碍髋关节的屈曲。

头部前屈(图 2-1b)：头部前屈可以在俯卧位、坐位、立位等体位进行。通过使患儿头部前屈，可以使全身屈曲模式占优势，对全身伸展模式起到抑制，而完成促进屈曲姿势。但应注意的是若患儿存在对称性紧张性颈反射，头前屈则会出现髋关节、下肢的伸展模式和脊柱后弯现象。

头部回旋(图 2-1c)：通过使患儿头部回旋，可抑制全身性伸展模式和全身性屈曲模式，同时能诱导出体轴回旋，四肢的外展、外旋模式和内收、内旋模式。对于痉挛、强直和阵发性痉挛等肌张力过强的重症患儿，应避免直接操作头部，应利用肩胛带、躯干部的关键点来控制头部的肢位。重症病例可制作特殊椅子来保持良好的坐位姿势，以保持头位。

2) 肩胛带及上肢关键点的控制

肩胛带前突(图 2-2a)：保持肩胛带向前方突出则全身屈曲占优势，能抑制头向后方过伸展的全身伸展模式状态。只要是伸展上肢做诱导伸出时，就能保持肩胛带向前方突出位。

肩胛带后退(图 2-2b)：通过手法使肩胛带后退，可使全身以伸展占优势，可以抑制因头部前屈而形成的全身性屈曲模式，并促进抗重力伸展活动。本法可直接操作，或用上肢来保持肩胛带的肢位变化。

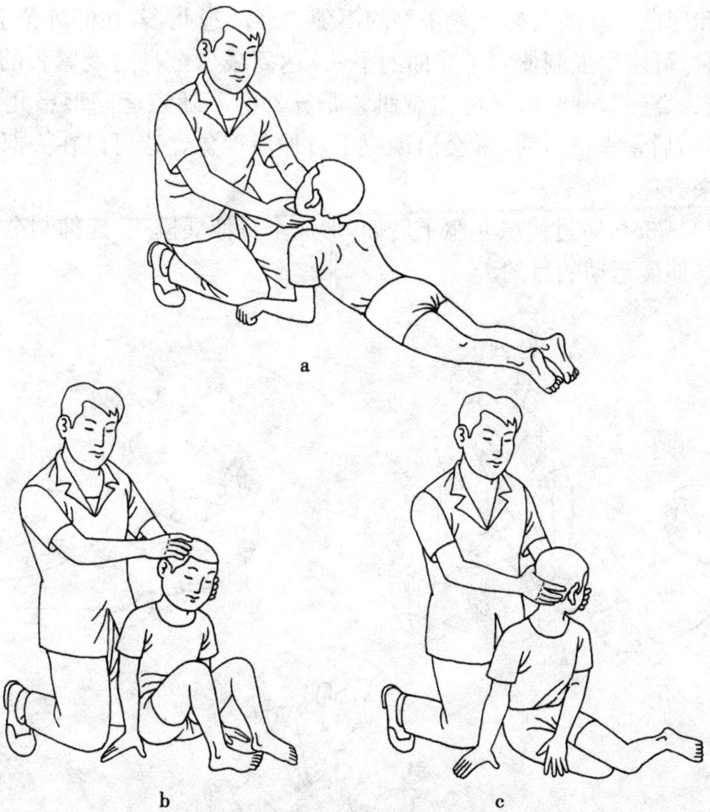

图 2-1　头部关键点的控制

a. 头部背屈　b. 头部前屈　c. 头部回旋

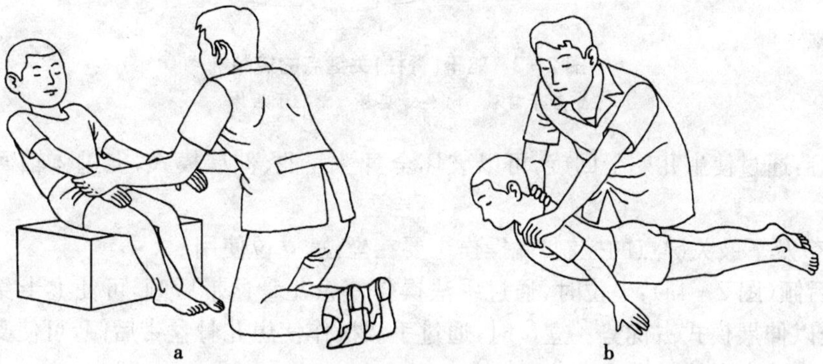

图 2-2　肩胛带及上肢关键点的控制

a. 肩胛带前突　b. 肩胛带后退

上肢和肩关节联合活动常有很好的治疗效果。如通过在前臂旋后、肘关节伸展状态下使肩关节完全外旋的手法，可抑制全身的屈曲，增加全身的伸展；前臂外旋伴同拇指外展的手法，可促进全指的伸展。

3) 躯干(脊柱)关键点的控制

躯干前屈(图 2-3a)：通过使患儿躯干前屈，全身成为屈曲位，可以抑制全身性伸展模式，达到促进屈曲姿势和屈曲运动的目的。紧张型的不随意运动患儿，若在仰卧位上呈现非常明显的全身性伸展模式时，可应用强制使躯干屈曲的手法，达到减少全身过度紧张的目的(图 2－3b)，这就是所谓的“抱球姿势”。此外，还应注意肌紧张异常的不随意运动型患儿，其一坐到椅子或轮椅上，头和背部向后紧靠椅背时，常会出现躯干过伸展现象。这可以在头部和背部设靠背，使躯干保持前屈位来避免。

躯干后伸(图 2－3c)：通过使患儿躯干后伸，形成全身伸展模式，能抑制全身性屈曲模式，达到促进伸展姿势与伸展运动的目的。

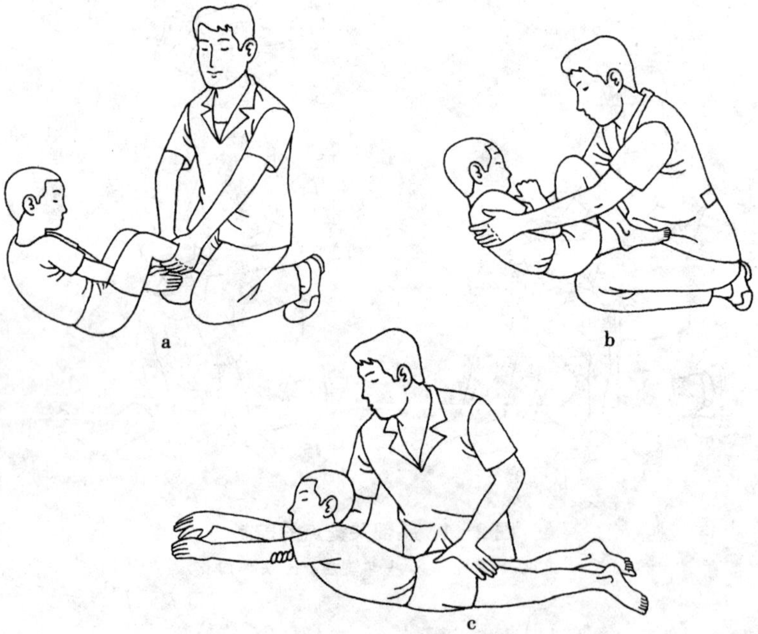

图 2－3 躯干(脊柱)关键点的控制

a. 躯干前屈 b. 抱球姿势 c. 躯干后伸

躯干回旋：通过使患儿躯干回旋，可以破坏全身性屈曲、伸展模式，促进体轴回旋运动和四肢回旋运动。

4) 骨盆带及下肢关键点的控制：此操作主要在坐位、立位使用。

骨盆带后倾(图 2－4a)：坐位时，通过手法操作使患儿骨盆带后倾，可使上半身以屈曲模式占优势，下肢以伸展模式占优势。立位时，通过手法操作使患儿骨盆带后倾，可使身体以后倾姿势占优势，并促进全身伸展模式。

骨盆带前倾(图 2－4b)：坐位时，通过手法操作使患儿骨盆带前倾，可使上半身以伸展模式占优势，下肢以屈曲模式占优势。立位时，通过手法操作使患儿骨盆带前倾，可使身体以前倾姿势占优势，并促进全身屈曲模式。

下肢屈曲：通过手法操作使下肢屈曲时，可促进下肢外旋、外展及踝关节的背屈。

下肢伸展位上外旋：通过手法使下肢在伸展位上外旋，可以促进下肢的外展及踝关节的背屈。

足趾背屈：通过手法操作使足趾，特别是外侧的第3～4趾背屈时，可抑制下肢的伸肌痉挛，

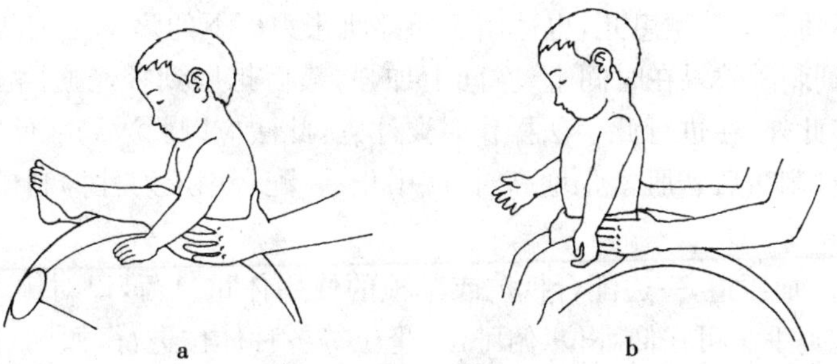

图 2-4　骨盆带关键点的控制

a. 骨盆带后倾　b. 骨盆带前倾

促进踝关节背屈及下肢的外旋、外展。但是值得指出的是，这样会使髋关节和膝关节伸展困难，尤其是立位时应注意。

以上手法针对患儿的肌肉痉挛、僵硬性、间断性的肌痉挛程度可单独或组合使用。一般重度者多用抑制为目的的手法操作，中等度者则在抑制的同时加用促通的手法操作，轻度者在用促进手法的同时用抑制手法操作。

(2) 促进技术：促进技术是能使患儿获得有主动、自动反应和动作技巧的手法。目的是最大限度地诱发患儿潜在的能力，以不妨碍自身行动为度，给予适当的刺激后等待反应出现，如出现异常反应，应配合应用控制关键点的手法操作。

1) 调整反应的促进

视觉调整反应：①抓住患儿的双足，头朝下地提起，再缓缓向垫子上放置成俯卧位，在此过程中，脊柱、髋关节伸展，由于视觉调整反应，患儿应伸颈、抬头。②治疗师跪坐着，将患儿面对自己并坐其腿上，用手抓住患儿向前伸直的双上肢向前送，使患儿慢慢地向后仰倒，由于视觉调整反应，患儿将屈颈抬头。③让患儿右侧倾地坐在治疗垫上，治疗师抓住患儿伸直的左上肢将其向右侧推，患儿头应向左侧屈曲调整。

颈调整反应：亦多用于患儿，如让患儿俯卧伸颈，治疗师位于患儿头端，一手托其颏、指尖指向右或左，另一手扶其头顶，指尖指向左或右，两手缓缓轻柔地向相反方向做揉球样运动，使患儿头沿身体长轴旋转，患儿的身体将随头的转动方向旋转，直到身体和头的方向相一致为止。

2) 防护反应的促进：是指身体突然被推动失去平衡时，四肢伸出而防护跌伤的反应。训练时一般以上肢为主，训练可徒手或借助圆塑料滚筒、大体操球等器械训练。在训练中，必须了解患儿的反应，起初是很缓慢的，要耐心等待反应的出现，当获得第一个正确反应后，应大量重复以使之牢固地建立。当获得姿势正常和反应速度接近正常的反应后，下一个目的是使之反应迅速和可靠，且与刺激强度和周围环境的需要相一致。

3) 平衡反应的促进：平衡反应是当人体突然受到外界刺激而致重心的位置改变时，四肢、躯干出现下意识的运动，以恢复平衡的反应。训练平衡反应的原则是在监护下先将患儿被动向各个方向移动到失衡或接近于失衡的点上，然后让其自行返回中位或平衡的位置上。训练时可采用肘撑俯卧位、手膝位、跪位、立位或站位，在床、椅、地面等稳定的基础上或平衡板上进行。一般先在稳定的基础上，以后再在活动的基础上进行。

(3) 刺激固有感受器和体表感受器的手法：既用于全身低张力或同时收缩障碍的难以控制

姿势的失调型和不随意运动型患儿，也适用于局部肌张力低下的痉挛型脑瘫患儿。通过反复应用这种手法，可达到刺激效果在时间上、空间上加强，最后扩展到神经通路上，反复应用可使效果逐渐积累加强。此外，在进行此手法操作时要注意：此法应以刺激局部反应为目的，避免诱发出广泛的联合反应；刺激后若肌紧张增高时，应中止；并配合用反射性抑制模式刺激手法。其主要手法如下。

1）压迫：一边施加压迫，一边配合抵抗或单独的使用体重负荷，以对躯干、四肢进行自动调整运动为目的。这类手法可在仰卧位、俯卧位、坐位等各种体位进行，如针对以三角肌为主的肩周围肌群缺乏收缩出现手功能障碍的患儿，以俯卧位从上方来压迫肩胛带，使前臂负荷体重，至肩胛带到上臂的肌群同时收缩。也可以通过让患儿向侧方移动身体增加对抗力的方法，来增加肩关节周围肌肉的同时收缩。

2）位置反应和支持反应：位置反应是将上肢或下肢被动地活动到一定的肢位，然后使之悬空在一定的肢位，以肢体重量作为刺激期待着正常姿势反应的反馈出现。如在坐位时，上肢水平位举起，慢慢减少支持或突然撒手，上肢滞空，使关节部同时增大收缩。而在上述的肢体滞空中，有患儿的意志加入时称为支持反应。例如，轻轻地先扶俯卧位患儿下颌部，再慢慢减少支持，以此让患儿自身努力来控制头，可起治疗作用。

3）一般叩击：一般叩击是通过刺激固有感受器、体表感受器来提高肌紧张的方法。通过对四肢、躯干进行规则或不规则地叩击，可以达到提高姿势肌张力，使患儿能保持一定的姿势，多用于不随意运动型失调型患儿保持姿势。也用于痉挛型，以减少姿势变化的抵抗，使平衡反应情况好转。但应该注意的是，在脑性瘫痪患儿叩击的刺激有引起异常运动反应的危险性，应用时一定要在防止出现异常性反射活动模式的同时，与反射抑制模式同时应用，使刺激只对局部起作用。在实施叩击手法时，第1次的叩击不会有刺激传导的发射，尤其在肌紧张非常低的情况下，刺激阈值高，反应的出现要有很长的潜伏期，故需要一定程度的持续叩击，即要在第1次叩击的效果逐渐减弱之前给予下一次的叩击，第2次、第3次连续进行，不要给予肌肉不反应或弛缓的机会。

4）抑制性叩击：叩击刺激固有感受器和体表感受器而使颈部、躯干部、四肢的肌张力增大和拮抗肌活化方法称为抑制性叩击。例如，患儿肱二头肌明显痉挛，可以一手在肘的下方予以支持，另一只手对患儿前臂明显收缩处给予小的叩击，逐渐使肘关节伸展，就会增强肱三头肌的收缩。对于下肢伸肌明显痉挛，可在俯卧位上从小腿开始予以叩击，渐渐地使膝关节伸展，以提高大腿后侧肌群的收缩力。

5）压迫性叩击：这种叩击法是通过手法操作期待达到主动肌、拮抗肌、协同肌同时发挥作用，以达到姿势紧张增大的目的。多用于固定性差和难以持续一定姿势紧张的不随意运动型、失调型的脑性瘫痪患儿，如叩击立位患儿的双肩以促进起立对称姿势。

6）交替叩击：交替叩击的应用，既是为了使不随意运动型、失调型患儿很好保持中间位，也是为了促进痉挛型儿童的平衡反应，可以在仰卧位、俯卧位等各种姿势上应用。如腹部肌张力低、腰椎前弯的双瘫或偏瘫患儿为了获得伸腿坐位，治疗师可以从患儿的后方拍击，使之倾斜再回原位，以提高腹肌收缩力，促进坐位、立位平衡。

7）扫刷样叩击：对特定的肌肉及其皮肤给予强力的刺激，作为上述各种叩击手法的组成部分而使用，以增高主动肌和协同肌活性为目的。方法是治疗师伸展其手指对肌肉和皮肤进行灵活、快速地搓擦刺激。

2. *Vojta疗法*　Vojta疗法是德国学者Vojta博士总结创造的，是通过对身体一定部位的压迫、刺激，诱导产生全身反射性运动的一种方法，也称Vojta诱导疗法。该疗法的基本原理是利用固定诱发带的压迫刺激，诱导产生反射性移动运动，并通过这种移动运动的反复规律性地出现，促进正常反射通路与运动模式，形成正常姿势和运动，以此抑制异常反射通路与运动模式来达到治疗的目的。Vojta法治疗手法有两种，分别为反射性翻身运动(reflex umdrehen，R-U)和反射性俯爬运动(relex kriacher，RK)。

3. *上田法*　上田法是日本整形外科医生、医学博士上田正于1988年创立的一种治疗患儿脑性瘫痪的手法。主要应用于痉挛型脑性瘫痪的患者，尤其对肌张力明显增高、肌肉痉挛明显的重症脑性瘫痪效果更为明显。

4. *引导式教育(conductive education)*　又称为Petö疗法或集团指导疗法，是由匈牙利学者Petö Andras教授创立的。引导式教育的目的就是要通过各种手段诱导出所要达到的目标，引导出功能障碍者学习各种功能动作的场面。引导式教育适应于不同年龄的脑性瘫痪患儿，尤其是对3岁以上小儿脑瘫和不随意运动型脑瘫效果最好。但对于极重度智力低下、听不懂他人问话、不能与人简单交流的患儿不适用引导式教育。

(二) 作业疗法

通过应用有目的、经过选择的作业活动，有针对性地对患儿进行训练，如日常生活活动能力训练、手的技巧性训练、职业训练、从事社会活动和娱乐活动训练等，以最大程度地提高患儿的生活自理能力，改善知觉、认知功能，培养其学习与社会交往能力，使其能生活自理，回归社会。

1. *功能性作业治疗*　功能性作业治疗的目的着重于训练患儿随意地、有目的地、有效地使用上肢和手，训练内容包括手指动作训练、双手协调性训练、手眼协调性训练、综合性手部动作训练等。训练时，要根据脑瘫患儿的功能情况、兴趣、年龄等设计训练内容。

2. *日常生活活动能力训练*　日常生活自理能力训练是脑瘫患儿康复的重要内容，也是康复治疗的最终目的，其内容包括脑瘫患儿正确的抱法、穿脱衣裤、梳洗、进食、大小便训练等。

(1) 正确的抱法：应用正确方法抱脑瘫患儿，不仅省力，而且可以纠正患儿的一些不正常的姿势，也刺激了患儿对头颈部的控制能力。对于不同类型的脑瘫，应该采取不同的抱法。

1) 痉挛型脑瘫患儿正确的抱法：对于躺着时呈现上肢屈曲、下肢处于伸直状态的脑瘫患儿，抱的方式是：让患儿坐或卧于床上，双腿分开。先把患儿蜷起来，呈屈髋屈膝状态，然后将他抱起来，与家长面对面地抱在家长胸腹前。患儿双手抱住家长颈或肩，两腿分开，分别搁置在家长两侧髋部，此抱法的关键在于孩子双腿分开，髋、膝关节屈曲，这样可以纠正痉挛型脑瘫患儿的双下肢硬直伸展、交叉及尖足等异常姿势(图2-5)。

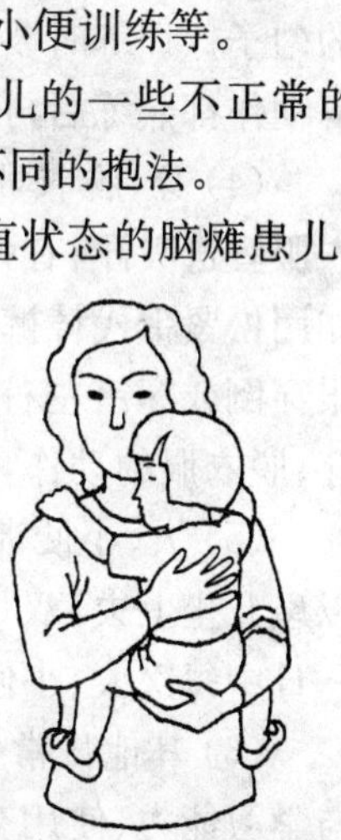
图2-5　痉挛型脑瘫患儿正确的抱法

2) 不随意运动型脑瘫患儿正确的抱法：这类患儿的抱法与痉挛型患儿有所不同。主要区别在于：当将患儿抱起时，患儿的双手不再是分开而是合在一起，双腿靠拢，关节屈曲，尽量接近胸部。将孩子维持好这一姿势后，家长将他抱到胸前，也可把抱在身体的一侧(图2-6)。

3) 肌张力低下型脑瘫患儿正确的抱法：肌张力低下型脑瘫患儿身体软

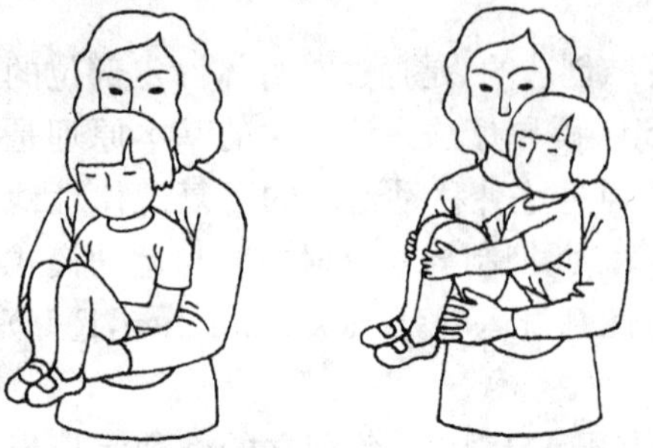

图 2-6 不随意运动型脑瘫患儿正确的抱法

弱无力，抱这类患儿时除了帮助他将双腿蜷起，头微微下垂外，关键要给患儿一个很好的依靠。当家长抱起时，将手从患儿的一侧腋下穿过，手掌托住其臀部。患儿在这种位置下双手的活动范围增大了。同时，还可诱导患儿伸手取物的意识，诱导其双手主动活动，并使躯干的控制能力也得到提高(图 2-7)。

(2) 正确卧床姿势

1) 侧卧位：保持侧卧位适合于各种脑瘫患儿，侧卧位有以下优点：侧卧位时有利于阻断原始反射，有利于痉挛状况的改善。同时患儿侧卧位时，两手易伸向中线位，有利于伸展肘关节和促进上肢运动的发展。

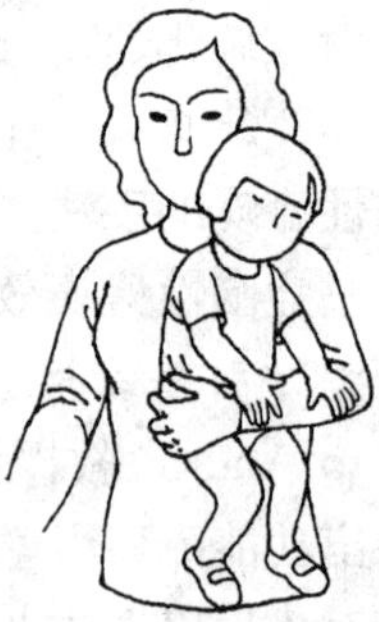

图 2-7 肌张力低下型脑瘫患儿正确的抱法

2) 俯卧位：俯卧位可促使患儿抬头，训练患儿头部控制能力，但有严重紧张性迷路姿势反射持续存在时不宜长时间采取俯卧位姿势。

3) 仰卧位：仰卧位极易出现角弓反张现象，对角弓反张表现强烈的患儿较少使用，可让患儿睡在吊床上。肌张力低下型患儿肌张力过于低下，缺乏抗重力和姿势维持能力，因此最好采用仰卧位的睡姿，还可在患儿肩部、髋部加放枕头给予支持。

(3) 进食训练：脑瘫患儿一般分两个阶段进行：喂食训练、独自进食训练。

1) 喂食训练：喂食时首先要摆正喂食的位置。患儿采取坐位，髋关节屈曲，上身前倾，避免头部后仰，食物应来自于身体前方。同时控制患儿的下颌和嘴唇，加强其咀嚼能力。餐具最好选择硬塑料餐具，勺面要浅平，盘和碗要带有把手和防滑功能，尽量不使用金属小饭勺喂饭。

2) 独自进食训练：首先根据患儿不同的年龄、身高选择大小适合的桌椅，使患儿坐上去，躯干可伸直，髋、膝、踝关节屈曲 90°，双脚平放在地上。同时根据不同患儿的抓握情况，选择适当的勺子。训练时要有耐心，可把进食动作分解成几个连贯的小动作，分别训练，当整个喂饭的分解动作都熟练后再按正常顺序进行系统训练。

(4) 穿、脱衣训练：脑瘫患儿学习穿脱衣，必须以坐位、立位、手部动作训练已有进步为前提。衣服宜选吸汗、有弹性的材料，领口、裤子要宽大。必要时，可使用辅助用具或对衣物进行改良，如用松紧带代替裤带，尼龙扣搭代替纽扣等以提高患儿在穿衣方面的独立能力。对于经常将衣服穿倒或穿错左右鞋的患儿，应在衣服或鞋子上做其能够识别的提醒标记。为了训练脑瘫患儿穿、脱衣服的动作，平时可用环圈做教具，还可让其反复练习给大玩具娃娃穿脱衣。

(5) 大、小便训练：一般可从两岁开始训练。便器的选择以后面有靠背，前面有扶手，其高度以患儿坐上去，双足可平放在地板上为宜。要养成定时大、小便的习惯，学会控制大、小便，然后一日中每次大、小便都给予训练机会。

(6) 其他日常生活技巧的训练：其他日常生活技巧包括床上活动、转移动作、个人洗漱、社交与学习能力、使用交通工具能力等。有些活动看起来简单，但要训练脑瘫患儿去完成，往往显得复杂而艰难。在训练中，要充分考虑患儿的年龄、脑瘫的类型、智力水平、学习意愿、现有的功能情况等因素，制订切实可行的训练计划，按照由易到难、由简到繁、循序渐进、寓训练于娱乐中的原则进行。

(三) 物理因子疗法

可用水疗法来改善患儿感觉功能、平衡功能、协调性，降低肌张力，扩大关节活动度，提高肌力等。还可利用蜡疗、红外线疗法、泥疗法等温热疗法降低肌张力，缓解痉挛。另外可配合生物反馈疗法、功能性电刺激和痉挛肌电刺激等治疗。

(四) 言语疗法

脑性瘫痪的患儿大多伴有不同程度的言语功能障碍，其临床症状由于脑损伤部位和范围不同而表现不同，但主要的临床表现为语言发育迟缓和构音障碍。言语功能障碍的存在常常导致患儿智力、社交等方面障碍，因此需要给予特殊的训练。具体的训练计划要根据评定结果制订，强调个体化治疗。内容包括呼吸训练，下颌、唇、舌的训练，发音训练，口腔知觉训练，克服鼻音化的训练，韵律训练等。此外，脑瘫患儿的言语训练提倡早期治疗，最好能在 6 岁前进行，同时鼓励家庭成员参与。

(五) 心理疗法

脑瘫患儿常见的心理行为问题有自闭、多动等症状。心理的康复非常重要，正确的心理治疗、健康的家庭环境、增加与同龄儿交往，都有助于患儿正常的心理发育。

(六) 康复工程

脑瘫患儿应用矫形器与辅助用具的目的是帮助脑瘫患儿负重，保持良好肢位，起到局部稳定作用，预防和纠正肢体挛缩变形，控制不随意运动，控制运动模式，改善坐、站立和步行能力等。同时还可预防代偿缺失的功能，辅助利用现有功能，完成日常生活动作。矫形器的应用关键在于根据患儿的个体情况选择最佳佩带时期和类型。在矫形器矫治过程中要注意防止其对肢体的压伤，随时检查。此外，患儿的情况会发生不断变化，要定期进行评定，及时调整矫形器。

(七) 中医疗法

脑性瘫痪属中医学“五迟”、“五软”、“五硬”、“痿证”等范畴。其病因与先天、后天和外伤有关，父精不足，母血气虚，导致胎儿禀赋不足，精血亏损，不能充养髓脑；或其母孕中受惊吓或抑郁悲伤，扰动胎气，以致胎育不良；患儿初生，脏气怯弱、护理不当，致生大病，损伤脑髓；各种原因引起的产时脑部损伤。本病的病机归于先天不足，肝肾亏虚，筋骨失于濡养；或元阳不足，阳气不能充于四末；或平素乳食不足，哺养失调，或久病、大病后失于调养，致气血生化不足，筋骨肌肉失却濡养；或因感受热毒，内陷心包，日久导致气阴两伤，筋脉失养。传统康复疗法对本病有一定治疗效果。

1. 针灸疗法

(1) 毫针法：针灸治疗本病辨证取穴，并根据主要证候的不同而配穴。主穴取百会、大椎、四神聪、悬钟、足三里、合谷。言语障碍可配通里、廉泉、承浆、金津、玉液等，面瘫可配翳风、下关、地仓等，上肢瘫可配肩髃、曲池、手三里、外关等，下肢瘫可配环跳、风市、阳陵泉、解溪、申脉等，腰部软瘫可配命门、腰眼、腰阳关等，智力低下可配风池、风府、神门等，耳聋可配太溪、耳门、听宫等，颈软可配落枕、风池、颈夹脊。操作时，平补平泻，可加灸，每日 1 次，需注意靠近重要器官的穴位不得留针，安全部位可留针 10～15 min，10 次为 1 个疗程。百会、风池、风府、四神聪、天柱须严格掌握针刺角度和深度，囟门未闭者禁针百会、四神聪。

(2) 头针法头针治疗本病具有较好的疗效，常采用头皮针标准线取穴法、头穴分区取穴法、头穴透刺取穴法、头穴丛刺取穴法，根据临床症状选择相应的治疗区进行治疗。

2. *推拿疗法* 推拿是治疗脑瘫的重要方法，它没有针刺的痛苦和服药的不便，易为患儿接受。推拿治疗的选穴与常用体针疗法和头针疗法的选穴相同，常用的手法包括循经推按、穴位点压、捏脊等。通过推拿按摩后，能够起到舒展和放松肌肉筋骨的效应，使患部脉络通畅、局部组织循环加快，痛阈提高，从而达到解除痉挛、减轻疼痛的目的。应用推拿手法既能活血化瘀，又能解痉松解粘连、滑利关节，使紧张僵硬的肌筋膜恢复正常的张力。

四、预防

脑性瘫痪的预防是一项跨部门、多学科的工程，从优生优育、妇幼保健、围产期保健、产科临床和护理到新生儿保健、护理多个环节要互相配合和共同贯彻执行。脑性瘫痪的并发障碍及继发障碍的预防，更是多专业、多学科的共同参与，并加入积极的康复治疗才能完成的。根据现代医学“预防为主”的原则、“三级预防”的观点，脑性瘫痪的预防应分为以下几方面。

(一) 一级预防

即预防病损。主要目的是防止脑性瘫痪的产生，即预防导致脑性瘫痪的各种高危因素的发生，尤其要注意孕妇在围产期的保健和防止各种损伤的发生。一级预防是脑瘫最重要的预防阶段。

1. *出生前预防* 积极开展产前诊断，开展优生优育的宣传教育，防止近亲婚配，预防先天性残疾，增进孕妇健康，做好围产期促进工作。如孕妇在怀孕时应避免各种感染，尤其是病毒感染，如风疹病毒、巨细胞病毒等；避免接触农药、放射线等有害物质；注意安全，防止跌倒、腹部挫伤等外伤发生等。

2. *出生过程中的预防* 在分娩过程中如发生胎儿窒息和颅内出血是造成脑性瘫痪的一个重要原因。同时，要预防早产、难产，做好早产、难产儿的各项处理。还要提高医护及助产人员的技术水平，避免在分娩过程中对新生儿的伤害。

3. *出生后预防* 对出生前、出生时有异常的新生儿应予以特别关注，积极治疗原发病，如中枢神经系统感染、头部外伤、呼吸功能障碍、心脏停跳、持续痉挛等。原发病治疗得越彻底，遗留的损伤就越轻，甚至可以得到痊愈。

(二) 二级预防

即预防残疾。对于已造成脑瘫的患儿，应当采取积极的预防措施，防止发生各种残疾。早期发现、早期诊断、早期干预，尽量减轻脑瘫患儿的功能障碍。

尽早发现、尽早治疗。婴儿出生后应定期检查，早期发现是实施脑瘫康复的关键，主要从运动、语言和进食3个方面来观察，如果发现有以下症状，应及时去医院就诊。

1. *运动方面* 出生后1～2个月，身体特别僵硬，穿衣或活动其身体时感到困难；3个月时双腿僵硬，不能抬头，双手不能支撑，侧卧时，头偏向一侧，一侧肢体屈曲，另一侧伸直，双手不能放在一起；6个月时坐位出现圆背，不能抬头，上肢僵硬，手握拳或将其推向坐位时，头后仰或背向后伸；9个月时玩玩具困难，下肢僵硬，脚尖着地，不能用下肢负重；12个月时不能扶物站立，下肢僵硬，脚尖着地或不会爬；18个月时一侧上肢僵硬，大部分时间用一只手玩，用脚尖站立和行走，平衡差，坐时一侧身体负重。

2. *语言方面*　出生后容易哭或几乎不哭，睡眠差或终日睡，易激惹或对外界反应淡漠，不会发音或极少发音，8～12 个月对语言仍然无正确反应。

3. *进食方面*　吸吮和吞咽差，舌头常将奶水和食物推出，闭口困难。

（三）三级预防

即预防残障。当脑瘫的障碍明显出现后，应尽早地应用医学康复、教育康复、职业康复、社会康复等多方面的措施预防其发展成残障，使患儿最大限度的重返社会。

（陶　静）

第五节　周围神经损伤的康复

周围神经损伤（peripheral neuropathy）是周围运动、感觉和自主神经的结构和功能障碍，临床上十分常见，其症状通常较严重。周围神经损伤虽不会危及生命，但可引起严重的功能丧失。积极的、合适的康复治疗不仅能预防或减轻并发症，而且能促进神经的修复与再生，加快功能恢复，减少残疾的发生。

一、概述

（一）定义

周围神经损伤，是指周围运动、感觉和自主神经的结构和功能障碍，感染、缺血、外伤、代谢障碍、中毒、营养缺乏和一些先天性的原因均可引起周围神经病变所导致功能障碍，分为神经痛（neuralgia）和神经疾患（neuropathy）两大类。神经痛是指受累的感觉神经分布区发生剧痛，而神经传导功能和神经递质无明显变化，如三叉神经痛。神经疾患泛指周围神经的某些部位由于炎症、中毒、缺血、营养缺乏、代谢障碍、外伤等引起的一组疾病和损伤，属炎症性质者习惯上称为神经炎。

（二）流行病学

与颅脑和脊髓损伤相比，周围神经损伤更为常见。四肢神经损伤多发生于尺神经、桡神经、正中神经、坐骨神经、腓总神经等。上肢神经损伤较下肢神经损伤为多，占四肢神经伤 60%～70%，康复医学中常见的周围神经病损有三叉神经痛、特发性面神经炎（Bell 麻痹）、多发性神经炎（末梢神经炎）、急性感染性多发性神经根神经炎（Guillain-Barre 综合征）、臂丛神经损伤、尺神经损伤、桡神经损伤、正中神经损伤、胫神经损伤、腓总神经损伤、股外侧皮神经炎、坐骨神经痛、肋间神经痛等。骨折中多并发神经损伤，如 12% 的肱骨干骨折可伴有桡神经瘫痪，18% 的膝关节脱位可致胫神经或腓总神经损伤。

（三）病理生理

周围神经断裂后，其远、近端神经纤维将发生沃勒（Waller）变性。远端轴索及髓鞘伤后数小时即发生结构改变，2～3 d 后逐渐分解成小段或碎片，5～6 日后吞噬细胞增生，吞噬清除碎裂溶解的轴索与髓鞘。与此同时，神经膜细胞增生，约在伤后 3 日达到高峰，持续 2～3 周，使神经膜鞘形成中空的管道，近端再生的神经纤维可长入其中，远端亦发生类似变化，但仅限于 1～2 个朗飞结。神经断伤，其胞体亦发生改变，称为轴索反应，即胞体肿大，胞质尼氏体溶解或消失。

损伤部位距胞体愈近则反应愈明显，甚至可导致死亡。

伤后1周，近端轴索长出许多再生的支芽，如神经两断端连接，再生的支芽中如有一根长入远端的神经膜鞘的空管内，并继续以每日2～4 mm的速度向远端生长，直至终末器官，恢复其功能，其余的支芽则萎缩消失。

近年来研究证明，伤后神经远端分泌释放一些神经活性物质，可吸引、引导近端再生的神经纤维定向生长。神经断伤，其终末器官肌纤维和感觉小体发生萎缩，久后运动终板亦同时变性消失，而影响功能恢复。

(四) 临床特征

1. *运动功能障碍*　神经损伤，其所支配的肌肉呈弛缓性瘫痪，主动运动、肌张力和反射均消失。随时间延长，肌肉逐渐发生萎缩，且肌萎缩的程度、范围与神经损伤的程度、部位有关。

2. *感觉功能障碍*　皮肤感觉包括触觉、痛觉、温觉、振动觉、深部位置觉和两点辨别觉等。这些感觉在神经完全断裂时均完全消失，但在不完全性神经损伤时各种感觉消失程度不一。由于感觉神经相互交叉，重叠支配，实际感觉完全消失的范围，称之为该神经的绝对支配区，如正中神经的绝对支配区为示、中指远节，尺神经为小指。同样，在神经再生恢复的过程，各种感觉的恢复程度也不一。感觉异常和疼痛尤其多见于慢性神经卡压症和不完全性神经损伤。感觉异常包括针刺感、蚁走感、麻刺感，有时出现烧灼感或电休克样感觉，局限于受损神经的皮肤支配区，常见于支配区的远侧部分。疼痛是一种神经刺激性症状，范围不定，可局限于神经损伤部位，也可远离损伤部，常向远侧支配区放射，甚至表现为灼性神经痛。

3. *自主神经功能障碍*　周围神经具有交感性自主神经纤维，主要包括血管舒缩功能、出汗功能、竖毛肌运动、营养性功能四个方面的功能。神经损伤后，其支配区的皮肤早期由于血管扩张而温度升高、潮红。约2周后，因血管收缩而温度减低、苍白，汗腺停止分泌、皮肤干燥。后者对自主神经损伤的早期诊断有重要价值。后期变化包括皮肤萎缩、变薄，远侧指节尤为明显，原来丰满的指腹变扁，指纹平坦，光滑发亮；指甲增厚、歪曲、脊嵴状、脆弱，甚至缺失；原来有汗毛的部位汗毛脱落，皮脂分泌减少、干燥，皮肤角化增加、粗糙，有时有水疱或溃疡形成；肌肉松弛、萎缩；骨质疏松等。营养性障碍以手或足较为明显。正在生长发育的肢体，失神经支配后出现生长迟缓甚至停止生长，对于单侧下肢神经损伤的年轻患者，可出现下肢不等长。周围神经损伤后，常出现浮肿、挛缩等并发症，应注意预防。

二、康复评定

周围神经损伤后，除了须仔细而全面地采集病史、进行全身的体格检查外，尚应进行功能检查与评定。在整个康复过程中，应多次进行检查与评定，以便及时掌握病情的变化，修改康复计划。损伤后常采用下列检查、评定方法。

(一) 运动功能评定

1. *肌力评定*　肌力评定是检查随意运动肌的肌肉收缩力量，以判断有无肌肉瘫痪和瘫痪的程度。周围神经损伤后的肌肉麻痹有其特定的规律性，运动神经不完全损伤多表现为肌力降低，完全性损伤则表现为肌力消失。按神经支配区的肌肉麻痹和肌力评定即可区分出神经根、神经干及周围神经的损伤部位，作出定性与定位诊断，同时有利于神经修复后的功能恢复评价。一般用肌力的分级作为评定运动神经功能的标准。

可用徒手肌力评定法(按0～5级的肌力检查记录)和器械检查(包括握力计、捏力计、张力计、背腿胸测力计等)。徒手肌力评定法,单块肌肉肌力的分级评定一般多采用单块肌肉收缩对抗阻力和抗地心引力的力量为标准进行定量评估(即Lovett 6级分法)。

做肌力检查时,评定者嘱咐患者取一定的体位及一定的姿势,做某一肌肉一定方向的收缩动作,酌情在肢体一定部位施加阻力(抗阻力运动),可触及或视及该肌或某一部分的收缩,并作出肌力分级评定,记录于肌力表上。注意在肌力检查时,应逐块肌肉分别测定而不能完全以关节功能来替代各肌肉功能。如腕关节屈曲,主要是桡侧腕屈肌、尺侧腕屈肌和掌长肌的作用,但指屈肌在手指屈曲后也可产生腕关节的屈曲,故不能以腕关节的屈曲程度来代表这几块肌肉的功能。此外,应注意有些关节活动可由于假动作而产生,如桡神经损伤所致的指总伸肌麻痹,在腕关节屈曲时,由于麻痹肌肉的被动牵拉,可以出现掌指关节的伸直动作。因此,评定时应强调肌力测定的准确性,评定者应用手指分别触及各个肌腱,以确定有无收缩作用。

2. 肌腱反射检查　包括肱二头肌、肱三头肌、桡骨膜反射、膝腱反射、跟腱反射等。

3. 患肢周径的测量　应与其相对应的健侧周径对比。

4. 关节活动度测定　常用量角器测定法,测量患肢各关节各轴位运动的范围。

(二) 感觉功能评定

检查内容包括浅感觉(触觉、痛觉和温觉)和深感觉(位置觉、震动觉、深感觉障碍的共济失调等)。

(三) 其他功能障碍的评定

1. 自主神经检查　常用出汗试验。

2. 电生理检查

(1) 直流感应电测定:应用间断直流电和感应电刺激神经、肌肉,根据阈值的改变和肌肉收缩反应的状况来判断神经、肌肉的功能状态。应用直流电感应电诊断,可鉴别上与下运动神经元病变、器质性与功能性瘫痪、下运动神经元病变与肌病。它是简单易行的定性检查方法,但不能精确定量。从实践经验来看,直流感应电检查的准确性较高,但对作出完全变性反应的诊断应该慎重。

(2) 强度-时间曲线检查:一种神经-肌肉兴奋性的电诊断方法,通常用曲线来表示检查结果。周围神经损伤后,在失神经-肌肉可测得典型的失神经曲线。

(3) 神经-肌肉电图检查:此检查对周围神经损伤具有十分重要的评定价值,如通过神经-肌电图检查,了解瘫痪肌中自发、失神经电位的数量与种类,了解有无插入电位延长,随意运动时有无动作电位、电位数量,从而可得出神经失用症或轴突断离或神经断离的判断,通过纤颤电位、正锋波数量减少,出现多相新生电位,可判断神经可否再生。

神经传导速度检查,对损伤以外的神经病具有极为重要的价值,F波的检测是重要的补充,在多发性感染性神经根炎尤为明显。

在整个康复过程中,应多次检查与评定,以便及时掌握变化,修改康复计划。

三、康复治疗

周围神经损伤的致伤因子众多,但以机械性创伤为主,有时伴有全身其他部位或同部位骨关节、血管、肌腱、皮肤等的损伤,严重者并发颅脑损伤与昏迷、胸腹腔脏器损伤、创伤失血性休克等危重伤情。周围神经损伤后，康复治疗主要是防治并发症，促进受损神经再生，保持肌肉质量，促进运动功能与感觉功能的恢复，解除心理障碍，最终恢复患者的生理和工作能力。

(一) 早期

【康复目标】

在周围神经损伤早期，康复目标主要是及早消除炎症、水肿，促进神经再生，防止肢体发生挛缩畸形。

【康复治疗】

损伤早期的康复主要是针对致病因素除去病因，消除炎症、水肿，减少其对神经的损伤，预防挛缩畸形的发生，为神经再生做好准备。

1. *病因疗法*　尽早除去致病因素，减轻对神经的损伤。如为神经压迫者，可用手术减压；营养代谢障碍所致者，应补充营养，纠正代谢障碍。

2. *受损部位关节保持功能位*　周围神经损伤后，为了预防关节挛缩，应将损伤部位及神经所支配的关节保持在功能位。

3. *受损部位关节的主、被动运动*　为了保持和增加受损部位关节的活动度，防止肌肉挛缩变形，保持肌肉的生理长度和肌张力，改善局部循环，在周围神经受损后应尽早进行被动运动，但应在无痛、关节正常活动范围内进行，不能过度牵拉麻痹肌肉，运动速度要慢。若受损程度较轻，则进行主动运动。

4. *物理因子疗法*　早期应用短波、微波透热疗法(无热或微热量，每日 1～2 次)，可以消除炎症、促进水肿吸收，有利于神经再生；应用热敷、蜡疗、红外线照射等，可改善局部血液循环、缓解疼痛、松解粘连、促进水肿吸收。也可采用氦-氖激光(10～20 mW)或半导体激光(200～300 mW)照射病损部位或沿神经走向选取穴位照射，每部位照射 5～10 min，有消炎、促进神经再生的作用。有条件时还可以进行水疗，用温水浸浴、旋涡浴，可以缓解肌肉紧张，促进局部循环，松解粘连。

5. *受损部位的保护*　由于受损部位的感觉缺失，容易继发受伤，应加强对受损部位的保护，如戴手套、穿袜等。

(二) 恢复期

急性期炎症水肿消退后，即进入恢复期。此期康复的重点在于促进神经再生、保持肌肉质量、增强肌力和促进感觉功能恢复。

【康复目标】

在恢复期，康复目标是促进神经再生，恢复神经的正常功能，矫正畸形。

【康复治疗】

1. *运动疗法*　当神经再生进入肌肉内，肌电图检查出现较多的动作电位时，就应开始增强肌力的训练，以促进运动功能的恢复。

(1) 受损神经支配肌肉肌力为 1～2 级时，使用辅助运动。

(2) 受损神经支配肌肉肌力为 2～3 级时，使用范围较大的辅助运动、主动运动及器械性运动，但应注意运动量不宜过大，以免肌肉疲劳。随着肌力的增强，应减少辅助力量。

(3) 受损神经支配肌肉肌力为 3～4 级时，可进行抗阻力训练，以争取肌力的最大恢复。同时进行速度、耐力、灵敏度、协调性与平衡性的专门训练。

应该注意的是，在等待肌肉功能恢复期间不要使用代偿性运动训练；伴有感觉障碍时要防止皮肤损害；任何情况下都禁忌做过伸动作；训练应适度，不可过分疲劳。

2. 作业疗法

(1) 根据功能障碍的部位及程度、肌力和耐力的检测结果，进行有关的作业治疗：如编织、打字、木工、雕刻、缝纫、刺绣、泥塑、修理仪器、文艺和娱乐活动等。治疗中应注意防止由于感觉障碍而引起机械摩擦性损伤。

(2) ADL训练：在进行肌力训练时应注意结合功能性活动和日常生活活动能力的训练。上肢如洗脸、梳头、穿衣、伸手取物等，下肢如训练踏自行车、踢球动作等。治疗中应不断增加训练的难度和时间，以增强身体的灵活性和耐力。

3. 物理因子疗法

(1) 促进神经再生：研究表明，直流电和脉冲电磁场可促进周围神经和脊髓损伤的修复。

1) 可用低频脉冲电流(如经皮神经电刺激、高压低频电流)或直流电，一般将阴极置于损伤神经的远端，阳极放在近端，电流强度要小，刺激时间要长。

2) 可选用脉冲短波、脉冲微波、脉冲磁疗。

(2) 促进肌肉功能恢复：可选用神经-肌肉电刺激或肌电生物反馈疗法。神经-肌肉电刺激使肌肉收缩，延迟萎缩的发生，改善血液循环，减轻水肿或失水的发生，抑制肌肉纤维化，并且在给予适当的电刺激后，神经恢复的速度加快，可以接受神经再支配；随着神经的再支配，肌肉的功能逐渐恢复，因此电刺激的波宽和断电时间应逐渐缩小，每次治疗肌肉收缩的次数逐渐增加。当肌力达到4级时，就可停止电刺激治疗，改为抗阻力运动为主。肌电生物反馈疗法能帮助患者在神经再支配早期阶段使用肌肉。

4. 促进感觉功能的恢复　对有麻木等异常感觉者可采用直流电离子导入疗法、槽浴、低中频电疗法、超声波疗法、磁疗法、激光疗法等治疗方法。对实体感缺失者，指尖感觉有所恢复时，在布袋中放入日常可见的物体(如手表、钥匙等)或用质地不同的布料卷成的不同圆柱体，用患手探拿以训练其实体感觉。可以轻拍、轻擦、叩击、冲洗患部，让患者用患手触摸各种图案、推挤装入袋中的小球等方法来进行感觉训练。

5. 中医疗法

(1) 中药疗法：常用方剂有复方马钱子汤Ⅰ号(《中西医结合杂志》,1986)、复方马钱子汤Ⅱ号(《中西医结合杂志》,1986)、加味二妙丸、圣愈汤(《东垣十书・兰室秘藏》)、参苓白术散、二妙丸、四妙丸、六味地黄丸、知柏地黄丸、人参养荣丸、蠲痹汤(《医学心悟》)、身痛逐瘀汤加减(《医林改错》)、独活寄生汤加减(《千金要方》)、大活络丹、小活络丹，木瓜丸、健步虎潜丸等药，根据病情辨证选用。

(2) 针灸疗法：针灸治疗周围神经损伤具有较好的疗效。以受损局部取穴为主，远端取穴为辅的原则，采用毫针、电针治疗。毫针治疗时，远近穴位配合，根据辨证虚实，采取或泻或补或平补平泻的手法。电针选用脉冲电针仪，可在受损局部选用两组穴位，每次30 min，每日1次，10次为1个疗程。

(3) 推拿疗法：推拿按摩的主要作用是改善血液循环、防止软组织粘连、促进肌肉功能的恢复，但手法要轻柔，以受损局部治疗为主。

6. 并发症的防治　周围神经病损常见的并发症有：

(1) 浮肿：损伤后循环障碍、组织液渗出增多，可采用抬高患肢、弹力绷带压迫、做轻柔的向心性按摩与受累肢体的被动活动、冰敷及短波、超短波、微波等方法，来改善局部血液循环，促进积液的吸收。

(2) 软组织挛缩和骨骼畸形：由于浮肿、疼痛、肢位、受累肌与拮抗肌之间失去平衡等因素，常易出现肌肉和肌腱挛缩、关节变形，预防极为重要。早期应做受累肢体各关节的被动活动，每日至少1次，以保持受累各关节的正常关节活动度。对垂腕、垂足应使用夹板将腕关节固定于功能位、踝关节背屈90°位。

(3) 继发性外伤：由于受累肢体的感觉缺失，易继发外伤，应注意对受累部位的保护。若出现外伤，应选择适当的物理因子治疗，以促进伤口愈合。

(三) 常见周围神经损伤疾病的康复治疗

周围神经损伤后，除了须仔细而全面地采集病史、进行全身体格检查外，尚应进行功能检查与评定，以了解周围神经损伤的程度，作出预后判断，确定康复目标，制订康复计划，评定康复效果等。常见的周围神经损伤疾病很多，下面仅就急性感染性多发性神经根神经炎、多发性神经病、坐骨神经痛、臂丛神经损伤、桡神经损伤、尺神经损伤、正中神经损伤、坐骨神经损伤、腓神经损伤等的特殊处理分述如下。

1. *急性感染性多发性神经根神经炎*　又称急性感染性多发性神经炎或急性炎性脱髓鞘性多发性神经根神经病(AIDP)，也有人简称为急性炎性多发性神经病，为一种尚不十分清楚的急性或亚急性原因引起瘫痪的疾病。

在本病的早期开始康复治疗对患者的康复结果常常有决定性影响，肢体主动、被动锻炼的体育疗法、各种物理治疗、针灸和按摩等疗法均可选用。常用的康复治疗有：

(1) 高频热透射治疗：在损伤平面以下的脊髓节段进行高频热透射治疗可减轻受损神经根水肿、肿胀，促进髓鞘再生，有利于神经功能的恢复。每次12～15 min，每日1次，12次为1个疗程。

(2) 感应电疗法：适用于本病恢复期有明显肌肉萎缩者。每日1次，20次为1个疗程。其机制是通过有节律的电刺激，使萎缩肌肉有节律收缩，改善血液循环，促进代谢和神经功能的恢复。

(3) 低能量氦-氖激光血管内照射疗法(ILJB)：关于ILJB的详细机制尚不十分明了。一般认为，低能量氦-氖激光血管内直接照射可产生以下生物学效应：改变血液流变学性质，减低血液黏稠度，改善微循环；调整体内免疫状态，提高机体的抗病能力，有利于感染性疾病和免疫性疾病的恢复；增强体内超氧化物歧化酶(SOD)的活性，降低体内中分子物质(MMS)的水平，减少自由基和其他毒性物质的堆积。治疗每次50 min，每日1次，10次为1个疗程。

(4) 紫外线照射和充氧自体血回输疗法：每日或隔日1次，5～10次为1个疗程。其治疗机制可能与增强氧代谢调节免疫功能有关，详细机制目前尚未明了。

(5) 高压氧疗法：对本病有较好的疗效。高压力状态下吸入纯氧，可迅速提高体内氧分压，改善机体免疫状态，有利于神经轴突的再生和加快神经纤维的生长速度，促进神经功能的恢复。急性期入舱治疗，可提高运动、感觉功能障碍的恢复。每日1次，10次为1个疗程，一般应进行2～3个疗程以上的治疗。

2. *多发性神经病*　也称多发性神经炎或末梢神经炎，是多种原因引起的肢体远端的多发性周围神经损害。其主要病理改变是周围神经的节段性脱髓鞘。临床以急性、亚急性、慢性或复发性起病，以肢体远端对称性的运动、感觉、自主神经障碍为主要表现，任何年龄均可发生，性别无差异。常用的物理康复治疗有：

(1) 超短波疗法

1) 交感神经节区治疗：颈交感节治疗区治疗用两个板状电极在侧颈部对置，腰交感神经节区用两个板状电极在腰、腹部对置，温热量，时间 15～20 min，每日 1 次，15～25 次为 1 个疗程。

2) 肢体部位治疗：上肢治疗时电极置于锁骨上下窝及手背，下肢治疗时电极置于腰骶部及足背或小腿后侧，温热量，每侧肢体 15～20 min，每日 1 次，15～20 次为 1 个疗程。

(2) 微波疗法：用矩形辐射器作用于一侧肢体远端，或圆形辐射器作用于两侧肢体的末端，微热量至温热量，10～15 min，每日 1 次，15～20 次为 1 个疗程。

(3) 紫外线疗法：四肢远端红斑量照射，上肢从肘到腕约 10 个生物剂量，腕以下 20～30 个生物剂量，隔 1～2 日治疗 1 次，5～8 次为 1 个疗程。

(4) 干扰电流疗法：上肢治疗时电极置于锁骨下窝—腕伸侧及肩后—腕屈侧，或肘的伸侧—腕的屈侧及肘的屈侧—腕的伸侧；下肢治疗时电极置腰部—足背及腹股沟—小腿后下侧，差频 90～100 Hz 治疗 5 min；0～1000 Hz 治疗 10 min；30～70 Hz 治疗 10 min，每日 1 次，15～20 次为 1 个疗程。

(5) 水电浴离子导入疗法：导入的药物选用 10% 水杨酸制剂、碘、普鲁卡因、2% 毛冬青、5% 鱼石脂(－)、10% 硫代硫酸钠(－)、2% 奎宁(＋)、1% 地巴唑(＋)、5% 维生素 B_1、镁等。浴槽水温 37～38℃，两槽浴时 10～20 mA，四槽浴时 20～35 mA，每次 15～30 min，每日或隔日 1 次，15～20 次为 1 个疗程。

(6) 间动电流疗法：用小圆极做肢体穴位治疗，上肢穴位取曲池、少海、手三里、内关、外关、合谷、三阳络等；下肢穴位足三里、阳陵泉、阴陵泉、三阴交、委中、承山、昆仑、丰隆、申脉等；用分叉导线每次取穴 4～6 个，或两个穴位为一组分组治疗，密波 3 min，间升波 5～8 min，每日 1 次，15～20 次为 1 个疗程。

(7) 其他疗法：短波、超声波、蜡疗、泥疗等。对肌萎缩的治疗用电疗操、体疗、按摩等疗法。

3. 臂丛损伤　治疗方法主要有：

(1) 减轻局部炎症水肿，促进神经再生：可采用脉冲高频透热(短波、微波)、红外线、激光照射、低中频电疗、磁疗等物理因子治疗；神经营养因子(NGF、bFGF、神经节苷脂)、维生素、改善微循环等药物治疗。

(2) 止痛：TENS、HVPC、干扰电疗、电针、超声波、半导体激光等物理因子治疗，臂丛神经封闭、颈交感神经节封闭也可选用。对某些顽固性疼痛需行脊髓电刺激疗法或手术治疗。

(3) 感觉重建：对感觉丧失尤其是手的感觉丧失，需进行感觉重建训练，如有感觉过敏，则应进行脱敏治疗。两者方法相似，可采用不同形状、不同材料的各种物体让患者触摸，体会不同的感觉，逐渐恢复分辨能力。

(4) 增强肌力：肌力在 3 级以下时，可用神经-肌肉电刺激治疗瘫痪的肌肉，被动活动、辅助主动运动减慢肌肉萎缩，增加肌力。肌力达 3 级以上时，应进行抗阻力训练。如患肢功能不能恢复，应训练健肢代偿，或在行肌腱移位术、肌腱重建术后用功能性电刺激治疗。

(5) 防治软组织挛缩和关节僵硬：按摩患肢各肌群，被动活动各关节；超声波、温热治疗和中频电疗等物理因子治疗能消炎消肿，松解粘连；使用矫形器预防或矫正畸形，对上臂丛损伤采用外展支架保护患肢，对下臂丛损伤用腕手夹板使腕关节保持在功能位。如已经发生了挛缩，应进行关节松动术、被动牵拉、理疗等治疗。

(6) 治疗肿胀：臂丛损伤后肌肉失去了运动功能，也失去了对上肢静脉的挤压回流作用，特别是当肢体处于下垂位、关节屈曲挛缩、腋部有瘢痕挛缩时，易发生肿胀。治疗可采用肩吊带、三角巾悬吊患肢、主动和被动活动、按摩、顺序充气循环治疗、低中频电疗、高频透热、磁疗等，注意悬吊时间不能太长，否则因上肢缺少活动而加重水肿，每日应多次取下悬吊带进行运动。对腋部瘢痕挛缩者可用音频电疗、超声波、热疗，或手术切除。

(7) 心理疗法：由于臂丛损伤后，一侧肢体丧失了大部分功能，不仅严重影响劳动工作，而且患者的日常生活自理也十分困难，加上恢复慢，病程长，故患者是极其痛苦的。应该同情患者的处境，鼓励患者战胜疾病，树立信心。

(8) 作业疗法和职业治疗：对严重的臂丛损伤患者，也是不可缺少的康复治疗项目。若保守治疗无效，可考虑手术治疗，常见的手术有臂丛探查术、神经移位术。

4. 桡神经($C_{5\sim8}$，T_1)损伤　桡神经损伤后感觉障碍不明显，但运动障碍很严重。康复的重点是恢复运动功能。应用支具使腕背伸30°、指关节伸展、拇指外展，并进行被动运动，以避免关节强直和肌腱挛缩。如已经发生了挛缩，则可进行被动牵伸、按摩、超声波治疗、中频电疗、温热治疗等。伸腕、伸指肌的锻炼方法较简单，应鼓励患者回家后继续锻炼。

5. 正中神经($C_{6\sim8}$，T_1)损伤　要注意应用支具使受累关节处于功能位。由于正中神经损伤后不仅影响屈拇指、示指及对掌功能，而且实体感丧失对手的功能有很大影响，因此恢复感觉功能是很重要的任务。对于感觉减退可以让患者触摸各种不同形状、大小、质地的物体，如绒布、硬币、钥匙等日常用品，先在直视下，然后在闭眼时练习，使患者逐渐能辨认不同的物体。对感觉过敏，需采用脱敏治疗，即要教育患者多使用敏感区，对敏感区自我按摩，用不同材料的物品刺激敏感区等。教育患者保护感觉障碍区，不要用患手去触摸危险的物体，防止发生烫伤、刺伤、压迫溃疡。当手指肌力恢复到3级时，应指导患者多做手的精细动作练习和ADL练习。

6. 尺神经(C_8，T_1)损伤　应防止第4、第5指掌指关节过伸畸形，可使用关节折曲板，使掌指关节屈曲到45°。亦可佩戴弹簧手夹板，使蚓状肌处于良好位置，屈曲的手指处于伸展位。训练手指分开、并拢和伸展运动，训练用手指挟物体，先挟较大较厚的物体，逐渐挟较薄的物体如扑克牌、纸张。作业治疗，训练手的精细动作，如第4、第5指与拇指的对掌抓捏动作、球状抓握、圆柱状抓握与放松。尺神经损伤后的感觉障碍也是一个主要康复问题，与正中神经损伤一样，其往往很难完全恢复原来的感觉。应进行感觉重建训练或感觉过敏的脱敏治疗，教育患者保护第4、第5指的感觉障碍区。

7. 坐骨神经痛　坐骨神经痛是指坐骨神经通路及其分布区的疼痛综合征。这种疼痛往往从腰、臀部经大腿后、小腿外侧向足部放射，好发于青壮年，男多于女。可由多种原因引起，临床上按病损部位分为根性和干性坐骨神经痛；按病因分为原发性和症状性两类，临床以症状性多见。在针对病因的药物治疗或其他治疗(牵引、推拿、手术)的基础上，理疗可以缓解肌痉挛、止痛、消炎，增强局部血液循环，改善神经营养状态。

(1) 物理疗法：此时期的治疗目的主要是加强血液循环、改善神经组织营养，使腰、腿肌肉的肌张力恢复正常，防治肌萎缩，缓解手术引起的粘连。

1）半身光热浴疗法：患者腰部以下置于全身热浴箱内；浴箱内温度45～55℃，每次20～40 min，隔日1次，12～15次为1个疗程。夏季治疗时头部可置冷敷，治疗后多饮水，冬季治疗时待身体擦净穿好衣服再外出。如下肢有皮肤感觉减退，须防止过热烫伤。

2）短波疗法：电容电极置腰骶部及患侧小腿后侧，温热量至热量，1～30 min，或电缆绕整个下肢5～6周。每日1次，15～25次为1个疗程。

3）水电浴离子导入疗法：治疗方法见"多发性神经病"，导入药物可用碘、钙、镁、普鲁卡因等。

4）超短波疗法，方法见"多发性神经病"。

5）干扰电流疗法：电极的放置法同前，差频用30～50 Hz治疗10 min，0～100 Hz治疗10 min，90～100 Hz治疗5 min，每日1次，15～25次为1个疗程。

6）音频电流疗法：腰椎间盘脱出术后因粘连引起的坐骨神经痛症状，可用音频电疗。将两个板状电极置于腰骶部及下腹部，电量以最大耐受量为度，每次10～30 min，每日1次，20～40次为1个疗程。其他治疗术后粘连的理疗也可应用。

7）体疗及按摩疗法：对有患肢肌力低下或肌萎缩的患者，可用体疗、按摩配合中波疗法或温热疗法治疗。

8）其他：砂疗、蜡疗、泥疗、全身热水浸浴等疗法，单独应用或与干扰电疗、超声波疗法、音频电疗等配合应用。也可用超声波疗法。

（2）手术治疗：慢性复发病例，疼痛剧烈，肌力减退明显，经一般治疗无效，或大块椎间盘脱出，可手术治疗，包括经皮椎间盘碎吸术。

8. 股神经损伤　应进行伸膝、屈髋的被动运动和主动锻炼。肌力在3级以下时，患者健侧卧位，用悬吊带托住患侧小腿，进行减重屈髋伸膝练习，配合神经-肌肉电刺激。肌力在3级以上时，可利用股四头肌训练器、功率单车进行抗阻力训练，也可以练习下蹲起立和上下台阶。为防止屈膝挛缩，可带髋膝矫形器（HKO）或护膝架。

9. 腓总神经损伤　可用足托或穿矫形鞋使踝保持在背屈90°位。物理治疗促进神经再生，运动治疗、神经-肌肉电刺激增强足和足趾背伸肌力。因足下垂和内翻，行走时稍不慎就可扭伤外踝，应教育患者预防继发性损伤。如为神经断裂，应尽早手术缝合。对不能恢复者，可行肌腱移植术和功能性电刺激。

10. 胫神经损伤　重点是预防足畸形，可用小腿矫形器或穿矫正鞋。训练足跖屈动作，做足跟提起练习。重视感觉障碍的康复和患者教育，防止足底褥疮和溃疡的发生。控制灼性疼痛症状，可采用TENS、HVPC或经络导平治疗、中频电疗、超声波治疗、封闭，如无效可进行脊髓电刺激治疗。

（李文迅）

第六节　帕金森病的康复

帕金森病（Parkinson disease）是一种中老年人常见的运动障碍疾病。随着社会向老龄化发展，帕金森病患者逐渐增多。目前对帕金森病尚无法根治，需要长期的药物治疗，并且随着病程的进展还会出现不同程度的并发症，给社会和家庭带来沉重的负担。因此，帕金森病的治疗成为康复领域所面临的重要课题之一。

一、概述

(一) 定义

帕金森病又称震颤麻痹，是一种慢性退行性疾病，以黑质多巴胺能(dopamine，DA)神经元变性缺失和路易小体(Lewy body)形成为病理特征，临床以静止性震颤、运动迟缓、肌强直和姿势步态异常为主要特征。

(二) 流行病学

本病主要发生在50岁以上的中老年人，40岁以前极少发病，60岁以上发病明显增多，提示年龄老化与发病有关。有资料显示在工业化国家里，帕金森病在总人群中的患病率估计约为0.3%，而在≥60岁人群中大约有1%的人患有此病。各民族的人都可患此病。中国人群中的帕金森病患病率并不低，在≥55岁人群中帕金森病患病率为1.07%，≥65岁人群中帕金森病患病率为1.67%，按1999年中国人口年龄分布进行标化计算，估计全国≥55岁人群中约有172万人患有帕金森病。帕金森病的致残率较高，国外报道发病1～5年后致残率为25%，5～9年时致残率高达66%，10～14年时致残率超过80%。

(三) 病理生理

帕金森病的主要病理改变是含色素的神经元变性、缺失，主要发生在中脑黑质、桥脑的蓝斑核、中缝核和迷走神经背核等，特别是黑质致密部的多巴胺能神经元最为显著。镜下见该处神经细胞缺失，残留的神经细胞内出现路易小体和胶质细胞增生。出现临床症状时该处的多巴胺能神经元丢失达50%以上，症状明显时神经元丢失更严重。

(四) 临床特征

本病起病隐袭，缓慢发展，逐渐加剧。症状常自一侧上肢开始，逐渐扩展至同侧下肢、对侧上肢和下肢，即呈"N"字型进展。主要临床特征如下。

1. *震颤性功能障碍* 震颤常为本病的首发症状，其特点是静止性震颤，安静或休息时出现或明显，随意运动时减轻或停止，情绪紧张时加剧，入睡后消失。起病初期震颤常不对称，多自上肢的远端开始，先累及同侧下肢，继之累及对侧上下肢，晚期可累及头、面、舌部及躯干等。大多数以手指、手腕和前臂的震颤最明显，常呈"搓丸"样动作等。

2. *肌强直所致的功能障碍* 帕金森病引起的肌强直是由于锥体外系受损所致，主要表现特征为强直性肌张力增高。由于屈肌与伸肌同时过度紧张，被动运动时阻力大小一致，如弯曲一根铅管，故称为铅管样肌强直；若伴有震颤时，在均匀的阻力中出现断续停顿，如同转动的齿轮感，称为齿轮样肌强直。肌强直限制了帕金森患者的活动程度，早期出现明显的笨拙，患者心理上有残疾感，后期患者全身肌肉僵硬成为主要的问题。

3. *运动迟缓* 运动迟缓是帕金森病一种特殊的运动障碍，可表现为多种动作迟缓，随意运动减少，动作启动困难。如坐下时不能起立；书写时字越写越小，出现小写症；面肌强直使表情肌活动减少和瞬目动作减少，呈现面具脸；手指的精细动作变慢，握拳、松拳不协调，扣纽扣、系鞋带等困难，这些严重影响了患者的日常生活。

4. *姿势步态障碍* 由于是颈部、躯干、四肢肌肉强直所致，站立时呈屈曲体姿，步态障碍尤为突出。早期表现走路时下肢拖曳，随病情进展步幅逐渐缩短，行走时上肢协同摆动动作减少或消失，因躯干僵硬呈现头前倾、躯干前屈。晚期患者自坐位、卧位起立困难，行走时为防跌倒越走越快，不能及时停止，呈慌张步态。

5. *其他功能障碍*　因口、咽和腭肌运动障碍，患者可出现吞咽困难和言语功能障碍。自主神经症状较普遍，包括直立性低血压、流涎、皮脂腺分泌增高，汗腺分泌亢进、排尿困难，几乎所有患者经常便秘等。精神症状发生率亦较高，最常见为抑郁症。部分患者还可出现认知功能障碍、视幻觉等。此外，帕金森病患者由于少动和强直可引起肌肉萎缩、关节挛缩等一系列的继发性功能障碍。

二、康复评定

帕金森病康复评定的意义在于确定其各种功能障碍的领域及其严重程度，了解康复进展与预测结局，并为制订针对性的康复治疗目标与计划服务。因此在对帕金森病患者进行康复治疗前，必须对患者的全面状况做一个综合的评定。帕金森病的康复评定主要包括以下几个方面。

(一) 运动功能评定

1. *关节活动度评定*　可用关节量角尺进行测量。

2. *肌力评定*　不少帕金森病患者常有肌无力，但徒手肌力测试常不易检出，常用的肌力评定方法为等速测试、等长测试等。因此需借助一些专门的肌力测试装置，如测定腰背肌的IsostationB－200三维测力装置等。

3. *肌张力评定*　大多采用Ashworth痉挛量表或改良Ashworth痉挛量表进行评定。

4. *平衡能力评定*　常用的平衡量表主要有Berg平衡量表(Berg balance scale，BBS)、Tinetti量表(performance-oriented assessment of mobility)、“站起-走”计时测试(the timed “UP & Go” test)及功能性前伸(functional reach)、跌到危险指数(fall risk index)等。此外，Fugl-Meyer量表和Lindmark运动功能评估表中也有评定平衡功能的部分，临床上也可应用。此外，还可应用平衡测试仪进行测定。

5. *步态分析*　包括定性分析和定量分析两种方法。步态的定性分析是由康复医师或治疗师用肉眼观察患者行走过程，然后根据所得印象或按照一定的观察项目逐项评定的结果对步态作出结论，常用的量表有Hoffer步行能力分级(表2－14)、Holden步行功能分类(表2－15)。步态的定量分析是通过器械或专门的设备获得的客观数据对步态进行分析的方法，所用的器械或设备可以非常简单，如卷尺、秒表、量角器等测量工具以及能留下足印的设备；也可以是较为复杂，如利用电子角度计、肌电图、录像、高速摄影，甚至步态分析仪等设备，通过运动学参数、动力学参数、肌电活动参数及能量参数进行这项工作。

表2－14　Hoffer步行能力分级

分　级	评　定　标　准
Ⅰ. 不能步行(nonambulator)	完全不能步行
Ⅱ. 非功能性步行(nonfunctional ambulator)	借助于膝踝足矫形器(KAFO)、杖等能在室内行走，又称治疗性步行
Ⅲ. 家庭性步行(household ambulator)	借助于踝足矫形器(AFO)、手杖等可在室内行走自如，但在室外不能长时间行走
Ⅳ. 社区性步行(community ambulator)	借助于踝足矫形器(AFO)、手杖或独立可在室外和所在社区内行走，并进行散步、去公园、去诊所、购物等活动，但时间不能持久，如需要离开社区做长时间步行时仍需坐轮椅

表 2-15　Holden 步行功能分类

级别	特　征	表　　现
0 级	无功能	患者不能走，需要轮椅或 2 人协助才能走
Ⅰ级	需大量持续性的帮助	需使用双拐或需要 1 个人连续不断地搀扶才能行走及保持平衡
Ⅱ级	需少量帮助	能行走但平衡不佳，不安全，需 1 人在旁给予持续或间断的接触身体的帮助或需使用膝踝足矫形器(KAFO)、踝足矫形器(AFO)、单拐、手杖等以保持平衡和保证安全
Ⅲ级	需监护或言语指导	能行走，但不正常或不够安全，需 1 人监护或用言语指导，但不接触身体
Ⅳ级	平地上独立	在平地上能独立行走，但在上下斜坡、在不平的地面上行走或上下楼梯时仍有困难，需他人帮助或监护
Ⅴ级	完全独立	在任何地方都能独立行走

6. 其他身体功能评定　如吞咽功能、言语功能、呼吸功能等评定。

(二) 日常生活活动能力评定

可采用 Barthel 指数或 FIM 进行评定。

(三) 认知功能、心理功能评定

可采用相关量表进行评定，参见《康复评定学》一书相关内容。

(四) 综合评定

1. 韦氏帕金森病评定法(Webster's Parkinson disease evaluation form)　评定标准为每项 0～3 分，0 正常，1 为轻度，2 为中度，3 为重度，总分为每项累加分，1～9 分为早期，10～18 分为中度残损，19～27 分为严重进展阶段(表 2-16)。

表 2-16　韦氏帕金森病评定量表

临床表现	生　活　能　力	记分
1. 手动作	不受影响	0
	精细动作减慢，取物、扣纽、书写不灵活	1
	动作中度减慢，单侧或双侧各动作中度障碍，书写明显受影响，有小字症	2
	动作严重减慢，不能书写，扣纽、取物显著困难	3
2. 强直	未出现	0
	颈、肩部有强直，激发症阳性，单侧或双侧腿部有静止性强直	1
	颈、肩部中度强直，不服药时有静止性强直	2
	颈、肩部严重强直，服药仍有静止性强直	3
3. 姿势	正常，头部前屈<10 cm	0
	脊柱开始出现强直，头屈达 12 cm	1
	臀部开始屈曲，头前屈达 15 cm，双侧手上抬，但低于腰部	2
	头前屈>15 cm，单侧、双侧手上抬高于腰部，手显著屈曲，指关节伸直，膝开始屈曲	3
4. 上肢协调	双侧摆动自如	0
	一侧摆动幅度减少	1
	一侧不能摆动	2
	双侧不能摆动	3
5. 步态	跨步正常	0
	步幅 44～75 cm，转弯慢，分几步才能完成，一侧足跟开始重踏	1
	步幅 15～30 cm，两侧足跟开始重踏	2
	步幅<7.5 cm，出现顿挫步，靠足尖走路转弯很慢	3
6. 震颤	未见	0
	震颤幅度<2.5 cm，见于静止时的头部、肢体，行走或指鼻时有震颤	1
	震颤幅度<10 cm，明显不固定，手仍能保持一定控制能力	2
	震颤幅度>10 cm，经常存在，醒时即有，不能自己进食和书写	3

（续表）

临床表现	生　活　能　力	记分
7. 面容	表情丰富，无瞪眼 表情有些刻板，口常闭，开始有焦虑、抑郁症状 表情中度刻板，情绪动作时现，激动阈值显著增高，流涎，口唇有时分开，张开>0.6 cm 面具脸，口唇张开>0.6 cm，有严重流涎	0 1 2 3
8. 言语	清晰、易懂、响亮 轻度嘶哑、音调平、音量可、能听懂 中度嘶哑、单调、音量小、乏力呐吃、口吃不易听懂 重度嘶哑、音量小、呐吃、口吃严重、很难听懂	0 1 2 3
9. 生活自理能力	能完全自理 能独立自理，但穿衣速度明显减慢 能部分自理，需部分帮助 完全依赖照顾，不能自己穿衣进食、洗刷，起立行走，只能卧床或坐轮椅	0 1 2 3

2. *Yahr分期评定法*　这是目前国际上较通用的帕金森病病情程度分级评定法（表2-17），它根据功能障碍水平和能力障碍水平进行综合评定。其中YahrⅠ、Ⅱ级为日常生活能力一期，日常生活无需帮助；YahrⅢ、Ⅳ级为日常生活能力二期，日常生活需部分帮助；YahrⅤ级为日常生活能力三期，需全面帮助。

表2-17　Yahr分期评定法

分期	分级	日常生活能力	临　床　表　现
一期	Ⅰ级 Ⅱ级	正常生活无需帮助	仅一侧障碍，障碍不明显，相当于韦氏表总评0分 两侧肢体或躯干障碍，但无平衡障碍，相当于韦氏量表总评1～9分
二期	Ⅲ级 Ⅳ级	日常生活需部分帮助	出现姿势反射障碍的早期症状，身体功能稍受限，仍能从事某种程度工作，日常生活有轻重度障碍，相当于韦氏量表总评10～19分 病情全面发展，功能障碍严重，虽能勉强行走、站立，但日常生活有严重障碍，相当于韦氏量表总评20～28分
三期	Ⅴ级	需全面帮助	障碍严重，不能穿衣、进食、站立、行走，无人帮助则卧床或在轮椅上生活，相当于韦氏量表总评29～30分

3. *帕金森病统一评分量表*（unified Parkinson disease rating scale，UPDRS）　帕金森病统一评分量表包括6个分量表，第1分量表用于判断帕金森病患者的精神活动和情感障碍，第2分量表用于判断帕金森病患者的日常生活能力，第3分量表用于判断帕金森病患者的运动功能，第4分量表用于判断帕金森病患者治疗的并发症，第5分量表用于判断帕金森病患者病程中的疾病发展程度，第6分量表用于判断帕金森病患者在“开”时相和“关”时相的活动功能。每部分分为4级指数，从0～4级。0级是正常，4级是最严重。通过该量表的评定，可对患者的运动功能、日常生活能力、病情发展程度、治疗后的状态、治疗的副作用和并发症等方面作出客观的评定。

三、康复治疗

帕金森病应采取综合的治疗措施，包括药物治疗、手术治疗、康复治疗、心理治疗等。目前应用的治疗手段，无论药物、手术或康复治疗，都只能改善症状，不能阻止病情的发展，更无法治愈。康复治疗的目的在于减轻帕金森患者功能障碍的程度，延缓病情发展和改善生活质量。

【康复目标】

(一) 长期目标

预防和减少继发性损伤障碍的发生；教会患者代偿策略；维持充分范围的功能；帮助患者和家属调整心理状态；提高生活质量。

(二) 短期目标

促进所有关节的充分运动，预防挛缩；促进运动的启动过程，改善运动的速度、灵巧性及协调能力；增强姿势、平衡反应及安全意识；改善步行能力；进行扩胸训练，增大肺活量；维持和改善耐久力；教会患者和家属能量保存的技术；改善或维持患者独立生活能力；帮助患者对慢性残疾进行心理调整和生活模式的修正。

【康复治疗】

(一) 运动疗法

1. 关节活动度训练　关节的主动或被动训练是帕金森病患者康复治疗的重要内容之一。训练的重点是牵拉缩短的、绷得紧紧的屈肌，防止挛缩的发生，维持正常的关节活动度。主要部位是颈、肩、肘、腕、指、髋、膝，如颈前屈、后伸、左右侧屈、左右回旋，肩内旋、内收、外旋、外展、耸肩、垂肩，站立双手前上举、伸指、伸肘，下蹲手握拳、屈肘、上臂内收。同时，关节活动度的训练应与其他训练方法结合起来。此外，必须注意的是训练时手法应在无痛范围内进行，避免用力过大或活动过度而造成软组织损伤。对于已经出现有关节疼痛的患者，训练前可做热敷等止痛治疗。

2. 姿势训练　帕金森病患者常呈屈曲姿势，头颈和躯干前倾，肩内收(肩胛骨外旋位)，肘和膝半屈位。持棒体操(图 2－8)是矫正这种姿势较好的方法之一，同时还能增加关节活动度。

3. 平衡能力和协调能力的训练　帕金森病患者出现姿势反射障碍，行走时快步前冲，遇障碍物或患者突然停步时容易跌倒，同时行走时双上肢不摆动，协调性差。因此，平衡和协调能力训练极其有意义，并可与步行练习结合起来进行训练。此外，在训练中应增强患者的安全意识，给出预防跌倒的具体建议和办法，如爬楼梯时使用扶栏、穿平底鞋等。

4. 步行训练　帕金森病患者有明显的步态障碍表现为起步难，小碎步前冲，转弯和过门框时困难，转身慢和上、下肢动作不协调等。训练的目标是针对上述问题，加快行走速度，加大步幅、步伐基底宽度及起动速度；增加躯干运动与上肢摆动相互交替的运动；提高跟-足趾步态模式及重心移动；制订调节行走的程序；练习高跨步及在站立位、坐位做交替踝背屈。训练方法有：

(1) 原地踏步：让帕金森病患者站立在姿势镜前，摆正姿势，双目向前方看，两臂前后大幅摆动，两足交互高抬踏步，做原地踏步训练。

(2) 视觉暗示训练：利用足印标记或地上画横线的方法，可以通过增加视觉节律刺激，帮助患者克服步行中的突然冻结现象，增加步幅。图 2－9 示利用步行线帮助帕金森病患者步行。

(3) 听觉暗示：在步行训练过程中，治疗师要不断发出口令，如“抬腿”、“迈大步”等给予患者听觉刺激，可以改善患者的行走。此外，还可以利用节奏器、音乐节拍或者拍掌的节奏给予患者听觉暗示。

(4) 摆臂步行训练：患者步行时摆臂动作困难，可利用体操棒或木棍进行摆臂步行训练，使患者有节律地摆起双臂。具体方法为令患者双手分别握住体操棒的一端，治疗师在后面握住体操棒的另一端，与患者步调一致，前后摆动体操棒，使上肢正确摆动(图 2－10)。

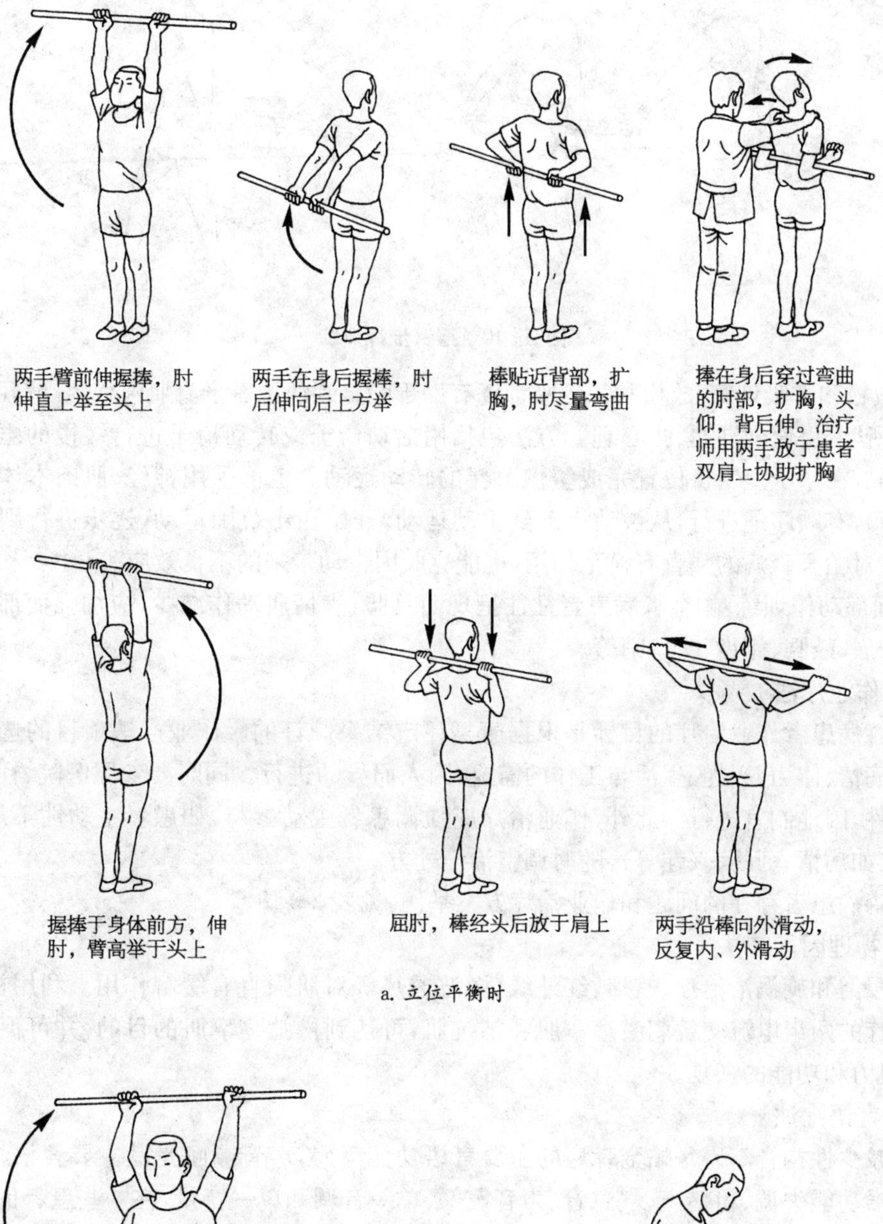

a. 立位平衡时

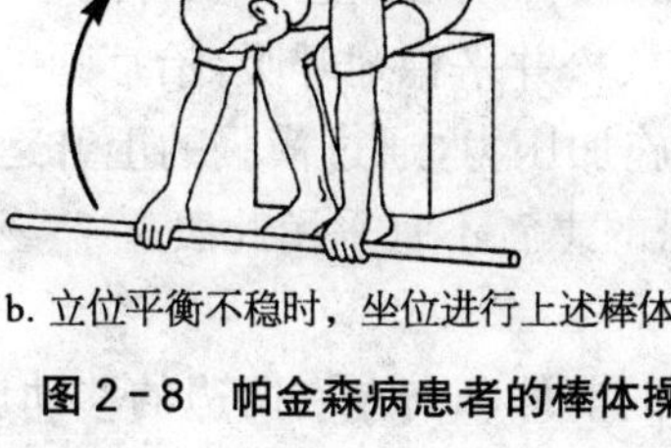

b. 立位平衡不稳时，坐位进行上述棒体操

图 2-8　帕金森病患者的棒体操

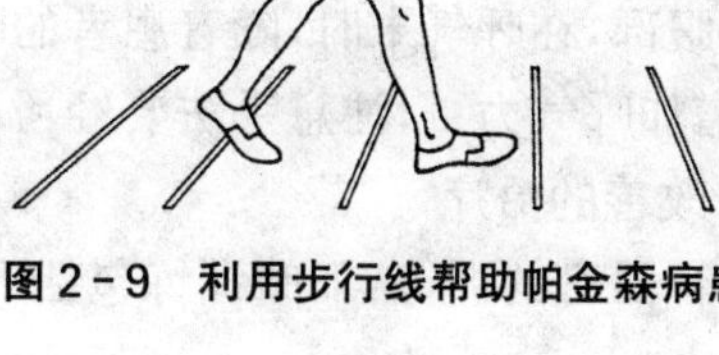

图 2-9　利用步行线帮助帕金森病患者步行

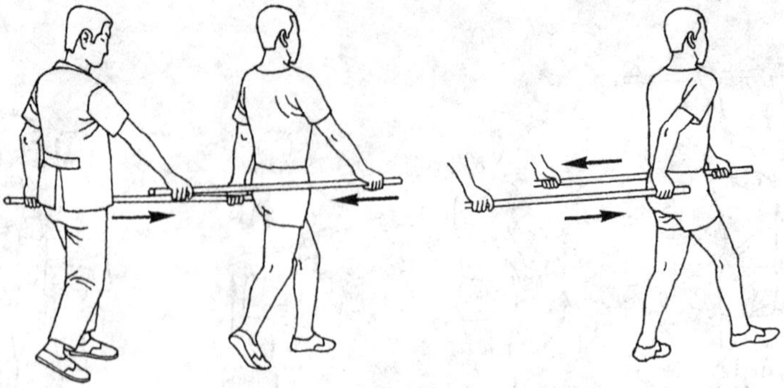

图 2-10　摆臂步行训练

(5) 放松和呼吸训练：放松和深呼吸训练有助于帕金森病患者全身肌肉松弛，减轻患者担心在公共场所"变得僵硬"的紧张心理。方法包括用摇动椅子或转动椅子进行缓慢的躯干、骨盆、肩胛带摇晃，在垫子上支持位置完成缓慢节奏的转动运动。也可采用神经-肌肉本体感觉促进技术(PNF)，有顺序地进行，从被动运动到主动运动，开始在小范围运动，逐步进行到全范围运动，这不仅对帕金森病的强直有松弛作用，也能克服因少动带来的不良效应。

(6) 面部动作训练：帕金森病患者往往呈现面具脸，表情肌动作减少，应加强面部各种动作锻炼，如皱眉、鼓腮、露齿、吹口哨等。

(二) 作业疗法

帕金森病患者作业治疗的目标是根据康复评定结果制订的。作业疗法项目的选择必须参照患者的病情、体力、兴趣、生活与工作的需要，因人而异的进行。同时要参照医院、社区、家庭、环境的条件，因地制宜进行。此外，作业治疗应强调患者主动参与，如患者主动性不足，应积极找出原因(如病情、药物、兴趣等)，随时调整治疗处方。

帕金森病患者存在的问题和作业治疗方案举例，见表 2-18。

(三) 物理因子疗法

温水浸浴和旋涡浴治疗、蜡疗、红外线、微波透热等对肌强直有缓解作用。利用神经-肌肉电刺激治疗的两组电流交替刺激痉挛肌和拮抗肌，可达到松弛痉挛肌的目的，并可促进机体血液循环、肌力和功能的恢复。

(四) 言语疗法

运动减少性构音障碍是帕金森病的主要言语功能障碍，声音嘶哑是其主要言语特征，多数患者表现喉功能失调、粗糙声、气息音、声音震颤、单一音调和单一音量，在一些患者也可以发生鼻音化构音和言语速率的改变。主要的训练方法如下。

1. 呼吸训练　训练时采用坐位或卧位。坐位下应做到躯干要直(踝关节 90°，膝关节 90°，髋关节 90°)，双肩要平，头保持正中位。仰卧位时，双下肢屈曲，腹部放松。患者双臂上举时吸气，放松时呼气，以协调呼吸动作。治疗师站在患者身后，患者放松并平稳地呼吸，治疗师的手平放在患者的上腹部，在呼气末时，随着患者的呼气动作平稳地施加压力，通过横膈的上升运动延长呼气时间，增加呼气力量，注意手法要轻巧，但伴有骨质疏松的患者不宜采用此法。

2. 构音改善的治疗

(1) 构音器官的训练：下颌训练包括下颌的开闭、下颌的前伸和向左右两边的移动训练，注

表 2-18　帕金森病患者作业治疗方案举例

问　题	解决方法	举　例
身体功能障碍 1) 肌强直、运动迟缓、震颤 2) 姿势异常 3) 关节活动范围和受限、挛缩、肌力减退 4) 上肢功能障碍 5) 其他：呼吸困难、发音和构音障碍、吞咽困难	自主和被动的直接运动训练、粗大运动、增强和维持肌力训练、上下肢有节律运动的作业训练、起居动作训练 反复训练两手活动，进行手指分开和改善灵活性的作业训练 呼吸训练、缓慢运动口部，大声进行发音训练，吞咽训练	砂纸打光、治疗用的黏土操作、毛衣和线绳的抽丝、织衣服、木工(如刨木、拉锯、锤打)、投球运动、套圈游戏、用暗针打褶的缝法、韵律操等 解纽扣和系纽扣，编流苏花边、编线绳、衲布服、十字绣、编竹藤、电脑的键盘操作、折纸、扔口袋游戏、翻绳游戏、乐器演奏等 吹气球、吹乒乓球、合唱、卡拉 OK、乐器演奏(吹乐器)等
ADL 与 APDL 障碍 1) 基本的活动和起居动作：步行障碍、挥手减少、站起和翻身困难 2) 日常动作：入浴、更衣、进餐、排泄、清洁、整理周围物品等困难 3) 应用动作：家务、购物、交通工具的使用、书写等障碍 4) 交流：会话障碍、书写和打电话困难引起会话量减少和表达意志的下降 5) 其他：社会生活缩小，服务社会能力下降、工作能力下降	ADL 和帕金森病本身的训练、群体力量、自助工具、家具配置和房间改造等环境整理、指导家属	各种各样 ADL 和 APDL 训练、上述作业等的组合
智能和心理障碍 1) 智能障碍：记忆力和动作性 IQ 下降、认知功能障碍、痴呆等各种智能障碍 2) 心理障碍：药物治疗引起幻觉、妄想、情绪不稳等精神症状，抑郁、自闭倾向，思考力下降	心理支持，产生共鸣、调节心情和与人交流的作用，借助群体、选择考虑智能障碍的作用	各种娱乐(游戏和运动)、手工艺、拼图游戏、上述作业等的组合

意需要保持下颌关节的最大运动范围。唇的训练包括缩唇、唇的外展、咂唇、鼓腮的训练，训练时需注意唇运动的范围和唇的力量。舌的训练包括伸舌、缩舌、舌抬高、舌的左右摆动、卷舌和舌的环形运动训练，训练时需注意舌的灵活性。提高软腭运动能力的具体方法有，轻叹气、重复发“a”音、重复发爆破音、用细毛刷或冰块直接刺激软腭等。

(2) 发音的训练：原则是先训练发元音，然后发辅音，待能发辅音后，要将已掌握的辅音与元音结合在一起进行训练，比较熟练后就采取元音加辅音加元音的训练，最后过渡到单词和句子的训练。

(3) 减慢言语速度：一些帕金森病患者由于节律失常而使发音含糊不清，减慢言语速度可以使言语的清晰度改善。

(4) 语音语调的训练：治疗师指导患者找准每个音的构音位置，患者可以通过镜子检查自己的口腔动作是不是与治疗师做的口腔动作一致，必要时治疗师还可以画出口型图，告诉患者舌、唇、齿的位置以及气流的方向和大小，以增加患者语音清晰度，音调问题则可以通过四声的训练和合上乐器的音阶变化来训练。此外，唱歌的训练也十分有效。

(5) 克服鼻音化的训练：首要的治疗是加强软腭肌肉的强度，可采用“推撑”疗法。具体方法是患者两手掌放在桌面上向下推、两手掌由上向下推、两手掌相对推或两手掌同时向下推的同时发“a”、“a o”等音。随着一组肌肉的突然收缩，其他肌肉也趋向收缩，以增加腭肌的功能。此外，训练发舌后音如“g”、“k”等也可以加强软腭肌力，或用引导气流法等。

(五) 心理疗法

帕金森病患者常存在各种心理问题,在训练时应加强心理辅导,使患者保持较为积极乐观的情绪状态,主动参与康复训练,以提高训练效果。

(六) 康复工程

可以给患者配备合适的助行器以防止跌倒,穿衣困难得可借助穿衣辅助具。

(七) 中医疗法

帕金森病属中医学"颤证"、"震掉"、"痉病"等的范畴。病理基础是肝肾阴虚,气血两虚,这也是形成风、火、痰、瘀的基本根源。病位在肝,并与脾、肾关系密切。病性属本虚标实。传统康复疗法对帕金森病的治疗有一定的疗效。

1. *中药疗法* 本病主要分为痰热动风、血瘀生风、气血两虚、肝肾不足、阴阳两虚五个证型,临床可依据中医辨证论治的原则,选用定振丸、独活寄生汤、大定风珠、养血熄风汤、八珍汤、血府逐瘀汤、逍遥散等方药。

2. *针灸疗法* 针刺穴位主选百会、风池、大椎;以震颤为主可加选外关、合谷、阳陵泉、足三里、三阴交、太冲、肝俞中的 2~3 对;颈项强直加夹脊;上肢强直加曲池、外关、合谷;下肢加阳陵泉、足三里、太冲、三阴交;吞咽困难加廉泉;言语功能障碍加哑门;流延加颊车、地仓。

3. *推拿疗法* 肢体、躯干推拿按摩可减轻强直、震颤症状,面部按摩有助于改善表情肌功能。值得注意的是,由于本病患者常伴骨质疏松,故忌用重手法,以免发生骨折等意外。

4. *传统运动疗法* 气功和太极拳等各种传统体育运动都可以促进气血运行和化生,养心怡神定志,疏通经脉筋骨。因此,有益于预防、延缓本病的发生,改善发病后患者的生活质量,值得推广。

(八) 康复治疗注意事项

(1) 康复治疗需与药物疗法等密切结合,以提高疗效。

(2) 帕金森病是一种进展性疾病,药物治疗和康复治疗均只能减轻症状、改善功能障碍,提高生活质量,延缓病情发展,延长病程,而不能改变最终结局。为了尽可能达到上述目的,必须给予长期维持治疗,包括药物及康复治疗,但关键是每日在家中进行必要的训练和避免长期不活动。因此,要求患者和家属共同参与训练是非常重要的。

(3) 正确掌握运动量与训练节奏:训练要循序渐进,持之以恒,动作由易到难、由简单到复杂,运动量逐步增加,使患者逐渐适应。帕金森病患者因存在震颤和强直,能量消耗多,容易疲劳,故在训练中要特别注意经常间断休息,以防过度疲劳。

(4) 避免抗阻力运动:因抗阻力运动会引起肌紧张,而帕金森病患者出现肌紧张后不但消失很慢,而且会重新出现原来所有的症状并引起不愉快的感觉,故应避免抗阻力运动。

(5) 治疗中要注意对患者的保护,随时观察患者反应。对老年患者还应注意监测心血管功能,如有不良反应,应及时修正治疗方案。

(陶　静)

第七节　脊髓灰质炎后遗症的康复

脊髓灰质炎(poliomyelitis,以下简称 polio)是由脊髓灰质炎病毒引起的一种急性传染病。

其主要病变累及运动神经元，特别是脊髓灰质，重症患者还可累及中枢神经系统，表现为弛缓性麻痹。自20世纪50年代末普遍采用疫苗预防本病后，其发病率已大大下降，但其后遗症的患者人数超过了200万人，仍占世界首位。本节重点介绍小儿麻痹后遗症的康复和康复治疗的机制、治疗方法。

一、概述

（一）定义

脊髓灰质炎又称小儿麻痹症（儿麻），是由脊髓灰质炎病毒引起的一种急性传染病。临床表现主要有发热、咽痛和肢体疼痛，部分患者可发生弛缓性麻痹。流行时以隐匿感染和无瘫痪病例为多，儿童发病较成人为高，部分患儿可发生弛缓性神经麻痹，故又称小儿麻痹症（infantile paralysis）。

（二）流行病学

本病广泛分布于全世界，温带多见，终年散发，以夏秋季为多，可呈小流行或酿成大流行，热带则四季发病率相似。由于减毒活疫苗的应用，目前全球只有12个国家存在脊髓灰质炎。我国从1955年开始研究减毒活疫苗，1960年研制成功全国范围内使用，到2002年12月世界卫生组织宣布西太区无"脊灰"存在，历经40多年终于在中国消灭了脊髓灰质炎。人是脊髓灰质炎病毒的唯一自然宿主，无症状的隐匿性感染（占99%以上）和不发生瘫痪的轻症患者是本病的主要传染源。本病以粪—口感染为主要传播方式，发病前3～5日至发病后1周患者鼻咽部分泌物和粪便内均能测出病毒，少数粪便内病毒存活时间可长达3～4个月。人群具有普遍易感性，感染后人体对病毒能产生较持久的免疫力。4个月以下婴儿有来自母体的抗体，故很少发病，年长儿大多经过隐性感染可自动获得免疫力。

（三）病理生理

脊髓灰质炎病毒属于小核糖核酸病毒科的肠道病毒，根据抗原不同可分为Ⅰ、Ⅱ、Ⅲ型，Ⅰ型易引起瘫痪，各型间很少有交叉免疫。脊髓灰质炎病毒对外界因素抵抗力较强，但加热至56℃以上、甲醛、2%碘酊、升汞和各种氧化剂如双氧水、漂白粉、高锰酸钾等，均能使其灭活。

脊髓灰质炎最突出的病理变化在中枢神经系统（本病毒具嗜神经毒性），病灶有散在和多发不对称的特点，可涉及大脑、中脑、延髓、小脑及脊髓，以脊髓损害为主，脑干次之，尤以运动神经细胞的病变最显著。脊髓以颈段及腰段的前角灰质细胞损害为多，故临床上常见四肢瘫痪。大部分脑神经运动神经核都可受损，以网状结构、前庭核及小脑核的病变为多见，大脑皮质则很少出现病变，运动区即使有病变也大多轻微。偶见交感神经节及周围神经节病变，软脑膜上可见散在炎性病灶，蛛网膜少有波及。脑脊液出现炎性改变。无瘫痪型的神经系统病变大多轻微。

（四）临床特征

脊髓灰质炎后遗症（小儿麻痹后遗症）患者往往以瘫痪、畸形为主要表现，以下肢功能障碍为多，表现为软瘫或迟缓性瘫，为不对称性，伴有肌肉萎缩、肌张力减低、关节畸形。由于有不同程度的肌肉瘫痪、关节畸形，肢体力线变异和短缩而影响步态和功能，表现为步行能力下降、步态异常，严重脊柱畸形的患者并发胸廓畸形导致呼吸功能障碍。而患者智力、感觉功能、大小便功能均正常。

二、康复评定

（一）一般检查与评定

一般的检查，应暴露足够的检查范围，褪去长裤衣袜，只穿背心，在良好的光线下，察看患者瘫痪畸形的部位和程度，观察姿势有无异常、肌肉萎缩情况、肢体力线改变程度。然后做动作检查，让患者进行坐、立、行走，观察患者的姿势和步态，看患者有无脊柱侧弯、骨盆倾斜以及肢体的活动和功能异常等。如有任何异常，则应做进一步的检查和测量。

（二）肌力评定

肌力评定十分重要，是制订合理的康复方案的主要依据。评定时让患者先做肌肉的主动收缩，然后给抗阻力测定，以客观地了解肌力大小、运动幅度、速度和耐力。评定时要注意适当的体位、轻柔的手法，争取患者的合作，以免失误，目前常用的方法有常采用徒手肌力（MMT）评定法。

（三）关节活动度评定

关节活动度的评定，应先查主动运动，再查被动活动。关节活动度一般用量角器测定，对关节内、外翻畸形的度数，亦可用量角器测出。传统的量角器用两根直尺连接一个半圆规或全圆规制成，测量时将圆规的中心准确地放到一定的骨性标志表面，两尺的远端分别放到或指向关节两端肢体上的骨性标志或与肢体纵轴平行。

（四）肢体长度和周径

1. 肢体长度的测量　一般采用无伸缩性的皮尺，以骨性标志为定点。下肢常以髂前上棘通过髌骨中点至内踝的长度计算，也可以分段测量大腿和小腿的各自长度，大腿的长度由髂前上棘至膝关节内侧间隙，小腿的长度由膝关节内侧间隙至内踝。更准确的方法可以用长的带有刻度的铝合金尺，放置于双下肢的全长，一起拍X线测量。

2. 肢体周径的测量　下肢常取髌骨上方10 cm和髌骨下方10 cm处，以皮尺测量双下肢周径长度相比，并记录时间，做康复前后疗效的对比。

（五）肌电图检查

瘫痪2～3周后做肌电图检查，可以对神经病变作出定位、定性、定量的判断，可测知病变预后，反复检查还可以了解神经恢复情况。肌电图检查显示肌肉松弛时呈电静息，用力收缩无运动单位电位，则表示病变程度轻，治疗后可出现良好反应，预后好；如肌肉松弛时呈密集的纤颤电位布满整块肌肉，用力收缩时无运动单位电位，则表示病变程度重，预后差；如肌肉松弛时有纤颤电位，用力收缩时有稀疏的运动单位电位，多相电位多见，则表示患者经积极的康复治疗，可取得满意效果，功能恢复程度与残存运动单位的数量有关。脊髓灰质炎的神经传导速度多正常或在正常值的下限。

（六）步态分析

目前国内步态分析仍以目测为主，检查时嘱患者以自然的姿态和速度来回步行数次，观察其步行对全身姿势是否协调，摇摆幅度、各关节的姿位和特点，再让患者单腿站立、慢速或快速行动。对扶拐或用步行器者，应以去掉，以观察其行动障碍的程度。对不能站立行走者，也应观察其蹲行、爬行的活动特点，以更全面地评估。

目前国内很多医院应用步态分析仪，对小儿麻痹后遗症患者的行走步态功能作出更为精确的评定，并可用数值、曲线定量进行表达，这对制订康复计划和矫治方案有重要价值，并通过对治疗前后和长期随访对比作出客观评定。

(七) 日常生活活动能力评定

一侧上肢功能障碍而另一侧正常者，对日常生活中的盥洗、修饰、穿衣、进食和脑力工作尚可完成。但对下肢瘫痪占绝大多数的残疾者，特别是一些行动严重障碍者，要对日常生活的独立程度作出全面评定。

三、康复治疗

由于脊髓灰质炎的消灭，小儿麻痹症早期的患者已经不再存在。对于后遗症期的患者，康复治疗主要利用改善、代偿、替代的机制，提高患者的实际生活能力，改善生活质量和介入正常的社会生活。

【康复目标】

脊髓灰质炎后遗症期的康复治疗的主要目标是减轻病变损害程度，提高残存神经功能，加强肌肉训练，促进瘫痪肌肉功能恢复，防止和纠正肌肉、关节挛缩畸形，消除和改善肢体功能障碍。

【康复治疗】

(一) 运动疗法

1. 肌力训练　小儿麻痹症患者的肌肉瘫痪往往不十分完全，故有可能通过训练使残存的神经元产生新的神经支配，或者使残存的肌肉纤维收缩能力提高，从而改善运动功能。肌肉功能训练包括肌力和肌耐力训练，要有针对性地对受累肌群的不同肌肉进行训练，重点训练的肌肉是产生动作的关键肌。对 1～2 级肌力的肌群，可做辅助主动训练，以主动为主，助力为辅，随着肌力的增长可以逐渐减少助力而达到主动运动，进而发展到抗重力活动、抗阻力运动。但是如果下肢训练后，肌力不能达到 3 级以上，则继续训练的价值不大。因为肌力不能达到 3 级，便不能在行走时安全地固定下肢关节，患者往往需要借着矫形器来固定关节，保证行走安全，而关节固定后肌肉完全丧失收缩功能，因此也就丧失了肌力训练的价值。当患者能站立时，要进一步做肌耐力的训练、平衡及协调动作的训练，使步态逐步改善至正常。在进行肌力训练时，运动强度不宜过大，避免产生训练疲劳，要循序渐进，同时要注意动作的正确性，禁止正常肌肉替代动作，避免由此产生畸形倾向的活动。应该注意的是，运动的精确性取决于特定肌肉中运动单位的数量，而肌力训练后尽管力量有所提高，但运动单位(即运动神经元及其所支配的肌肉纤维)的数量并不能增多，因此运动的精确度仍然会有所限制。

2. 牵张训练　牵张训练是肌腱、肌肉、韧带挛缩的主要治疗方法之一，方法包括手法牵伸和关节牵引。牵张需要反复进行，以逐渐产生结缔组织的形态重塑。

(1) 手法牵张：一般由康复治疗师实施，用一手固定或控制被治疗关节的近端肢体，而另一手对远端缓慢施加压力或牵制力，每次维持 5 min 左右，可以重复多次。例如，进行跟腱牵张时，治疗师坐在患腿外侧，用手握住足跟，前臂置于脚掌，治疗师用上身的重力通过前臂将患者跟腱进行牵拉。

(2) 关节牵引：关节牵引可以采用重量和滑轮方法，患者取坐位或卧位，固定被牵张关节的近端肢体，牵拉带固定于小腿下端，牵引力向前，与胫骨垂直。牵引一般每次10～20 min，可重复多次，重量以产生适度紧张但无显著疼痛为度。也可以采用自身重量牵引，如对于跟腱挛缩的患者采用扶助木站立，放松小腿，将重心移向患肢，引起跟腱紧张。牵引时，可在活动障碍的关节进行热疗（辐射热或透热），以有利于结缔组织弹力纤维的延伸，提高治疗效果。

3. 耐力训练　儿童患者由于长期身体活动障碍，往往导致心肺功能失常和耐力运动能力降低，这是过去忽视而又十分重要的康复治疗方向，故应进行耐力训练，其一般采用步行、骑车、游泳、上肢运动等，运动时间至少10～15 min，加上适当的准备和结束活动。由于小儿麻痹症患者肌肉瘫痪不规律，因此耐力训练的动作应尽量选择无瘫痪的肌肉，以避免瘫痪肌肉的过度训练。耐力训练的目标是提高全身耐力运动能力和心肺功能，因此应该以正常神经支配的肌肉训练为主。慢跑对小儿麻痹症患者不适合，因为运动损伤的机会比较高。同时，需要矫形器的患者一般不能跑步。

4. 步态训练　患者下肢如果可以在支撑相稳定，摆动相无显著足下垂，便可以进行步态训练，实现独立或辅助步行，可以使用矫形器、拐和助行器帮助患者步行。患者一般从站立训练开始，练习重心转移、单腿站立、缓慢原地踏步，然后再练习行走，并尽量做到身体正直，支撑相和摆动相时间合理。

5. 呼吸训练　部分患者有呼吸肌功能障碍，也有部分严重脊柱畸形的患者并发胸廓畸形，影响呼吸时肺部的收缩或扩张，导致呼吸功能障碍，这些障碍多为限制性呼吸功能障碍，故需进行呼吸肌训练、放松训练和胸廓牵张训练等重要的基础治疗。

6. 医疗体操　包含肌肉和韧带牵拉、关节灵活性训练、肌力训练等，用于改善肌力失平衡、关节活动障碍、脊柱侧弯畸形等，也常用于各种康复训练的准备和结束活动。小儿麻痹症患者的医疗体操强调动作缓慢持续，避免突然过分的牵伸动作和关节撞击性动作，以防止发生运动损伤。

(二) 作业疗法

作业治疗强调患者利用日常生活、工作和娱乐活动来进行肌力、肌耐力、全身耐力、关节活动度等方面的训练，也强调代偿和替代的方式交替使用提高生活、工作和学习的独立性。

(三) 康复工程

1. 矫形器的使用　矫形器对小儿麻痹症患者的主要作用包括支撑作用和矫形作用。支撑作用指采用下肢矫形器，以固定踝关节、膝关节或髋关节。适用于下肢肌力＜3级的患者，使患者在步行支撑相可保持关节稳定承重，或在摆动相改善下肢廓清能力。此外，矫形器还有矫形作用，可以用于治疗关节挛缩，采用抗阻力矫形器，给挛缩的组织以适当的压力，保持在过度矫正位，以逐步改善关节挛缩和畸形。两种作用的矫形器功能可以互相交叉，常用的下肢支撑矫形器见表2-19。

2. 轮椅的使用　下肢严重畸形，特别是下肢畸形并发严重脊柱侧弯畸形的患者，往往无法使用矫形器和助行器行走，因此轮椅是必要的代步工具。使用髋或膝矫形器的患者，由于步行时能量消耗过大，在长距离行走时也需要使用轮椅。对于四肢均瘫痪的患者，则采用声控或下颌控制的方式驱动电动轮椅。轮椅选用的原则见表2-20。

3. 辅助用具应用　对于生活活动困难的患者，可以采用各种辅助用具来完成实际动作。例如，可以单侧使用的盘子、刀叉、铅笔、脸盆架、梳子、刮胡刀、遥控器、家具和沐浴用具等。

表 2-19　常用的下肢支撑矫形器

名　称	功　能	治　疗　作　用
踝足矫形器	固定踝关节,稳定膝关节	改善足下垂或伴内翻畸形患者摆动相廓清地面的能力和支撑相早期的稳定性。对股四头肌或(和)腘绳肌肌力 2～3 级者,可以采用踝足矫形器以提高膝关节稳定性,从而改善步行能力提高步行安全性
膝踝矫形器	固定膝、踝关节	适用于膝、踝关节屈伸肌群的肌力<2 级者,以固定膝关节和踝关节,保证支撑相时下肢的稳定性。患者常需要单拐辅助步行
髋膝踝足矫形器	固定髋、膝、踝、足部	适用于髋、膝、踝关节肌力均<2 级的患者,以保证支撑相时下肢稳定性。患者需要双拐或助行器辅助步行
坐骨承重矫形器	将下肢承重由股骨转移到坐骨结节	适用于股骨头或髋臼发育不良,或髋关节脱位或(和)半脱位的患者,使身体重量通过坐骨结节和矫形器传递到地面,以避免患者因异常承重发生疼痛、严重髋关节炎或股骨头坏死
短肢矫形器	垫高短缩的下肢	适用于两下肢长度差异超过 5 cm,走路显著跛行者

表 2-20　儿麻患者轮椅选用原则

功 能 障 碍 类 型	主要应用目标	轮 椅 类 型
下肢瘫痪,腰背肌和上肢肌力正常	轮椅作为长距离移动工具	低靠背轮椅或运动轮椅
下肢瘫痪,腰背肌肌力不足,上肢肌力正常	轮椅作为短距离移动工具	高靠背轮椅,或特制的运动轮椅
下肢严重瘫痪,同时上肢功能肌力不足 3 级,不能用手驱动轮椅	轮椅为唯一的移动工具	电动轮椅,或特制的手动轮椅(只能在平地行进)
四肢完全瘫痪	轮椅为唯一的移动工具	使用下颌控制或声控的电动轮椅

(四) 能量节约技术

能量节约技术指在日常生活或工作活动中,尽量采取省力的方式,完成特定的任务。例如,使用手推车移动重物;长距离行走改用轮椅替代;完成程序性任务时,使用有序的物品摆放或合理的动作顺序,减少重复动作等。由于过分使用残存的肌肉可以导致小儿麻痹症后综合征,目前越来越强调在日常活动中采用能量节约技术,以保护患者的残存功能。

(五) 中医疗法

中医的针灸治疗、推拿疗法、中药等,对瘫痪患者神经-肌肉的恢复能起到促进作用。针灸、推拿能够对瘫痪的肌肉起到刺激作用,促使肌肉收缩,恢复肌张力,同时还能够刺激神经的生长发育。对于痉挛患者,针灸、推拿能够降低肌张力,缓解痉挛。

(六) 教育和就业

小儿麻痹症患者的智力正常,由于学习比较专心,成绩反而会更好,患者无疑应该接受与健全人同等的教育。同时,小儿麻痹症患者还面临就业问题。进行就业前训练,并通过政府和社会支持,实现就业,是康复医学的工作内容之一。由于患者的大脑功能正常,通过各种训练、代偿和替代途径使患者具备工作能力是完全可能的。

(七) 手术矫治后的康复

用功能训练、矫形器无法纠正的后遗症,可采用手术矫治。手术的目的是矫正肢体承重力线、恢复肌力平衡、纠正关节或骨骼畸形,以改善肢体功能,常用的方法有肌肉转移术(臀肌转移、股四头肌转移等)、关节融合术、脊柱稳定手术(脊柱侧弯手术)、肢体延长术(胫骨延长术、股骨延长术等),手术要掌握严格的手术指征。术后可采取物理治疗如紫外线、超短波疗法,以促进渗出物的吸收，清除炎症，防止粘连。术后进行运动疗法能防止肌肉萎缩，增强肌力，特别是肌腱术后，功能训练对保证移位肌功能转换能够起到重要作用，一般在肌腱矫治术后3～4周，骨矫治术后4～6周，即可开始。

（八）心理疗法

小儿麻痹症患者由于从小发病致残，不能与其他儿童一样自由活动，且随着年月增长，升学、就业、婚姻、经济、生活等问题的出现，往往有不同程度的心理障碍，从而影响其康复训练的主动性，也对其最终的康复目标产生关键的影响。因此，心理治疗是不可忽视的基本康复内容，要鼓励患者积极康复治疗，坚持功能锻炼，奋发图强，做生活的强者。家庭和社会要真诚地去理解、关心、帮助、爱护，积极为其创造条件，消除自卑、悲观心理，以战胜疾病和困难，真正融入社会。

（严　振）

第三章
骨骼肌肉伤病的康复

导学

本章系统地介绍骨骼肌肉系统常见伤病的定义、流行病学、病理生理、临床特征以及相应疾病的康复评定、康复治疗。通过学习，要求掌握关节炎的康复、骨折后的康复、软组织损伤的康复；熟悉颈椎病的康复、腰椎间盘突出症的康复、肩关节周围炎、手外伤的康复；了解截肢后的康复、骨质疏松的康复、关节置换术后的康复。

第一节　关节炎的康复

类风湿关节炎与强直性脊柱炎目前无特效疗法。康复治疗的目的是通过常用物理治疗方法与技术、训练、矫形、辅助具等综合疗法尽可能地保护关节，保存和恢复活动功能，减轻疼痛，延缓病变进行性发展。康复治疗原则：早期控制疼痛、增强肌力、维持关节稳定性；中、晚期还应维护（维持）或促进关节活动功能，最大限度减少残疾。

一、类风湿关节炎的康复

（一）概述

1. 定义　类风湿关节炎（rheumatoid arthritis，RA）是一种以关节滑膜炎为特征的慢性全身性自身免疫病。病因尚不清楚，某些病毒、支原体、细菌都可能通过自身免疫系统影响本病的进展，并具有一定的遗传倾向。中医认为本病属“痹证”范畴。机体先天禀赋不足，正气亏虚，腠理不和或加以七情内伤，劳倦过度，或病后、产后机体防御功能低下、腠理空虚，卫外不固、风寒湿热之邪乘虚而入，痹阻于肌肉、骨节、经络之间，使气血运行不畅而成本病。

2. 流行病学　本病呈全球性分布，我国的患病率为 0.32%～0.36%，低于欧美国家白人的 1%；任何年龄均可发病，以 25～55 岁最常见，发病率随年龄增长而增加，男女发病之比为 1∶2.5，是我国人群丧失劳动力和致残的主要病因之一。

3. 病理生理　主要病理改变为关节滑膜炎症、细胞浸润、血管翳形成。血管翳主要由巨噬细胞和纤维样细胞组成，呈现一薄层的肉芽组织。在滑膜与软骨或骨的交界处，由边缘向中心呈浸润性生长。类风湿结节是一个非特异性坏死性肉芽肿。影响全身其他脏器或组织时也可出现结节样病变，如心内膜炎、心包炎、肺间质纤维化、巩膜炎、血管炎等，其发生的组织改变与类风湿关节炎类似。

4. 临床特征　类风湿关节炎受累关节的分布以腕、手、膝、足部为常见，其中以掌指关节和近端指骨间关节受累最多见，亦可累及踝、肘、肩关节和颈椎寰枢关节、下颌关节等，多呈对称性发病。主要表现有：

(1) 全身症状：乏力、食欲不振、肌肉酸痛、体重下降，部分患者伴有低热。

(2) 局部症状与体征：早期表现为关节疼痛、肿胀、僵硬、晨僵明显、活动受限。检查为红、肿、热、痛、功能障碍等炎症表现(症状)。晚期表现为特异性畸形，如关节屈曲、手指形成指掌尺侧偏移、"钮扣花"样畸形、"鹅颈样畸形"等。

(3) 关节外表现：关节外表现为皮下结节、类风湿血管炎、心包炎、胸膜炎、巩膜炎、肾脏疾病等。

约 85% 的 RA 患者血清可检出 RF 因子阳性，血沉增快，急性期 C 反应蛋白阳性，约 47% 的 RA 患者发现人类白细胞抗原- DR4(HLA - DR4)阳性。

(4) 诊断标准：RA 无特异性方法作为确诊的依据。主要依据其特异性的临床表现，并结合实验室和影像学检查，加以综合分析，作为正确的诊断。目前国内外最为广泛采用的诊断标准是参照美国风湿病学会 1987 年(第 51 届 ARA 会议)修订的诊断标准。有下述 7 项中的 4 项者，可诊断为 RA。

1) 晨僵至少 1 小时(≥6 周)。

2) 3 个或 3 个区域以上关节肿胀(≥6 周)。

3) 腕、掌指关节或近端指骨间关节肿胀(≥6 周)。

4) 对称性关节肿胀(≥6 周)。

5) 手的 X 线改变具有典型的 RA 改变，即必须包括骨质的侵蚀或明确的骨质脱钙。

6) 类风湿皮下结节。

7) 血清类风湿因子阳性(滴度>1∶32)。

(二) 康复评定

1. 整体功能评定　美国风湿病学会将 RA 患者分为Ⅳ级。

Ⅰ级：功能状态完好，能完成日常的任务而无困难。

Ⅱ级：能从事正常活动，但有一个或多个关节活动受限或不适。

Ⅲ级：关节明显活动受限，只能胜任小部分或完全不能从事大部分职业或不能自理生活。

Ⅳ级：大部分或完全丧失活动能力，患者只能卧床或只能依靠轮椅。

2. 活动度分级标准　美国风湿病学会临床协作委员会制订的活动性标准评估(表 3 - 1)。

3. 关节活动度(range of motion，ROM)评定　采用关节量角器法测量关节活动范围。

4. 肌肉萎缩的评定　肌肉萎缩的程度采用肢体周径测量表示。

5. 肌力评定　可采用徒手肌力试验法，常用握力计测定。由于手指畸形一般握力计难以准确显示，目前一般采用血压计预先充气测定，方法是将水银血压计袖带卷折充气，使水银汞柱维持在 30 mmHg(4 kPa)处，让患者用力握充气的袖带，记录水银汞柱数，握测 2～3 次，取平均值。

表 3-1　类风湿关节炎病活动性标准

检查项目	轻度活动	中度活动	明显活动
晨僵时间(h)	0	1.5	＞5
关节疼痛数	＜2	12	＞34
关节肿胀数	0	7	＞23
握力			
男 kPa(mmHg)	＞33.33(250)	18.66(140)	＜7.33(55)
女 kPa(mmHg)	＞23.99(180)	13.33(100)	＜5.99(45)
行 16.5 m(50 尺)所需时间(s)	＜9	13	＞27
血沉率(魏氏法)(mm/h)	＜11	41	＞92

6. *疼痛评定*　可以根据其程度的描述(如轻度、中度、重度)来测量。

7. *关节 X 线片或 CT 评定*　一般分为四期。

Ⅰ期:软组织肿胀,骨质疏松。

Ⅱ期:软骨下骨轻度侵蚀,关节间隙稍狭窄。

Ⅲ期:软骨下骨明显侵蚀、破坏、囊性变,关节间隙明显狭窄。

Ⅳ期:关节半脱位,关节间隙纤维性、骨性融合。

(三) 康复治疗

【康复目标】

类风湿关节炎目前尚无特效疗法。康复治疗在于帮助控制疼痛,维持或改进肌力、耐力和活动,防止和(或)矫正畸形,保持日常生活活动能力的独立性,帮助患者达到最大可能的正常生活。

【康复治疗】

在急性期以休息、夹板固定、药物治疗为主,只进行轻微的关节活动;亚急性期应逐渐增加运动和作业疗法的治疗量,减少固定和休息的时间,以防止疾病加剧及纠正畸形;慢性期除运动和作业疗法外,还可以增加其他理疗方法如局部和全身的热疗、水疗和电疗等,以缓解关节肌肉的挛缩、疼痛。

1. *运动疗法*　主要进行患者肢体的主动运动、被动运动及辅助助力运动,以改善患病关节的关节活动度,预防肌肉萎缩,增加肌力,矫正畸形,保持患者日常生活活动能力。因为关节不稳定及肌肉力量不能控制会直接导致关节的进一步损伤,增加关节活动度的练习应该与控制该运动的肌肉力量的练习同时进行。在练习前,进行热疗,以使肌肉、韧带等软组织放松,并增加局部血流量,如采用石蜡浴、热透法等。如果已有关节活动受损或畸形时,应采用系列夹板固定于功能位,效果较好。功能位固定应每 2 h 取下夹板,做该关节不负重、无疼痛范围内的主动或被动运动,每一动作做 2～3 次。随着病情改善,无痛范围增大,主动运动的重复次数可增多,可达到 10～15 次。随着疼痛减轻,用力程度也可渐渐增大,每个动作做到最大幅度时保持片刻再放松,以起到肌肉等长练习的作用。同时控制运动量也是非常重要的,如果过度运动时产生疲劳而失去肌肉控制,关节会在活动范围的极限部位发生扭伤。患者应注重全身保健运动,保护未受累关节的主动锻炼,增强体质。

2. *作业疗法*　作业治疗可提高患者生活自理能力,增强患者战胜病残的信心。作业疗法主要进行各种适当的手工操作练习和日常生活活动训练，如手的抓握、取物、进食、倒水、饮水、梳洗、洗澡、如厕、穿脱衣裤、解扣、开关抽屉、开关电源、开关水龙头、坐、站、移动、步行、上下楼梯等训练。同时也可设计一些自助用具以改善其生活自理能力。

3. *物理因子疗法*

(1) 温泉疗法：其作用可镇痛，解除肌痉挛，增加组织伸展性及增加毛细血管通透性。常采用硫化氢泉、碳酸盐泉、氯化物泉、碘泉等，水温 40～41℃，每次静浴 15 min，每日 1 次，30 次为 1 个疗程。急性期有发热者不宜使用。

(2) 电疗法：具有镇痛解痉抗炎作用。常采用经皮电刺激神经疗法(TENS)、间动电疗法、干扰电疗法、正弦调制中频电疗法、立体干扰电疗法等。

(3) 泥疗法：具有解痉止痛作用，多采用矿泥、海泥、淤泥和人工泥进行治疗。治疗时用泥包埋全身，只露头颈、胸、上腹部。

(4) 石蜡疗法：具有消肿止痛作用，多采用蜡液、蜡饼、刷蜡、蜡袋、绷带等多种方法。在治疗时要防止烫伤，对一些反应过大的患者应及时终止使用。

(5) 光疗法：可选用红外线疗法、He-Ne 激光疗法等，具有消炎镇痛解痉作用。

4. *药物疗法*　传统的治疗方法主张采用“金字塔”形治疗方案，如表 3-2 所示。针对不同时期的患者，从非甾体抗炎药物(一线药)开始应用，逐步过渡到免疫抑制剂或激素。目前，较新的观点认为类风湿关节炎一旦确诊，早期就应该采用最有效的药物，即联合用药疗法，如一、二、三线药物联用。当病情被有效控制后，再视病情撤换药物，并注重个体化用药。常见的药物有：布洛芬、萘普生、双氯芬酸钠、塞来昔布、青霉胺、甲氨蝶呤、雷公藤、糖皮质激素等，可以适当选用。针对病情较长、病情严重、老年人及肾功能不全者可选用半衰期短的药物，有胃肠道病史者则选药更应慎重些。

表 3-2　类风湿关节炎的金字塔形治疗方案

Ⅴ级	试验性药物方法						
Ⅳ级	外科治疗	内科住院治疗	免疫抑制剂				
Ⅲ级	金制剂	口服青霉胺	口服激素				
Ⅱ级	非留体抗炎药物	关节内注射激素	非麻醉性止痛药	矫形器、餐具、夹板	抗炎制剂		
基本治疗方案	教患者及家属做功能锻炼	休息	理疗	作业疗法	水杨酸类制剂	营养	心理与精神支持治疗

5. *中医疗法*

(1) 中药疗法：中医认为，由于本病的发生主要由于正气不足，感受风寒湿之邪，闭阻经络所致。针对病情，辨证施治，如关节红、肿、热、痛，风湿流注关节，化热伤阴，则宜祛风除湿，滋阴清热。方用桂枝芍药知母汤加减。若寒湿凝滞关节，疼痛屈伸不利，宜温经散寒为主，可用乌头汤加减。同时在内服中药时，可配合温经散寒止痛的中药熏蒸，以提高疗效。

(2) 针灸疗法：针灸具有疏通经络气血、调和阴阳、解除痹痛之功，根据病情缓急和症状轻重，可采取深刺留针、多用温针，或加用艾灸，以温经散寒，通利关节。每日 1 次，10 日为 1 个疗程。常用穴位：整体取督脉、肝经、肾经；局部常选取肩髃、肩髎、肩前、曲池、尺泽、手三里、阳溪、外关、合谷、八邪、四缝、阴陵泉、阳陵泉、膝眼等，隔日 1 次，30 日为 1 个疗程。

(3) 推拿疗法：推拿治疗应根据病情选用相应疗法。如改善肌肉、皮肤血液循环，以拿、捏、滚、揉等手法为主。若松解肌肉、关节粘连，则以弹拨、拿捏、摇扳、屈伸关节等手法为主。手法操作时，力量要适中，一般以患者感到局部舒适和推拿后不发生关节肿胀、疼痛为宜。

6. 自我保健　急性期患者全身症状严重，关节肿痛明显，若不治疗病情会恶化。此时应以卧床休息为主，减少活动，并保持关节处于功能位置；加强饮食营养，注意补充蛋白质与纤维素，适当补充维生素 D 和钙剂；注意保暖，避免风寒湿。

二、强直性脊柱炎的康复

(一) 概述

1. 定义　强直性脊柱炎(ankylosing spondylitis，AS)是以中轴关节包括骶髂关节、肋椎关节及周围组织的慢性、进行性炎症为主的全身性自身免疫病。一般发病缓慢，病程较长，早期常见腰骶部疼痛、晨僵、椎旁肌痉挛，腰部活动受限，病变主要以轴线骨骼和骶髂关节受累为主，也常累及周围关节。

2. 流行病学　近年来随着对人类组织相关抗原(HLA)研究的深入，发现 90% 以上的患者 HLA-B27 为阳性，而正常人只有 80%，发病率为 0.30%。不同地区、不同民族其发病差异较大，好发于 15～35 岁的男性青年，40 岁以后较少发病，男女比为 9∶1。男性表现为进行性脊柱和髋关节病变，女性常以外周关节受累为主，且症状轻，易被忽视或误诊。25% 以上的患者可出现虹膜炎，3.5%～10% 的患者可出现心脏损害，10%～80% 的患者可发生肾脏损害、肺部纤维浸润病变及肺功能障碍等，致残率较高。

3. 病理生理　其病理改变是慢性、非特异性滑膜炎，肌腱末端附着点炎症。早期病变在韧带、关节囊附着处，表现为局部炎症、纤维化和骨化等特殊性病理变化，即肌腱末端附着点炎症继而出现某些典型的 AS 改变，如韧带骨赘形成、椎体方形变、跟腱炎等。有时轻微外伤就可能造成脊柱骨折。其外周关节的滑膜组织病理改变与类风湿关节炎患者类似。由于反复发作，可导致相应部位软骨及骨质出现炎症而致被破坏或新骨形成。晚期可因椎间盘纤维环钙化、骨性融合及附近韧带钙化形成脊柱强直，生理曲度消失，呈现胸椎后凸而致驼背畸形。

目前对该病的原因与发病机制尚有争议。多数认为该病与 HLA-B27 抗原有关，但 HAL-B27 在 AS 发病过程中发挥怎样的作用，以及其他遗传与环境因素有待进一步探索研究。克雷伯菌、支原体等微生物是否是 AS 的主要病因，也有争议。造成 AS 患者死亡的主要原因是颈椎半脱位、主动脉反流、肺功能衰竭和肾淀粉样变。部分 AS 患者，即使病程较长，但仍可保持良好的生活自理能力和活动能力。如果出现双髋关节骨性强直、葡萄膜炎、肺纤维化、血沉持续增快，则提示预后较差。

4. 临床特征　发病一般较缓慢，早期感到腰骶部疼痛，可伴有椎旁肌肉痉挛或僵硬，休息时加重、活动时反而减轻为其特点。晚期脊柱自下而上逐渐强直，生理曲度消失，出现驼背畸形。实验室检查可发现血沉增快及 C 反应蛋白增高，HLA－B27 阳性。X 线显示：早期骶髂关节边缘模糊，稍见致密阴影，关节间隙增宽或狭窄，关节边缘有骨质增生与腐蚀交错呈锯齿状；晚期关节间隙消失，骨刺明显，小关节融合，关节囊及韧带钙化、骨化，脊柱呈竹节样改变。诊断要点为：①多发于15～35岁男性青年。②起病缓慢，间歇性疼痛，呈多关节受累。③脊柱活动受限，有晨僵，关节畸形。④X线呈骶髂关节间隙模糊或消失，脊柱韧带钙化，呈竹节样改变。⑤血沉多增快，HLA－B27阳性。

目前常用修订的纽约诊断标准（表3－3）。

表3－3　修订的纽约诊断标准

1. 下背疼痛持续至少3个月，运动后可改善，不因休息而缓解
2. 腰椎矢状面、额状面运动受限
3. 胸廓活动减少（与年龄、性别的相应正常值比较），一般呼吸差＜2.5 cm
4. 双侧骶髂关节炎（分度见表下之附件）
5. 单侧骶髂关节炎3～4度肯定AS：单侧3～4度，双侧2～4度骶髂关节炎加上至少上述临床三项中任一项
附：骶髂关节炎X线分度
0度：正常
Ⅰ度：可疑变化
Ⅱ度：轻微变化，小的局限侵蚀、硬化，无关节间隙变化
Ⅲ度：明显变化，中度或进行性骶髂关节炎，具有下列一项或多项变化：侵蚀、硬化、间隙变窄、增宽或部分强直
Ⅳ度：关节融合，骨性强直

（二）康复评定

1. 颈椎功能

（1）颈椎旋转功能障碍：患者仰卧在长凳上，头颈伸出凳缘，双臂垂于凳两侧。量角器在头顶固定，量角器的移动臂沿鼻梁与枕后结节连线，固定臂沿垂直线左右移动时得出的度数即为左右旋转范围，正常为各70°。

（2）颈椎侧屈功能障碍：角度尺中心在胸骨切迹处，移动臂沿鼻前额连线，固定臂沿垂直线，侧弯时测定其夹角，正常颈椎侧屈0～50°。

（3）颈椎前屈、后伸功能障碍：取坐位，量角器的固定臂置于前额面正中线，移动臂沿外耳道与头颈连线，轴心在肩关节中心肩峰处，正常前屈0～50°，后伸0～50°。

2. 胸腰椎功能

（1）Schober-Wright指数：患者直立，以L_4～L_5棘突间为中点，分别向下5 cm、向上10 cm各做一标记，然后让患者保持双膝伸直位、弯腰，测定两标记之间的曲线距离，一般能增长4～8 cm，若增长不足4 cm，提示腰椎活动度降低。

（2）指尖地面距离：直立位，膝伸直，腰前屈，测量患者中指指尖与地面距离。手地距离越小，说明脊柱功能越好。

（3）枕墙距离：让患者靠墙站，足跟和背紧贴墙面，测量后枕部与墙之水平距离。正常人枕墙距离为0。此主要评定颈、胸椎后凸程度。

3. 胸围呼吸差测定　在第4肋骨与胸骨交接处（女）或在乳头上缘（男）的水平面上，后方在肩胛骨的下角作为测量标准水平面。测量深吸气末与深呼气末的胸围，2次测量胸围之差称为呼吸差。一般胸围呼吸差值小于 5 cm，提示胸廓扩展活动受限。原因是脊肋关节受累及肌腱末端炎症所致。

4. 肌力、肌张力评定　患者由于疼痛、废用常影响肌力，包括背肌、呼吸肌及四肢肌力等，可采用 Lovett 肌力测定法，以评定其肌力分级。当患者因肢体功能障碍，影响其生活自理能力时，应进行 ADL 评定。肌张力评定可采用改良的 Ashworth 分级标准。

（三）康复治疗

【康复目标】

尽可能地保护关节，保存和恢复活动功能，减轻疼痛，延缓病变进行性发展。

【康复治疗】

1. 运动疗法　医疗体操运动是运动疗法首选的方法。主要包括三大类，一是维持胸廓活动度的呼吸体操；二是能保持脊柱灵活性的脊柱与背肌体操运动；三是肢体关节运动。上述三种运动不能互相替代，应该同时进行。

（1）呼吸体操：主要包括旋肩呼吸运动、扩胸运动和深呼吸运动。旨在最大限度地扩张胸廓，促进膈肌运动，以防止僵直，保护呼吸功能。气功疗法中采用调神、调息可增加肺活量，放松全身关节肌肉，也是一种有益的调理疗法。

（2）脊柱与背肌的运动：主要经常做颈、腰椎各个方向运动，如伸屈运动、俯仰卧伸屈运动、膝胸运动、转颈转体运动、颈部伸屈运动、侧体运动、腹部运动等。旨在保持脊柱的灵活度和正确姿势，维持脊柱的生理曲度，防止或矫正驼背畸形等。

（3）肢体关节运动：主要是增加肢体各关节的主动与被动运动，包括下肢伸展运动、髋和骨盆旋转运动、髋关节拉伸运动及股四头肌的体操锻炼。旨在保持肢体各关节的屈伸、内收、外展功能。

2. 物理因子疗法　各种热疗法包括辐射热、传导热、低中频脉冲电疗法、水疗法等可缓解肌肉痉挛，减轻疼痛和僵硬，对提高 AS 患者的生活质量、配合运动疗法的有效进行有着重要的作用。

3. 中医疗法　在腰背部推拿采用㨰法、指揉法、掌揉法以放松肌肉；再用一指禅推法、弹拨法松解肌腱粘连；用点按法以止痛解痉；分推法、叩击法、拍打法以利呼吸运动，再结合运动疗法可防止脊柱僵硬，增强疗效。对于肌肉痉挛或挛缩，或强直、僵硬明显而引起的疼痛，采用对痛点或痉挛结节行小针刀纵行剥离或横拨法，解除痉挛、粘连，可起到局部减压、增加血流量等作用，每次治疗 3～5 个痛点，每周 1 次，4 次为 1 个疗程。

4. 药物疗法　一般按抗风湿治疗，西药以非甾体类抗炎药，如美洛昔康、尼美舒利、塞来昔布等，以消炎镇痛为主。中医中药采用辨证施治的方法，对本病有较好的疗效。

5. 一般治疗

（1）对患者的卫生教育：教育患者认识病情发展规律、治疗的意义及其长期性，保持乐观情绪，增强抗病的信心和耐心，正确认识行为与运动疗法的重要性。

（2）保持正确姿势：本病在活动期关节炎症状明显时，应卧床休息，卧硬板床，取仰卧位，不用枕头（或特制枕头），以有助于脊柱伸屈。站位时，头部应保持中位，下颌微收，肩取自然位，不下垂不耸肩，腹内收，髋、膝、踝关节均取自然位。坐位时采用直角硬靠背座椅为好，膝关节呈 90°屈曲为宜。

（姚新苗）

第二节　骨折后的康复

轻度骨折经过临床对症处理后，一般不会遗留功能障碍的问题，不需要康复治疗。但严重的骨折，大多数需要手术治疗，一旦手术治疗后，一般会留下功能障碍。造成功能障碍的原因主要是肿胀、伤口感染、骨折畸形愈合或不愈合、组织缺损、瘢痕粘连、肌肉萎缩、关节僵硬等因素。如果康复治疗早期介入，就可能避免许多并发症的发生，提高手术疗效，达到事半功倍的效果。手术治疗骨折可创造功能恢复的条件，但要达到预期目标，必须强调康复治疗。从骨折到手术治疗，从组织愈合到功能恢复，康复应贯穿其中。这样，有利于受累关节功能恢复，受累肌肉、肌腱的恢复，以促进骨折愈合，防止并发症的发生。康复原则：运动疗法要在骨折固定复位牢固后进行；康复疗法依据骨折愈合程度选择使用；要因人而异，因手术性质而采用不同方法，即个体化原则。

一、概述

(一) 定义

骨或软骨的完整性或连续性遭到破坏者，称为骨折。在日常生活中，最多见的是因为受伤而发生的四肢骨折。生活中所遭遇的意外事故各式各样，受伤情况也各不相同，因而骨折的部位、形式、程度也不一样。正确的适时的康复治疗可以促进骨折的早期愈合，减少粘连和避免肌肉萎缩、功能障碍等后遗症，以促进伤肢运动功能的恢复。但对于病理性骨折的治疗要根据骨折原发疾病的性质和骨折的具体情况采取双重治疗，即既要治疗骨折，更要治疗骨折的原发性疾病。

(二) 流行病学

不同的暴力形式可导致骨折，如直接、间接暴力、肌肉牵拉力、累积性力等。还可由于年龄、健康状况、解剖部位、结构、受伤姿势等内在因素的差异，而产生不同类型的损伤，如幼儿骨膜较厚，易发生青枝骨折；18 岁以下的青少年，骨骺未闭合，易发生骨骺分离；老年人易引起骨质疏松性骨折等。

(三) 病理生理

1. 纤维骨痂期　骨折部出血形成血肿，所属骨、骨膜、周围组织细胞坏死。坏死物刺激，造成血管扩张，细胞浸润，出现外伤性炎症。于骨折后 2～3 周，骨折端初步粘连。

2. 原始骨痂期　骨折后 24 小时开始骨膜增殖，发生骨膜内骨化，血肿机化而成的纤维组织大部分变成软骨，发生软骨内骨化。6～8 周完成原始骨痂的形成。

3. 成熟骨板期　新生骨小梁逐渐增加，排列趋于规则，原始骨痂被改造成成熟的板状骨，达到骨性连接，髓腔也为骨痂所封闭，以上过程于 8～12 周完成。

4. 塑形期　骨结构按力学原则重新塑造，一般受力多的皮质部变厚，受力少的变薄，骨松质也沿力的作用面而支撑相应的皮质部。对位良好的骨折，最后骨折痕迹消失，骨髓腔重新开放，需 2～4 年。

(四) 分类

对骨折进行分类，是决定治疗方法、掌握其发展变化规律的重要环节。分类方法很多，现将主要分类方法介绍如下：

1. 根据骨折是否与外界相通情况　分为闭合骨折与开放骨折。

2. 根据骨折的损伤程度　分为单纯骨折、复杂骨折、完全性骨折、不完全性骨折。

3. 根据骨折整复后的稳定程度　分为稳定性骨折与不稳定性骨折。

4. 根据受伤前骨质是否正常情况　分为外伤性骨折与病理性骨折。

5. 根据骨折后就诊时间情况　分为新鲜骨折与陈旧骨折。

（五）临床特征

常见症状与体征包括：

1. 疼痛与压痛　骨折多因暴力所致，局部有疼痛与压痛，尤其挤压痛明显。经固定后压痛可减轻或消失，超过骨折愈合期后仍有疼痛或压痛，提示骨折愈合欠佳。

2. 局部肿胀　骨折时局部肿胀明显，软组织内出血较多可形成瘀斑、水肿。若持续 2 周以上的肿胀，易形成纤维化，有碍运动功能恢复。

3. 畸形　骨折移位后，伤肢形状改变，或骨折愈合的位置未达到功能复位的要求，有成角畸形、旋转畸形或重叠畸形等。

4. 功能障碍　骨折后由于伤肢疼痛、肿胀、骨支架断裂，使肢体丧失部分或全部运动功能（不全骨折可有部分运动功能）。骨折畸形愈合、肢体长期固定而缺乏功能锻炼，均可导致关节僵硬和肌肉萎缩。骨折损伤周围神经或形成创伤性关节炎，均可引起肢体运动功能障碍。

5. 全身表现　①休克：多见于多发性骨折、骨盆骨折、脊椎骨折和严重的开放性骨折。常因广泛的软组织损伤、大量出血、剧烈疼痛或并发内脏损伤而引起。②发热：一般骨折后体温正常，无发热。若严重损伤，大量出血，形成血肿吸收时，可有低热，但一般不超过 38℃。若开放性骨折，发热较高，应考虑感染。

6. 并发症　人体受暴力打击以后，除发生骨折外，还可能出现各种全身或局部的并发症。严重的并发症对人体的危害远远超过骨折本身，有的在短时间内影响生命，必须立即处理。骨折的并发症包括：外伤性休克、感染、内脏损伤、主要动脉损伤、缺血性肌挛缩、脊髓损伤、周围神经损伤、脂肪栓塞、坠积性肺炎、褥疮、泌尿系感染和结石、损伤性骨化（骨化性肌炎）、创伤性关节炎、关节僵硬、缺血性骨坏死、迟发性畸形。

二、康复评定

主要是上肢和下肢功能的评定。上肢的主要功能是手的运用，上肢各关节的结构、连接情况及上肢的长度都是为了上肢终端的手得以发挥其作用，完成各种活动；下肢的主要功能是负重和行走，要求各关节保持稳定，并有一定的活动度。因此，对骨折的诊断或功能评价时应详尽了解病史，在全面检查患者的基础上作出全面判断，如对骨折的部位、性质、移位程度及有无并发神经、血管、肌腱等损伤。评定内容主要有：

（一）骨折情况评定

骨折对位对线及骨痂形成情况，是否有延期愈合或未愈合，有无假关节形成及畸形愈合，有无感染，血管神经损伤，骨化性肌炎。

（二）关节活动度评定

常采用关节量角器测量法。肩关节的功能位是外展 50°，前屈 20°，内旋 25°；肘关节的功能位是屈曲 90°，其中最有用的活动范围在 60°～120°；前臂联合关节最有用的活动范围是旋前、旋后各 45°，腕关节的功能位是背伸 20°；行走时要求下肢各关节的活动度为，踝关节跖屈 20°、背伸 10°，膝关节屈曲 60°，髋关节屈曲 30°、后伸 30°；骨折后期，四肢各关节易粘连、关节挛缩，将导致关节活动受限、功能障碍。

(三) 肌力评定

常采用徒手肌力检查，如 Lvotte 分级法或美国医学研究委员会(MRC)分级法。

(四) 肢体长度及其周径检查

可用皮尺或钢卷尺测定骨的缩短和增长程度，测量时应注意先将两侧肢体放置于对称位置，然后利用骨性标志测量两侧肢体的长度，最后将两侧的测量结果进行比较。常用皮尺测量肢体的周径(围度)，以了解肌肉有无萎缩或肿胀。

(五) 感觉功能评定

常检查浅感觉、深感觉和复合感觉。

(六) 日常生活活动能力评定

对上肢骨折患者重点评估，穿衣、洗漱、清洁卫生、进餐、写字等情况，常采用 Barthel 指数评定(BI)或功能独立性评定(FIM)。

三、康复治疗

【康复目标】

①改善患肢的血液、淋巴循环，促进血肿、炎症渗出和坏死组织的吸收，防止粘连。②促进骨愈合，防止骨脱钙。③维持一定的肌肉收缩运动，防止废用性肌萎缩。④利用关节运动牵伸关节囊、韧带等软组织，或持续被动运动和物理因子疗法，以防止关节挛缩的发生。

【康复治疗】

(一) 运动疗法

主要为肢体的被动运动、主动辅助运动、主动运动和抗阻力运动等，是消除水肿的最有效、最可行的方法。

1. *患肢肌肉等长收缩*　骨折复位固定后应遵循动静结合的原则，待病情稳定后应行患肢固定肌的等长收缩训练，以恢复肌肉的活动。每日训练 2～3 次，每次训练量应以不引起肌肉疲劳为度，时间为 5～10 min。

2. *进行未固定关节的伸屈活动*　固定稳定后即可行患肢的运动训练，以促进肢体血液循环及增加骨折端的轴向生理压力，有利于消除肿胀、促进骨断端愈合，并可防止关节挛缩畸形。训练每日 3 次，每次 5～10 min。上肢应注意关节外展、外旋与掌指关节屈伸运动，下肢应注意踝关节背屈运动。年老者更应防止关节粘连与僵硬。

3. *关节面骨折的训练*　因关节面骨折常遗留严重的关节功能障碍，为了减轻障碍程度，固定 2～3 周后，在保护情况下行受损关节不负重的主动运动，以增加关节活动范围。如固定无特殊要求，则关节置于功能位。这样有利于促进关节软骨的修复，有利于相应关节面的磨损塑形，有利于减少关节内的粘连。

4. *健肢与躯干正常活动训练*　对健肢与躯干应尽可能保持其正常活动，尽量早期活动训练。如必须卧床的患者尤其年老体弱者，应每日做床上保健操，以改善全身情况，防止褥疮、呼吸系统疾病等并发症。

(二) 作业疗法

作业治疗侧重于恢复患者的认知、操作和生活自理能力，其主要作用和目的是加速骨与软组织的愈合，缩短疗程，并促进患者运动功能的恢复。骨折整复固定后，待患者全身状况和局部伤口条件许可，骨折断端稳定，即可开始作业治疗。

(三) 物理因子治疗

1. *电疗法*　采用适当的低频或中频电刺激病变的神经、肌肉，使之兴奋，发生收缩反应，这种节律性的收缩可促进局部血液循环，改善肌肉营养，抑制肌肉纤维化，防止肌纤维变短、变厚和硬化，延缓肌肉萎缩，从而起到锻炼肌肉、增强肌力、矫治脊柱畸形等作用。因为低、中频电流的种类很多，应根据神经、肌肉病变的性质选择针对性强的治疗电流。

2. *音频电疗法*　音频电流可刺激局部纤维组织，包括神经纤维、肌纤维及结缔组织等，也可促进局部血液循环，改善营养及其代谢功能。

3. *超短波、短波疗法*　这类高频电疗法有明显的改善血液循环、减少组织渗出、消除无菌性炎症、有利于消肿作用。每日或隔日 1 次，每次 15～20 min，15 次为 1 个疗程，可连续做 2～3 个疗程。

4. *红外线疗法、蜡疗*　红外线疗法的热作用浅，主要在皮肤浅层，但是通过神经反射和体液机制，可使肌肉和皮下组织升温，具有解除肌肉痉挛和降低纤维结缔组织张力的作用。每日 1 次，每次 20～40 min，20 日为 1 个疗程。蜡疗的温热作用与挤压作用相结合，可明显缓解肌肉痉挛。

5. *超声波疗法*　对局部组织细胞有微小的按摩作用及发热、理化作用，从而增强半透膜的弥散过程，加强渗透，改善血液循环和组织营养。

四、常见骨折的康复

(一) 上肢骨折的康复

1. *尺骨鹰嘴骨折*　尺骨鹰嘴骨折是常见的肘部损伤，大多数是关节面骨折，在周围肌肉的作用下很容易发生分离移位，日后可能引起创伤性关节炎。因此，应强调解剖复位、牢固内固定和早期活动关节。

康复治疗：术后用上臂后侧石膏托将肘关节屈曲 90°固定，术后 1 周开始主动和辅助主动训练。锻炼间隙仍用石膏托固定，术后 4 周去除石膏托。

鹰嘴骨折块切除术后：术后用上臂后侧石膏托将肘关节屈曲 70°固定，术后 1 周开始轻柔的主动和辅助主动训练。锻炼间隙仍用石膏托固定 3 周，去除石膏后再用悬吊带悬吊上肢 2 周。

2. *肱骨内、外髁骨折*　肱骨外髁骨折的骨折块可以包括肱骨小头骨骺、滑车外侧部分及干骺端骨质，多属于骨骺骨折，是儿童肘部常见损伤，年龄在 2～18 岁，以 6～10 岁最为常见。治疗不当可以遗留肘部畸形及功能障碍。肱骨内髁骨折指累及肱骨滑车及内上髁的一种较为少见的损伤，实际上是一种儿童肘关节内的骨骺骨折，与肱骨外髁骨折互为“镜像”损伤。

康复治疗：肱骨远端骨折包括髁上骨折、经髁骨折、髁间骨折、内外髁骨折、关节面骨折(肱骨小头、滑车)、内上髁部骨折，术后的康复治疗方案相似。术后以腋后皱褶至手掌的石膏托固定，维持屈肘 90°，前臂中立位。术后 1 周内可以早期取下石膏托，开始轻柔的主动和被动训练，包括肩、腕、手部活动。锻炼间隔仍以石膏托固定。每日 4 次，每次 10 min。术后 3 周去除石膏后托，改用颈横吊带固定上肢，轻柔缓慢地活动肘关节。

3. *桡骨远端骨折* 指桡骨远端关节面近端 2～3 cm 以内的骨折，包括向背侧移位的 Colles 骨折、背侧 Barton 骨折和向掌侧移位的 Smith 骨折、掌侧 Barton 骨折。

(1) 桡骨远端骨折术后的功能评价：常用的有 Gartland and Werley 评分系统和 Dienst 功能评分方法(表 3-4)。

表 3-4 Dienst 功能评分方法

评 分	主观评价		客观评价		
	疼 痛	活 动	功 能	握 力	活动减少
优	无	不受限	无受限	同健侧	<15°
良	偶尔	剧烈活动受限	接近正常	接近正常	15°～30°
可	经常	工作轻度受限	受限	减弱	30°～50°
差	持续	正常劳动受限	明显受限	明显减弱	>50°

(2) 康复治疗：Ⅰ型骨折经皮克氏针固定术后 6 周可以去除克氏针，改用腕托保护固定，腕关节轻柔主动及辅助主动伸屈活动练习。

牵引石膏术后钢针和石膏需保留 8 周，鼓励患者主动进行手部和肩部功能练习，8 周后去除钢针和石膏，改用腕托保护，逐渐加强腕关节活动强度。

桡骨远端掌侧、背侧 Barton 骨折术后用石膏夹板固定腕关节和前臂，2 周后开始进行轻柔的主动功能训练，每日 4 次，每次 15 min。术后 4 周去除外固定，逐渐增加练习强度，直至骨折愈合牢固。

(二) 下肢骨折术后的康复

1. *股骨髁间骨折* 股骨髁间骨折是一种关节内骨折，多系遭受股骨纵轴的垂直暴力，以手术治疗为主，易造成关节粘连、僵硬，对关节功能影响较大，故治疗要求和难度较高。

康复治疗：术后第 2 日在持续被动运动(CPM)机上进行膝关节屈曲练习，开始 0°～30°，以后每日增加 5°～10°，每日 2 次，每次 60 min；术后 1～2 周可鼓励患者行直腿抬高，术后第 2 周开始辅助关节主动屈曲 ROM 训练，第 3 周膝关节主动屈曲 ROM 训练，术后 4～6 周开始扶拐部分负重行走。

2. *髌骨骨折* 髌骨能保护膝关节，增强股四头肌肌力，伸直膝关节最后 10°～15°的滑车作用。直接暴力使外力直接打击在髌骨上，如撞伤、踢伤等，多致粉碎性和横断型骨折；间接暴力多来自股四头肌的猛力收缩所形成的牵拉性损伤，骨折移位较大，周围软组织撕裂严重。骨折后关节内大量积血，有移位的骨折可触及骨折线的间隙，髌骨 X 线正侧位片可以确诊。临床上无位移的髌骨骨折占 20%，有位移的占 80%，后者包括横行骨折、粉碎性骨折、髌骨上下级骨折和髌骨纵行骨折。

康复治疗：①股四头肌等长收缩训练：从术后第 1 日开始并坚持于康复全过程中，每小时 40～50 次，每次 20～30 min。②足趾及踝关节的主动活动：要求每日 3～4 次，每次 20～30 min，完成屈伸及环绕运动各 40～50 次。③膝关节活动练习：术后第 2 日开始，治疗师一手托住膝部后方，患者依靠小腿重力屈曲膝关节，再慢慢伸直，每日 3～5 次；或进行健腿辅助下的关节屈曲伸展训练，一般每日 5～6 次，每次 4～10 遍，训练量逐日增加；主动练习包括仰卧屈髋屈膝，术后1周可坐于床边，先小腿下垂再主动伸直。④髌骨活动：如无禁忌可随时左右、上下推动髌骨，特别是从上向下的推拉，每日2～3次；术后第2日开始以CPM机行持续被动运动，由45°开始，每日增加5°，每日1～2次，每次1 h；在不加重关节疼痛的情况下行直腿抬高训练。

膝关节骨折术后的功能评价常用的有HSS评价体系，髌骨骨折还有专业的Levack功能评分(表3-5)。

表3-5　Levack髌骨骨折功能评分

症状、体征和主观评定	评　分	症状、体征和主观评定	评　分
疼痛		股四头肌肌力下降	
无疼痛	3	无下降	3
活动时轻微疼痛	2	下降30% ～45%	2
即使在休息时也有持续性的严重疼痛	1	下降大于45%	1
活动受限		主观功能评价	
无活动受限	3	75～100	3
十有活动受限，尤其在运动时	2	50～74	2
关节活动度明显下降	1	0～49	1

注：总分9分以上优，6～9分可，6分以下差。

3. 胫骨平台骨折　属关节内骨折，临床多见于青壮年，治疗较困难，对关节的功能影响也较大。最多见于外翻应力造成的外侧髁骨折，其次为垂直压力引起的"Y"形、"T"形骨折，内翻应力除引起内侧髁骨折外还可并发有外侧副韧带及半月板损伤。骨折后关节内积血，膝部X线正侧位片可以确诊。其分类方法很多，最简单的分类方法是将平台骨折分为无移位骨折、压缩骨折及劈裂压缩骨折。

康复治疗：术后第1日进行股四头肌的等长收缩训练，每日3次，每次小于15 min，每块大肌肉收缩10～15次；术后48～72 h开始CPM机训练，从30°开始，角度每日增大5°～10°，每日2次，每次1 h；1周后停CPM机训练，进行主动屈曲膝关节的练习；6～8周后在双拐辅助下行患肢负重练习，12～14周可全负重。非手术治疗患者的康复方案可参照手术治疗者进行。

(三) 脊柱骨折后的康复

脊柱骨折多见于青壮年男性。多由间接外力引起，如高处跌落时臀部或足着地，冲击性外力向上传至胸腰段发生骨折；少数由直接外力引起，如房子倒塌压伤、汽车压撞伤或火器伤。病情严重者可致截瘫，甚至危及生命。治疗不当的单纯压缩骨折，亦可遗留慢性腰痛。

脊柱骨折康复治疗的目的是防止躯干肌萎缩，促进骨折愈合，恢复脊柱的稳定性和柔韧性，防治腰痛，康复治疗的具体治疗方法如下。

(1) 多数脊柱骨折无需石膏固定，一般在伤后仰卧硬床休息，以维持过伸位，可在骨折部位垫10 cm高的软枕。如果患者总体情况允许，3～5日后行腰背部肌肉训练，可采用以下方法。

1) 五点支撑法：仰卧位，用头、双肘及双足跟着床，使臀部离床，腹部前凸如拱桥，维持数秒放下，重复进行。

2) 三点支撑法：在五点支撑法锻炼的基础上，待腰背肌力量稍增强后改为三点支撑法，即仰卧位，双手抱头，用头和双足跟支撑身体抬起臀部。

3）弓桥支撑法：在三点支撑法顺利完成后，患者练习时用两手及双足撑于床面，两上肢尽量伸直，全身腾空呈桥状。

4）飞燕式训练法：俯卧位，两手和上臂后伸至臀部，以腹部为支撑点，胸部和双下肢同时抬起离开床面，如飞燕，维持数秒，然后放松，重复 6～20 次，开始时次数应少，以后酌情增加次数。

以上训练应循序渐进，因人制订训练方案，在训练中应避免脊柱前屈及旋转，保持脊柱的稳定性。

(2) 伤后 1 个月后，可行翻身训练。翻身时，应尽量保持腰部伸屈位，注意肩部与骨盆同时翻转，一般采用患者双手伸直紧贴身体两侧，由家人或助手一手放于肩部，另一手放于背部，同时翻转，主要是防止脊柱屈曲与旋转。翻身俯卧后，可再行背肌训练。①先行双臂支撑抬起上身与头，髋部不离床。②双下肢交替后伸，膝关节保持伸直，也可以用上肢支撑，抬起上身与头部，或双下肢同时后伸，上肢保持不动，最后行飞燕式训练法。

(3) 伤后 3 个月，可训练俯卧位下床。下床时，先一腿着地，用双手撑住上体，等躯干接近直立时，再移下另一条腿，并注意避免脊柱前屈。待患者直立时可行脊柱后伸、侧弯、旋转训练。

(4) 部分手术治疗后患者，如减压探查加内固定者，可制订一套训练方法：术后 2 日，可主动行双下肢的伸屈活动，若截瘫者应行双下肢被动活动，每日 3 次，每次 15～20 min，以避免下肢肌肉萎缩；术后 1 个月可行半坐位训练，每日 3 次，每次 15～20 min；术后 2 个月，可行持双拐站立，根据患者具体情况，逐步加大训练量。

(5) 增强关节活动度与腰背肌力量：常采用按摩推拿疗法，在骨折部位周围给予适度推拿，以舒筋活血，使其松解、软化而改善功能。

第三节　软组织损伤的康复

软组织损伤多发于肩部、肘部、膝部和足踝部，康复治疗的目的是消肿、止痛、活血、预防和控制、促进组织愈合、减少组织粘连与瘢痕产生、促进功能早期恢复。除一般治疗外，多采用运动疗法、物理因子疗法、针灸、推拿及中药等综合康复疗法。

一、概述

(一) 定义

软组织通常指人体肌肤、皮下组织、肌肉、肌腱筋膜、韧带、关节囊、滑膜囊、滑膜和神经、血管等。各种原因引起软组织的损害，称为软组织损伤。临床上，软组织损伤不包括骨、软骨关节及内脏等组织的损伤。

(二) 病理生理

现代医学认为软组织损伤是人体软组织受到外来暴力伤害，由于局部血管破裂而致血管壁的渗透功能失调，组织液渗出存在于组织间隙内引起肿胀；同时受伤后局部血管破裂、出血引起血肿；创伤血肿和炎症反应使患者感到患处疼痛并有不同程度的功能障碍。

(三) 临床特征

软组织损伤可分为急性软组织损伤与慢性软组织损伤，它们的临床特征有所区别。

1. 急性软组织损伤　急性软组织损伤时，患者常感受伤部位有响声或组织突然“撕裂”感、局部疼痛、活动障碍，可分为三个阶段。

(1) 早期：指伤后 48 h 以内，组织出血和局部出现红肿痛热、功能障碍等征象的急性炎症期。

(2) 中期：指受伤 48 h 以后，出血已经停止，急性炎症逐渐消退，但局部仍有淤血和肿胀，肉芽组织形成，并开始吸收，组织正在修复。

(3) 后期：损伤基本修复，肿胀、压痛等局部征象也已消除，但功能尚未完全恢复，锻炼时仍感疼痛，酸软无力。有些严重病例，由于粘连或瘢痕收缩，出现患部僵硬、活动受限等情况。

2. 慢性软组织损伤　慢性软组织损伤的临床特征为：

(1) 患部酸痛或胀痛，部分刺痛或灼痛。

(2) 劳累时加重，休息时减轻；适当活动和经常改变体位时减轻，活动过度又加重。

(3) 患部活动受限。

(4)患部有压痛点。

(5) 患部外形无异常。

二、康复评定

(一) 关节活动度评定

常采用关节量角器测量法。

(二)肌力评定

常采用徒手肌力评定，如 Lvotte 分级法或美国医学研究委员会(MRC)分级法。

(三)肢体长度及其周径检查

可用皮尺或钢卷尺测定骨的缩短和增长程度，测量时应注意先将两侧肢体放置于对称位置，然后利用骨性标志测量两侧肢体的长度，最后将两侧的测量结果进行比较；常用皮尺测量肢体的周径(围度)，以了解肌肉有无萎缩或肿胀。

(四) 感觉功能评定

常检查浅感觉、深感觉和复合(皮质)感觉。

(五)步态分析

常采用 RLA 步态观察分析。

(六) 日常生活活动能力评定

对上肢损伤的患者重点评估生活自理能力情况，如穿衣、漱洗、清洁卫生、进餐、写字等，常采用 Barthel 指数评定(BI)或功能独立性评定(FIM)。

三、康复治疗

【康复目标】

康复治疗主要是减轻肿胀，缓解疼痛，维持或改进肌力、耐力和活动，保持日常生活活动能力的独立性。

【康复治疗】

(一) 肩部软组织损伤的康复

肩部由于解剖结构的特点,肩关节的稳定性较差,主要依靠周围的肌肉、韧带来维持其稳定,完成各种复杂的功能活动,故肩关节周围软组织损伤机会较多。常累及肩关节盂唇、肱二头肌、肱三头肌、肩胛下肌、冈上肌、冈下肌和小圆肌等损伤,出现肩部肿胀、疼痛、活动受限,甚至局部肌肉痉挛和肌萎缩等。

1. *肩部撞击综合征* 又称肩峰下疼痛弧综合征。由于肩关节外展活动时,肱骨头及大结节反复撞击肩峰前缘和肩峰下缘,引起局部骨质增生及硬化,肩峰下滑囊受挤压,造成肩部疼痛、肩无力及活动受限等一系列综合征,包括肩峰下滑囊炎、冈上肌腱炎、冈上肌腱钙化、肩袖损伤、肱二头肌长头腱炎等。临床上当肩外展时出现疼痛弧,即在外展 60°～120°范围出现明显疼痛。

康复治疗:肩峰撞击后的处理与康复治疗主要是消炎镇痛、恢复肩关节的功能。早期肩部理疗或热敷。在无疼痛情况下活动肩关节,防止炎症组织粘连。轻中度患者应限制肩部活动直到疼痛消失,必要时也可限制其活动量,防止病情加重,待疼痛缓解后再指导患者进行各种康复治疗,帮助恢复肩关节的功能。

2. *肱二头肌长头腱鞘炎* 肩关节活动时,位于腱鞘内的肱二头肌长头与腱鞘有长期磨损导致退变,产生无菌性炎症粘连,引起肩部疼痛和肩关节活动受限,夜间加剧影响睡眠,结节间沟及其肱二头肌长头腱压痛明显。抗阻力屈肘时及前臂旋后时,肱二头肌长头腱处出现剧烈疼痛。慢性发病者,病程较长,疼痛较轻,但过多活动患肢或在遭受轻微外伤后症状可加剧。

康复治疗:肱二头肌长头肌腱炎在急性期,疼痛较重者可暂时悬吊上肢于胸前使肩部制动、休息。疼痛较轻者可服消炎镇痛药,也可行局部封闭法。慢性期,可采用理疗与局部封闭相结合。治疗期间应避免再损伤或过度地做促使疼痛加重的活动。当疼痛缓解,应做肩部功能练习。

3. *肩袖损伤* 肩袖亦称旋转袖,是覆盖于肩关节前、上、后方的肩胛下肌、冈上肌、冈下肌、小圆肌等肌腱组织的总称。常因创伤、撞击、挤压、牵拉等急慢性损伤或因供血不足引起肩袖组织退行性改变,严重时可导致肩袖肌腱的完全性断裂。

临床症状有肩部疼痛和肩外展活动受限,伤前肩部无症状,伤后肩部有一时性疼痛,隔日疼痛加剧,持续 4～7 日。不能自动使用患肩,大结节与肩峰间压痛明显。肩袖完全断裂时,则丧失对肱骨头的稳定作用,影响肩关节外展功能,患者下垂试验阳性。若部分撕裂时,有 60°～120°疼痛弧。应用普鲁卡因封闭试验,判定肩袖未撕裂或仅为部分撕裂。

康复治疗:肩袖完全断裂者,除年迈体弱及有内科病者外均应早期手术治疗。术后 4～6 周后,除去外展架后行肩关节功能锻炼,先做肩关节无重力摆动,每小时 1 次,每次 5～10 min,运动范围以患者能忍受疼痛为度。待肩部肌力增强后,再行爬墙及主动上举运动并辅以理疗。

肩袖损伤的治疗与康复取决于损伤的程度及其类型。肩袖部分断裂后,一般用非手术治疗。可用石膏或夹板或外展架将肩关节固定在外展、前屈、外旋位 3～4 周,使断裂部分接近并获得愈合。然后，进行肩关节功能练习。

（二）肘部软组织损伤

肘部软组织损伤包括内侧副韧带损伤、肱骨内上髁炎、肱骨外上髁炎及肘关节创伤性滑囊炎等，其中以肱骨外上髁炎最多见。

肱骨外上髁炎 又称网球肘或桡侧腕伸肌腱损伤。该病与职业有关，多见于需反复用力伸腕活动的成年人，造成前臂伸肌特别是桡侧腕伸短肌的慢性撕拉伤造成积累性损伤，如网球和羽毛球运动、搅拌操作工及家庭主妇等。临床主诉肘关节外侧疼痛，有时波及两侧，常向前臂放射。尤其在前臂旋后运动时，如用力握物、拧物动作时疼痛加重、乏力。在肱骨外上髁处即桡侧腕短伸肌起点压痛明显，腕伸肌紧张试验阳性。

康复治疗：症状轻微者，给予适当休息，避免引起疼痛加重的前臂活动，如患侧腕部用力、前臂旋转等。结合理疗，如热敷、激光、低中频电刺激、局部封闭注射。针灸治疗具有较好疗效，运动疗法采用主动的前臂伸肌伸展与肌力增强练习，小针刀疗法在松解肱骨外上髁后可行前臂旋前、肘关节屈曲的伸展锻炼动作。对于保守治疗无效、顽固性疼痛严重影响生活者，可行手术治疗。

（三）膝部软组织损伤的康复

膝部软组织损伤有半月板损伤、侧副韧带损伤、前后交叉韧带损伤、髌腱或股四头肌断裂等，其中以侧副韧带损伤与半月板损伤最为常见。膝关节是人体负重量最大的关节，劳损与创伤机会最多。膝关节也是人体最完善最复杂的关节，不仅具备滑膜关节必备的关节面、关节腔和关节囊等主要结构，而且还具有纤维软骨形成的半月板和韧带、滑囊、滑膜皱襞、脂肪垫等各种辅助结构，众多的结构，使膝关节损伤发病率高、种类繁多。膝关节面浅而广，灵活性较差。关节的稳定性主要依赖于坚韧而富有弹性的韧带来加强，以调节关节运动，限制和防止发生非功能位损伤，使膝关节在伸直位或屈曲位时保持稳定。

1. 侧副韧带损伤 膝关节侧副韧带主要起稳定膝关节的作用。在膝关节处于半屈位时，两侧韧带松弛，小腿可产生一定的回旋运动。在此状态，膝关节的稳定性较差，在外部力量作用下易发生内、外侧副韧带的损伤。根据损伤程度的不同，分级有多种方法。按撕裂的严重程度采用4度分类法。Ⅰ度：检查时张开距离0～5 mm，撕裂甚少。Ⅱ度：检查时张开距离为5～10 mm，有一部分断裂，关节有点不稳定。Ⅲ度：检查时张开距离为10～15 mm，撕裂明显，中度不稳定。Ⅳ度：检查时张开距离>15 mm，全断裂，极不稳定。治疗时根据损伤程度的不同而异，如为部分撕裂伤应固定4周，如为全断裂应立即手术缝合，修补后再固定。康复治疗主要介绍对Ⅰ度、Ⅱ度损伤的康复方法。

（1）早期处理（3周以前）：①采用局部冷敷或冷疗，抬高患肢。②非甾体抗炎药和镇痛药。③应用功能性围膝固定于15°～90°的位置上。④在围膝内进行等长训练，每日3次，包括髋关节的伸展、外展与内收。⑤进行髋踝训练、健腿与上肢的有氧练习。⑥练习膝关节屈伸45°～90°。

（2）中期练习（3～5周）：①不用膝关节支具进行训练。②膝关节渐进性屈伸训练0°～90°。侧踏台阶训练。③开始0.5～5 kg的渐进性抗阻力训练。④不用拐练习部分到完全负重。

（3）后期训练（6周后）：①开始无阻力工作，并用较大重量进行渐进性抗阻力训练。②上、下楼梯及做8字型跑步。③允许进行包括一直向前跑在内的功能性训练。

2. 半月板损伤 半月板与交叉韧带与其周围的关节囊、韧带、肌腱密切相关，半月板的前后角附着于胫骨上，因此当半月板受到股骨髁的挤压作用而变形或变位时，由于受到关节囊、韧带以及其他连接结构的牵拉作用，半月板有恢复到原来正常位置的弹性趋势。在不正常的屈伸运动或旋转运动时，半月板不能恢复到正常的位置，又抵抗不了周围结构的牵拉应力，从而发生撕裂。伤后膝关节疼痛明显，关节肿胀，伸展功能障碍。对慢性期或无明显外伤史的患者，病程较长，持续不愈，主要症状是膝关节活动时疼痛，尤其行走或上、下坡时明显，或可出现跛行。伸屈膝关节时，膝部有弹响或出现“交锁征”，检查时见患膝不肿或稍肿，股四头肌较健侧萎缩，以内侧较明显。膝关节不能过伸或过屈，关节间隙处压痛，麦氏征阳性，挤压研磨试验阳性。康复治疗一般分期进行：

(1) 第Ⅰ期：早期保持制动。根据患者情况在1周内用围膝，不用拐，逐步进行负重训练，或行部分负重训练，或行半月板修补术。

(2) 第Ⅱ期：闭合链加强肌力训练；对抗徒手阻力的活动和多种角度的等长训练；借助仪器用力半蹲训练或腿上加压训练，或单腿加压训练。

(3) 第Ⅲ期：神经-肌肉本体感觉训练；进行坐位和站位的各种平衡板训练；滑板与适应器训练。

(4) 第Ⅳ期：功能活动训练，注意避免超负荷活动及膝关节骤然的扭转、伸屈动作。也可进行为适应日常生活活动所需的肌力、耐力和本体感觉的训练，如游泳、水池中行走、骑自行车等。

(四) 足踝部软组织损伤的康复

1. 踝关节韧带损伤　踝部软组织损伤以踝关节韧带损伤最为常见，发病率也是全身关节韧带损伤之首。当踝关节过度内翻、外翻时，易使踝关节外侧或内侧韧带损伤，以外侧韧带损伤最为常见，尤其是腓距前韧带损伤。当踝关节跖屈位受到内翻应力时，首先发生腓距前韧带损伤。韧带的撕裂与修复，关系到踝关节的稳定，并影响运动承重，易继发创伤性关节炎。因此，损伤初期的正确治疗与康复具有重要意义。

踝部扭伤后出现局部疼痛、肿胀及明显压痛，伤后数小时出现皮下瘀血青紫，患足不能负重或跛行，踝内翻或外翻时疼痛加重。触诊时可触及韧带撕裂处凹陷不平，韧带侧向牵拉试验阳性。若肿胀严重者，X线检查可排除内、外踝撕脱性骨折。

康复治疗：急性损伤时即进行局部冰敷或制动。损伤24 h内切忌搓捏伤区，以免加重损伤与出血。受伤1日后，局部内出血停止，可进行物理与手法治疗。①物理治疗：开始选用小剂量的温热疗法，如红外线疗法、蜡疗等，每次20～30 min，每日1次；对不便打开固定物或敷料者，可行温热量的超短波或微波治疗，每次20 min，每日1次。恢复期用超声波疗法接触移动法，每次3～5 min，每日1次；或用音频电疗法，中等强度，每次20 min，每日1次。②手法治疗：采用舒筋活血通络利关节的揉法与拔伸法，消肿祛瘀，解除粘连，防止关节韧带微小错位。③运动疗法：在损伤初期踝关节固定或外敷药包扎期间，可在床上进行抬腿、屈髋、屈膝及足趾伸屈活动，以增强肢体的血液循环，促进软组织肿胀消退；伤后1周外固定解除后，当肿胀逐步消退，可进行主动的踝关节背伸、跖屈、旋转等功能锻炼；损伤后期，可进行踝关节负重性体操训练，如踏步、原地高抬腿踏步2 min，逐步增强踝关节负压，提高小腿及踝关节韧带张力。④弓步压腿：患肢屈膝，足踏平，双手扶膝上方，健肢直位后伸，使患肢小腿与踝关节产生前屈角，踝关节得到压力性背屈，反复5～6次，恢复踝关节背屈功能活动。⑤弓步辗旋转：患肢屈膝，足踏平，双手扶膝上方，健肢直立后伸，以踝关节为轴心做顺时针旋转4～5次，使其被动负重旋转，从而恢复踝关节运动生理功能。对于骨折或肌腱、韧带完全断裂者，应手术治疗。

第四节　手外伤的康复

手是人们劳动与日常生活不可缺少的器官，结构精细，功能复杂，手部损伤后可致不同程度的功能障碍，影响日常生活与工作。因此，手外伤后功能的恢复显得十分重要。由于工农业生产机械的应用日益广泛，人民劳动生活中应用机械、电器等产品的增多，手的外伤机会因而也明显增多。据估计手外伤发病率占创伤的1/3～1/2，每一位手外科专家都认为，术后若缺乏功能锻炼，固定关节于非功能位如拇指内收、掌指关节过伸及腕关节屈曲位等，都致使手不能握物，拇不能过伸，故单凭精湛的手术尚不足以使患者恢复理想的功能，还必需配合手的康复训练，故手康复技术有着极其重要的作用。

一、概述

(一) 定义

手外伤包括皮肤软组织损伤和骨折。手外伤康复是在手外科的诊断和处理的基础上，针对手功能障碍的各种因素，如瘢痕、挛缩、粘连、肿胀、关节僵硬、肌萎缩、感觉丧失或异常等，采取相应的物理治疗、作业疗法和手夹板、辅助器具等手段，使伤手恢复最大程度的功能，以适应日常生活活动和工作、学习。

(二) 流行病学

手外伤是机械化生产的产物，不同时期、不同国家和不同地区的手外伤发病率不同，主要与生产力水平、生产机械化、自动化程度有关。发达国家手外伤患者逐年减少，但国内由于生产力的发展，手外伤正处于高峰，尤其是个别私营企业，由于对劳动保护的重视程度不够，更是导致手外伤增多的重要原因。手外伤与全身创伤相比，导致生命危险的可能性较小，但对患者的劳动能力造成严重影响，给患者造成很大的心理负担，同时给国家和社会造成很大的经济损失。

(三) 病理生理

手外伤中常见的有刺伤、锐器伤、钝器伤、挤压伤、火器伤等。

1. 刺伤　如钉、针、竹尖、木片、小玻片等刺伤。特点是进口小，损伤深，可伤及深部组织，并可将污物带入深组织内，导致异物存留及腱鞘或深部组织感染。

2. 锐器伤　日常生活中刀、玻璃、罐头和劳动中的切纸机、电锯等切割伤，伤口一般较整齐，污染较轻，伤口出血较多，伤口的深浅不一，所致的组织损伤程度亦不同。常造成重要的深部组织如神经、肌腱、血管的切断伤，严重者导致指端缺损、断指或断肢。

3. 钝器伤　钝器砸伤引起组织挫伤，可致皮肤裂伤，严重者可导致皮肤撕脱，肌腱、神经损伤和骨折。重物的砸伤，可造成手指或全手各种组织严重毁损。高速旋转的叶片如轮机、电扇等，常造成断肢和断指。

4. 挤压伤　门窗挤压可仅引起指端损伤，如皮下血肿、甲床破裂、远节指骨骨折等。车轮、机器滚轴挤压，则可致广泛的皮肤撕脱甚至全手皮肤脱套伤、多发性开放性骨折和关节脱位，以及深部组织严重破坏，有时手指和全手毁损性损伤需行截肢(指)。

5. 火器伤　如鞭炮、雷管爆炸伤和和高速弹片伤，特别是爆炸伤，伤口极不整齐。损伤范围广泛，常致大面积皮肤及软组织缺损和多发性粉碎性骨折,这种损伤污染严重,坏死组织多,容易发生感染。

(四) 临床特征

手部损伤大多是复合性的,可有手部皮肤、骨骼、肌腱、神经、血管损伤及其他部位的损伤,表现为肿胀、伤口、瘢痕、关节僵硬、软组织及肌腱粘连、感觉丧失、疼痛、皮肤感觉过敏、手功能障碍、肌力或握力下降和误用、废用、过用综合征。

二、康复评定

(一) 一般检查

一般检查通过询问病史、全身情况和手部的皮肤、肌腱、神经等作出初步诊断,一般分为望、触、动、量四部分。

1. *望诊* 观察皮肤的伤口大小、部位、有无缺损及其色泽、纹理,有否溃疡、畸形等。手部是否处于手部休息位还是手部功能位,对于处理手外伤或矫正、修复、固定、包扎时都应该作为参考,若手处于正常的功能位则有利于手部功能恢复。

2. *触诊* 感触皮肤的温度、弹性和软组织质地,以及检查皮肤毛细血管反应,以判断血液循环情况。检查其痛觉和触觉,以根据神经分布判断神经损伤情况。

3. *动诊* 针对手指活动情况,主动活动还是被动活动,结合伤口部位,可判断指深、浅屈肌腱有无断裂,以及损伤程度。

4. *量诊* 包括关节活动度、肢体周径、肢体长度和容积的测定。

(二) 手功能评定方法

主要包括手的关节活动度、肌力、感觉、体积和手的灵巧性及协调性等方面的评定。

1. *关节活动度评定* 使用量角器分别测量手指的掌指关节、近侧指骨间关节和远侧指骨间关节的主动及被动活动范围。可选用小型半圆形量角器,也可用直尺测量手指外展或屈曲的距离,或用两脚分规测量拇指外展程度。如选用半圆形量角器测量掌指关节时,将量角器的固定臂放在掌骨远端,移动臂放在近端指骨上,并随之移动。当测量指骨间关节时,量角器两端分别放在指骨间关节的近端和远端,移动臂随远节指骨移动,所移动的弧度为该关节的活动范围。如用直尺测量手指外展时,将直尺横放在相邻手指的远端,测量手指外展的最大距离便是。当测量手指屈曲时,将直尺放在被测量手指与手掌之间,测量屈曲手指指尖到手掌的垂直距离。当测量拇指外展情况时,将两脚分规的两侧放在拇指与示指指尖,测量其最大距离。

2. *肌力评定*

(1) 徒手肌力评定:观察肢体主动运动的范围和感觉肌肉收缩的力量,确定所检查肌肉或肌群的力量与等级。

(2) 手握力评定:用握力计评定。患者站立或坐位,上肢在体侧下垂,屈肘 90°,前臂和腕中立位,手握住握力计的手柄用最大力握 2～3 次,取最大值。评定时避免用上肢其他肌群来代偿。结果以握力指数判定,握力指数=手握力(kg)/体重(kg)×100,大于 50 为正常。

(3) 指捏力评定:用捏力计评定。评定时患者拇指和其他手指指腹捏压捏力计 2～3 次,取最大值。指捏力主要反映拇指对掌肌和其他四指的肌力,正常值约为握力的 30%。

3. *感觉测试*

(1) 轻触-深压觉检查:以测试感觉功能。

(2) 两点辨别试验：正常人手指末节掌侧皮肤的两点区分试验距离为 2～3 mm，中节 4～5 mm，近节为 5～6 mm。当神经修复后，常采用的检查方法。两点辨别试验的距离越小，越接近正常值范围，说明该神经的感觉恢复越好。

(3) 触觉识别评定：常采用 Moberg 拾物试验，试验时桌上放一个约 12 cm×15 cm 纸盒，5 种以上常用小物件，如回形针、硬币、别针、茶杯、纽扣和秒表。让患者在睁眼情况下，用手拣拾物品，并放入木盒内，每次只能拣拾一件，用秒表记录患者完成操作所花费的时间。然后，让患者在闭眼情况下重复上述动作，并记录时间。假如患者的拇指、示指、中指感觉减退，或正中神经分布区皮肤感觉障碍，则在闭目下很难完成该试验。

4. 肢体体积测量　测量仪包括一个有排水口的大容器及量杯，容器中有水平停止杆。测量时，将肢体进入容器中的一定位置。排出的水从排出口流出。用量杯测量排出水量，即为肢体体积，测量双侧，以示对比。

5. 灵巧性、协调性的测试　包括 Jebsen 手功能测试、明尼苏打操作等级测试(MRMT)、Purdue 钉板测试(令受试者将物品从某一位置转移到另一位置，记录完成的时间)。

6. 手指伤残评定　每一手指的失能，无论是由于丧失运动、感觉、力量还是截肢都要被评定，然后将这些评定结果再加起来，可转换成对手功能的评定。对手的损害的总和相当于全部功能减损，累积损害评定时包括了整个手指的功能评定。

(1) 手部复合损伤的复合值评定：复合不同损害的方法是根据每一损害的受损后(如手指远端指骨间关节)不是作用于整体(例如手指)而是存在于局部(例如手指近端指骨间关节和末梢)的原理进行的。当在某一部位有一个以上的损害时，将其换算至更多部位进行复合。这一复合值的确定按照下列公式：A% +B% ×(100% －A%)＝A% +B% 的复合值。例如，一个示指从 DIP 关节截指，表示该指 45% 的功能损害，又有 PIP 关节 90°强直，表示该指 80% 功能损害，其复合的功能减损可计算如下：45% +80% ×(100% －45%)＝89%，即对示指造成 89% 的功能减损。

(2) 手部单项损伤的功能评定：对于手部单项损伤的评定方法，国内外评定方法较多，但尚无统一的认识，常用者举例如下。

1) 神经损伤的单项评定：1989 年中华医学会手外科学组在广东制订手功能评定标准，考虑到单神经损伤较多见，临床表现又涉及感觉、肌力或关节活动，因此在结合世界卫生组织和英国医学研究会的标准制订我国的暂定标准。

2) 肌力恢复分级标准：常采用徒手肌力评定，可参见 Lvotte 分级法或美国医学研究委员会(MRC)分级标准。

3) 感觉恢复的分级标准：参照国际手外科联合会的周围神经损伤临床疗效评定方法将感觉检查分为 5 级(表 3－6)和将神经修复的疗效评定分 4 级标准(表 3－7)。

表 3－6　感觉恢复的分级标准

级　别	神 经 节 段	标　　准
1 级	S_1	无感觉
2 级	S_2	神经单一分布有深感觉
3 级	S_3	神经单一分布有浅感觉及触觉
4 级	S_4	神经单一分布有浅痛觉及触觉且重叠感消失
5 级	S_5	在神经单一分布恢复两点鉴别能力

表 3-7 神经修复的疗效评定分级标准

级别	标准
优	S_3^+，M_4 以上，手无畸形，功能正常或基本正常
良	S_3，M_3，手无畸形或仅有轻度畸形，功能基本正常，日常生活自理有小的困难
可	S_2，M_2，保护性感觉较好，手内在肌肌力部分恢复，手有部分功能，但生活自理有困难
差	S_1，M_2 以下，畸形明显，功能基本丧失

三、康复治疗

手外伤的康复大致分为早期、中期和后期 3 个阶段。

(一) 早期(0～4 周)

【康复目标】

康复目的是配合临床预防感染，促进血液循环，维持修复血管畅通和加速修复组织的伤口愈合。

【康复治疗】

术后 0～1 周应用广谱或针对性较强的抗生素、消肿药物，以预防创口的感染。因为感染将使吻合后的血管、神经、肌腱等失去活力，导致肢体的毁损。手外伤术后应在创口内安放引流，引出伤口内的积血，避免使其成为感染源，并使用药物及局部理疗控制组织水肿。1 周内鼓励患者被动活动手指。术后 2～4 周开始主动活动肢体，使肌腱滑动和肢体有较大的功能恢复。

1. *运动疗法*　对未加制动的关节，由治疗师帮助做轻微的伸屈运动，嘱咐患者对肩和肘关节做主动活动训练，以免因长期制动而影响其他关节的活动范围。

2. *物理因子疗法*

(1) 超短波电疗法：有促进深部血管扩张、改善血液循环、防止小静脉血栓形成和抑制细菌生长的作用，可加速水肿消退、控制感染。但对骨折断端用细钢针固定者，超短波剂量应严格控制在无热量范围，以免因金属过热而发生烧伤。

(2) 紫外线疗法：当术后伤口感染有渗出液时，可用紫外线局部照射。紫外线有杀菌作用，可控制表浅部位的感染，促进伤口愈合。

(3) 红外线疗法：红外线可使表浅血管扩张，促进渗出液吸收，保持创面干燥。操作时应注意患者肢体感觉已丧失，光源应距患手稍远，以免烫伤。

(二) 中期(5～8 周)

【康复目标】

康复自解除手的制动后开始，目的是控制水肿、防止关节僵硬和肌腱粘连。

【康复治疗】

1. *主动运动*　练习手指的伸、屈和钩指、握拳等动作。动作要轻柔，以免拉伤修复的组织，治疗师应正确指导患者进行练习。

2. *代偿技术*　教会患者伤肢感觉丧失后的代偿技术，用视觉来代偿皮肤感觉的丧失。

(三) 后期(9～12 周)

【康复目标】

此时骨折已愈合，肌肉、神经和血管愈合已牢固，可用被动活动和抗阻力运动，重点是继续减轻水肿、瘢痕处理、渐进性抗阻力运动、功能活动训练(如日常生活活动)、感觉再训练等。

【康复治疗】

1. 运动疗法

(1) 关节活动度训练

1) 主动运动:主动完全屈伸各关节。动作应平稳缓和,达到最大幅度时再适度用力,使关节区域感到紧张或轻度酸痛感。

2) 被动运动:进行被动牵伸活动,因此法牵伸力较强,手法应轻柔,以引起关节有紧张感或酸痛感觉为度。切忌使用暴力或引起明显疼痛,以免引起新的创伤。

(2) 肌力和耐力练习:可采用从轻至重的分级抗阻力训练。促进肌力恢复的原则是使肌肉尽最大能力收缩,以引起适度疲劳,然后适当休息,达到增强肌力的目的。

2. 作业疗法

(1) 感觉再训练:在术后 4 周开始,对患者进行外伤后手指的触觉、温度觉和综合感觉训练。

(2) 在关节活动度和肌力有一定恢复时,可及时开始各种日常生活活动和功能性活动训练。

3. 物理因子疗法　常用的有超声波、音频治疗,以软化瘢痕。进行关节主动、被动运动前,采用局部蜡疗,可软化僵硬的瘢痕和关节,有利于伤手的功能锻炼。

4. 夹板　有静力型和动力型夹板两种。使用夹板目的是矫正和预防畸形,改善功能。

5. 中医疗法　针灸、按摩疗法对功能的恢复具有较好的疗效,可酌情选用。

(姚新苗)

第五节　截肢后的康复

一、概述

(一) 定义

截肢是截除没有生机和(或)功能及因局部疾病严重威胁生命的肢体。截肢的病因很多,常见的原因有严重创伤、严重感染、其他疾病(如肿瘤、周围血管疾病所致的肢体缺血坏死,常见于并发或不并发糖尿病的闭塞性动脉炎)、严重的先天性畸形等。

(二) 流行病学

目前我国肢体伤残者的发生率没有确切的统计数字,据我国 1987 年进行的残疾抽样调查数字表明,全国有肢体伤残者约有 755 万人,其中肢体缺损者约为 80 万人,在上肢截肢中男女比为 3.5∶1;在下肢截肢中男女比为 4.9∶1,截肢的性别分布是男性多与女性。

(三) 病理生理

各种病因引起截肢的病理生理表现各异。如糖尿病截肢,糖尿病性的血管病变使足的血运障碍,糖尿病性的周围神经病变使足的神经营养和感觉障碍,最后导致足溃疡、感染、坏死。神经性疾病截肢,如脊髓综合征,造成下肢神经部分麻痹,足逐渐发生马蹄内翻畸形,足皮肤神经营养障碍,促使足外侧负重部位破溃形成溃疡,经久不愈,对行走功能造成严重影响。

截肢的病理生理学变化主要是应激反应，主要与蓝斑-交感-肾上腺髓质系统、下丘脑-垂体-肾上腺皮质激素系统、应激的细胞体液反应有关。

(四) 临床特征

截肢除导致局部功能缺损外，可伴随的全身功能减退表现为全身及局部肌力减弱、体力下降，造成身体功能及日常生活活动功能障碍。截肢往往给患者带来较为严重的心理障碍，表现为抑郁、焦虑、自卑、易怒、暴躁等。

二、康复评定

(一) 全身状况的评定

目的是判断患者能否装配假肢，佩戴假肢后的功能代偿有无困难，是否有其他系统疾病，以及其他肢体的状况等。

(二) 残肢的评定

评定内容包括残肢长度、残端外形、近端关节活动度、有无关节挛缩畸形、皮肤状况、肌力检查及有无残端痛等。

(三) 穿戴临时假肢评估

1. 临时假肢接受腔适合情况　临时假肢接受腔应该与残肢完全适合良好，残肢表面整体与接受腔内壁也要紧密接触相适配，不产生局部压迫和疼痛，残肢末端与接受腔底部同样要紧密接触。

2. 假肢悬吊能力　可以通过站立位残肢负重与不负重时拍摄残肢的 X 线片，测量残端皮肤或骨端与接受腔底部的距离变化来判断。一般在负重与不负重位的距离变化不应超过 2 cm，超过 2 cm 时为悬吊能力不良。如果悬吊能力不良，就要对假肢进行处理。

3. 假肢对线　良好的假肢对线是非常重要的，它不但要求工作台对线。静态对线，而且还要求有良好的动态对线。

4. 穿戴下肢假肢后残肢情况　了解穿戴假肢后残肢情况可以进一步判断假肢接受腔的适合程度，残肢有无局部受压，皮肤有无红肿、硬结、破溃、皮炎及疼痛，残肢末端有无因与接受腔接触不良，腔内负压造成局部肿胀等。

5. 步态　步态与截肢水平、残肢状况、其他肢体情况、假肢种类、装配技术、患者年龄、康复训练、患者心理素质等有着直接的关系，它是综合因素造成的。当其他条件都大致相同时，一般规律是截肢水平越高，其步态越差。

6. 上肢假肢背带与控制索系统　背带与控制索的安装是否符合要求，开闭假手时所需要的拉力是否合适，假手捏和握的力量是否满意及控制索的性能、质量均要进行认真的评估。

7. 假手功能　要评估假手的开闭功能(分别在口的附近和会阴附近的水平处检查假手的开闭功能)、协调性、灵活性，尤其是日常生活活动能力的评估。

(四) 穿戴永久假肢后的评估

1. 上肢假肢评估　假肢长度；接受腔适合；肘关节屈伸活动范围；前臂旋转活动范围；肘关节完全屈曲所需要的肩关节屈曲角度；肘关节屈曲所需要的力；控制系统的效率要在 50% 以上；肘关节屈曲 90°假手动作；假手在身体各部位的动作；肘关节组件的不随意动作，即步行及外展 60°位时，肘关节不得锁定；对旋转力和拉伸力的稳定性。

2. 上肢假肢日常生活活动能力的评估　对上肢假肢主要是进一步评估日常生活活动能力，对于一侧假手主要是观察其辅助正常手动作的功能。

3. 下肢假肢评估

(1) 假肢本身的评估：下肢假肢是否严格按照假肢处方制作、接受腔上缘及接受腔内壁加工的情况是否良好，重量是否控制在最小限度，与健肢侧比较膝关节及踝关节的动作，关节活动时有无异常声音。

(2) 站立位的评估：检查残肢是否完全纳入接受腔内，即坐骨结节是否在规定的位置上，从阀门口挤出的软组织情况是否适当。然后使双足跟部间隔 5～10 cm，在双腿平均承重状态下，进行残肢长度(小腿假肢，双侧下肢应等长；大腿假肢，假肢侧一般较健侧短 1～2 cm)、坐骨承载面，膝关节轴和假脚底部是否呈水平(即足底的内外侧是否完全与地面接触)、膝关节前后方向及内外侧方向的稳定性检查。

(3) 坐位的评估：截肢者坐位时，检查接受腔是否有脱出现象，即膝关节 90°屈曲时假肢侧膝部比健侧高出的最小量、接受腔前上缘有无压迫、接受腔坐骨承载部位对大腿后肌群的压迫、坐在椅子上时小腿部分是否垂直。

(4) 步态分析：分析下肢假肢步行时，是从截肢者前后和左右来观察的，一般的方法是寻找步行过程中出现的异常步态。即大腿假肢的步态分析比小腿假肢的步态分析要困难得多，首先存在截肢者方面的问题，大腿截肢与小腿截肢相比下肢功能缺损大，再加上假肢方面的因素，故步态问题就复杂多了。对异常步态首先要客观正确地判断，并分析产生异常步态的原因。如对大腿假肢就要考虑两个方面的问题：其一是截肢者方面的问题，如怕跌倒、对假肢功能有疑问、依赖心理等心理影响，视觉和听觉功能降低、平衡感差等全身状态，影响髋关节屈曲或外展挛缩、外展肌力不足、残肢痛等髋关节与残肢异常。其二是假肢方面的问题，如接受腔适配不良、对线不良、假肢重量及重心位置不合适、关节和假脚结构及功能不合适。

(5) 行走能力：一般以行走的距离、上下阶梯、过障碍物等指标对行走能力进行评估。截肢部位不同、水平不同则行走能力各异，除去其他因素外，一般截肢水平越高则行走能力也越差，一侧小腿、另一侧大腿截肢者行走能力更差，而双侧大腿截肢的行走能力为最差，双大腿短残肢一般需要手杖辅助行走。

三、康复治疗

【康复目标】

增加肌力，恢复局部控制能力，掌握穿假肢技巧，积极治疗各种并发症，提高截肢者的日常生活活动能力和生存质量。

【康复治疗】

(一) 使用假肢前的训练

在使用假肢前要做好以下的准备工作，即从身体上和精神上为使用假肢作好准备。

1. 增加全身体能的运动训练　不论何种原因的截肢，都会造成患者全身体能明显下降。应该尽快恢复和增强患者的体能。如下肢截肢者佩戴假肢行走时要比正常人消耗更多的能量，截肢水平越高则耗能越大，双侧下肢截肢比单侧耗能更大。以同样的速度在平地行走，一般小腿截肢要比正常人多消耗能量 10%～40%，而大腿截肢者要多消耗 65%～100%，双侧大腿截肢者平均比正常人多消耗110%。这样大的能量消耗,就要求下肢截肢者有比较强壮的体质,故应加强体能训练,尤其是截肢水平较高,或双下肢截肢,以及年老体弱、多病、体质较差患者,加强体能训练就更加重要。可以进行各种适合患者的运动训练,如轮椅篮球、坐地排球、引体向上、上肢拉力训练、水中运动、利用残肢端在垫上站立负重训练等。要进行躯干肌和未截肢肢体的强化训练,增强背肌和腹肌的训练可在俯卧位和仰卧位进行。单腿站立训练,既加强了肌力又训练了平衡,可让截肢者在平行杠内面对镜子站立,骨盆保持水平,由双手扶杠到单手扶杠最后双手离杠,延长单腿站立的时间,最后让患者练习单腿跳。

2. 残肢训练

(1) 关节活动度训练:尽早开始关节活动度训练是非常重要的,这是避免关节发生挛缩畸形的最行之有效的办法。上臂截肢要早期训练肩关节活动,以防止肩关节挛缩而影响肩关节外展功能。前臂截肢后应加强肩、肘关节活动,以防止肘关节僵直。大腿截肢后,如不注意,很快即可发生髋关节屈曲外展畸形,短残肢发生畸形的机会更多,畸形更严重,这将影响假肢的装配,故截肢术后早期一定要强调髋关节的内收和后伸运动训练,当小腿截肢时膝关节的屈伸运动训练是很重要的,尤其是伸直的运动训练更重要,一旦发生膝关节屈曲畸形,将严重影响假肢的穿戴。且同样程度的畸形,残肢越长,对假肢配戴的影响就越严重。在进行关节活动度训练时,要以主动功能训练为主,兼顾被动关节活动度训练,尤其是不能进行主动活动的关节或是已有关节挛缩发生时,对关节的被动运动训练就尤为重要。

(2) 肌力训练:肌肉力量训练与关节活动度训练同样重要,只有有良好肌力的残肢才能很好地带动和控制假肢。上肢假肢中假手的开闭动作、日常生活活动能力、协调性等与残肢及健侧肢体的肌力强弱有着明显的关系,尤其是双肩关节周围的肌肉力量一定要强壮有力,这样才能带动假肢上的操纵索,并进一步带动假手开闭,以行使其功能。下肢截肢中残肢对假肢的悬吊能力、控制能力、步态及行走能力与残肢的肌力也密切相关,当臀大肌无力时,会严重影响髋关节的稳定性,致使在站立和行走时身体后倾,患者为了平衡则以腰前凸加大来代偿。当臀中肌无力时,由于臀中肌不能稳定骨盆,故在假肢侧单腿负重时,身体要向患侧倾斜,且患肢的负重期明显缩短。当屈髋肌无力时,则不能很好地带动假肢向前迈步。在小腿截肢时,如果股四头肌无力,会影响小腿假肢的控制能力。因此,良好的肌力是非常重要的。这就要求在专业人员的指导下进行合理的肌力训练,利用各种器械进行主动抗阻力的肌力训练。上臂截肢主要训练双肩关节周围肌力,可以做抗阻力的外展、前屈、后伸抬高肩胛的活动。前臂截肢应做抗阻力的肘关节屈伸活动,来增强肘关节屈伸肌力,并要训练前臂截肢后前臂残留的肌肉,其方法是进行幻手的用力握拳和伸直手指的活动。大腿截肢主要训练髋关节的屈、伸、外展和内收肌肉,可以做抗阻力的外展、前屈、后伸活动。小腿截肢主要训练股四头肌,可以做抗阻力的伸膝和屈膝活动,并要训练小腿残留的肌肉,其方法是进行患足的屈伸活动训练,以避免残肢肌肉萎缩。

(3) 增强残肢皮肤强度的训练:要做强化残肢端皮肤(特别是负重部分的皮肤)的训练,以增加残端皮肤的强度,可以用按摩的方法;对下肢截肢残肢端皮肤要进行承重能力的训练,可以在安装假肢之前在垫子上进行站立负重训练,以强化残端皮肤功能。

(4) 使用助行器的训练:特别应对截肢者进行使用拐杖的指导,由于使用拐杖行走时身体易前屈,故应特别注意纠正身体的姿势。此外,截肢者为保持平衡,其残肢多呈屈曲位,应注意纠正。

(5) 站立与步行训练：可进行单腿站立训练和利用双拐进行步行训练，这对截肢后尽早离床活动和增强全身体力也是非常有利的。

3. 精神上的准备　除了身体方面的康复以外，在精神上也要进行必要的准备，如建立使用假肢的思想；了解护理残肢的重要性和方法；了解假肢的构造和功能；了解训练程序、训练内容和训练目的，以便为穿戴假肢作好各方面的准备工作。

(二) 穿戴和使用假肢的训练

1. 穿戴临时假肢的训练　截肢术后应尽早穿戴临时假肢，一般术后 3 周即可安装临时假肢，穿戴临时假肢后的康复训练如下。

(1) 穿戴临时假肢的方法：穿戴大腿临时假肢时，其假肢接受腔内腔和大腿残肢要涂抹滑石粉，利用一块绸子将残肢包裹。残肢插入接受腔后，使绸子的尾端穿过接受腔底部的气孔，在残肢用力向接受腔内插入的同时用力向外牵拉绸子，使残肢完全进入接受腔底部，达到与接受腔全面接触。当残肢萎缩接受腔变松时，可用石膏填充接受腔的内壁。小腿临时假肢的穿戴方法是将残肢先穿戴柔软的袜套，然后再套上软衬套，最后残肢插入接受腔内，若在软衬套再套上一层尼龙袜套则更便于穿上假肢，同样要求达到残肢与接受腔的全面接触。一定要注意检查残肢末端与接受腔底部是否留有空隙，如有空隙则造成残肢端局部负荷压力，使残肢端红肿、疼痛、破溃及角化。

(2) 站立位平衡训练：一般开始在步行双杠内进行站立位平衡训练，首先训练双下肢站立位平衡，根据患者年龄、体质、截肢水平、单侧或双侧截肢等，按不同的条件进行有指导的训练，可从双手扶杠到单手扶杠，最后不用手扶杠。当双下肢站立位平衡比较稳定时，可进一步加强训练，方法是与患者做传接篮球或排球的活动，也可以向前后、左右轻轻推动患者，使之达到更良好的站立位平衡。对双侧大腿截肢患者进行站立位平衡训练尤为重要，单侧肢体站立位平衡训练要从健侧肢体单腿站立训练开始，过渡到假肢侧单腿站立位平衡训练，只有当假肢侧单腿站立平衡良好时才能进行迈步训练，这就要求假肢侧单腿站立时骨盆保持水平，不要向健侧倾斜，身体保持直立，不要向患侧倾斜，不然在行走时就会出现身体向假肢侧倾斜的侧倾步态。同时，要求假肢侧单腿站立能保持一定的时间，一次以站立 5～10 s 为标准。假如假肢侧单腿站立时间缩短会造成在步行周期中假肢侧单腿支撑期时相减少、健侧腿的摆动期时相也减少，造成步幅不均的步态。此外，在提起健肢时，要求内收髋关节，将健肢置于假肢前方，这对增强臀中肌和骨盆水平移动训练很重要。

(3) 迈步训练：开始在平行杠内进行，双足间隔保持 10 cm 左右。

1) 假肢的迈步训练：将假肢退后半步，使假肢承重；在假肢脚尖接触地面的状态下，将体重移向健肢侧；迈出假肢，使其跟部落在健肢脚尖前面；为使膝关节保持伸展位，臀大肌应用力收缩，防止膝关节屈曲。在进行此项训练中，既要体会用力屈曲残肢使小腿摆出，又要有伸展膝关节的感觉。

2) 健肢的迈步训练：此项训练要比假肢的迈步训练困难，首先是将健肢后退半步，使健肢完全承重；将体重移向假肢侧，腰部挺直迈出健肢，尽量使迈步距离大些；提起假肢跟部，使脚尖部位承重，弯曲假肢膝关节。此项训练是通过大幅度的迈出健肢来伸展假肢侧的髋关节，掌握假肢后蹬时的感觉。

(4) 步行训练:在完成迈步训练以后,在平行杠内进行交替迈步训练,即步行训练。注意健肢步幅不要短,腰部要挺直,残肢要向正前方摆出。此外,在假肢支撑期中,要使骨盆在假肢上方水平移动。如果能保持骨盆水平,身体上部就不会向假肢侧倾斜。为此,应当尽量减少双脚之间的步宽。在练习转换方向时,可指导截肢者将体重放在处于身后的假肢足趾部,在这一位置上做 180°旋转(以足趾为支点),还可以双足跟部为轴旋转。在平行杠外的步行训练,开始站在平行杠一侧,可先用单手扶杆进行交替迈步训练,然后再完全单独步行训练。在平行杠外,开始也可以借助手杖进行行走训练,注意手杖一定要用健侧手使用。应该强调的是一旦穿用临时假肢就不要再乘坐轮椅,更不是每日仅仅 1 小时的运动训练,而应该坚持每日 5～6 小时的各种训练。

2. 穿戴永久假肢的训练

(1) 穿戴永久假肢的条件

1) 残肢条件:残肢成熟定型是最基本的条件,也就是经过临时假肢的应用,残肢弹力绷带的缠绕,残肢已无肿胀,皮下脂肪减少,残肢肌肉不再继续萎缩,连续应用临时假肢 2 周以上残肢无变化,接受腔适配良好,不需要再修改接受腔。

2) 训练情况:经过穿戴临时假肢后的各种康复训练已达到基本目的和要求,如上肢假肢要完成日常生活活动中的基本动作项目;下肢假肢要具备最基本的行走功能,不但要能向前行走,而且还能向后倒退及向两侧横行、会左右转弯等,并要纠正各种异常步态。也就是当穿戴上永久假肢后就可以立即很好地应用假肢。

(2) 上肢假肢的使用训练:上肢假肢的使用训练远比下肢假肢的训练复杂和困难得多,现仅就功能性索控式上肢假肢的使用训练介绍如下。索控式上肢假肢是利用人体的力源,通过控制索系统控制关节和手部装置动作的上肢假肢,其手部装置有钩状手和索控假手。基本操作训练方法是,首先从训练截肢者熟悉假肢和假肢控制系统开始,与此同时检查调整背带和接受腔等的适配情况。然后训练手部开闭动作,先在工作台上做简单的开闭动作,再练习增加水平移动、变化高度的动作,直到截肢者熟练为止。训练手部装置开闭动作时使用的物体也应从最易抓握的东西开始,再逐步转化为形体大、不易抓握的物体。一般使用玻璃球、乒乓球、1 cm 见方的积木、3 cm 见方的积木、5 cm 见方的积木、小圆盘和大圆盘等,来训练手部抓握的熟练程度。采用插桩板训练也是一种有效的方法,改变不同大小、形状(方杆、圆杆等)的插桩,让截肢者在训练中感到很有兴趣,以此来熟练各种动作。在此训练基础上,变换动作的位置和高度,在各种位置熟练手部动作。对肘关节以上的高位截肢用假肢者,要增加肘关节的动作训练,但训练效果与患肢侧肩部功能有很大关系,若肩部有疾患则操纵效率也会降低,因此要找出切实的解决方法。与普通的控制系统相比,采用滑轮部件可使效率有很大提高,这对高位截肢假肢是一种提高实用性的好方法。通常,肘关节的动作训练要在手部动作熟练和习惯使用背带后进行。

上肢假肢的应用训练是指训练截肢者吃饭、化妆、更衣等日常生活动作。从这个阶段开始,截肢者穿用假肢时间要尽可能延长,在病房或家庭环境中让截肢者积极使用假肢,习惯使用不美观的假手,这对满意地接受假肢和提高假肢的实用性具有很好的效果。应该强调的是,在单侧上肢截肢的患者,首先要进行利手交换的训练,使原来不是利手的健肢变成功能性更强的利手,而假手主要是起到辅助手的作用。对双侧上肢截肢,对安装假肢的患者来说,假肢的功能训练就要更加困难和复杂，训练要求所达到的标准也相对高得多。通常要为截肢者选用各种工具型手部装置，进行实际操作训练。

(3) 下肢假肢的训练：下肢截肢者的训练首先要强调的是，没有稳定的站立平衡就不能顺利地行走，这对训练初期尤其重要。截肢者本身都有早日使用假肢开始行走的迫切愿望，但在训练初期不能让截肢者操之过急。在平衡训练上，额状面与矢状面相比，额状面的平衡较难掌握。在指导截肢者使用臀中肌的方法时，让截肢者掌握只用假脚外侧站立的方法会收到较好的效果。也要让截肢者具有快步行走的欲望，或面对镜子观看自己用假肢行走的步态，予以纠正。

(三) 残肢并发症的康复治疗

1. 残肢皮肤破溃、窦道、瘢痕、角化　常见的原因有假肢接受腔的压迫、摩擦，尤其是残端的皮肤瘢痕更容易破溃。治疗方法：①修整接受腔。②换药。③对久经不愈的窦道需进行手术扩创。④紫外线、超短波、磁疗等配合抗生素药物治疗，效果更好。⑤可使用硅橡胶制成的软袜套，套在残肢上，减少和避免皮肤瘢痕受压或摩擦。

2. 残端骨突出、外形不良　对较大的骨刺需手术切除。对较严重的圆锥形残端，如果有足够的长度，可将突出的骨端切除，同时行肌肉成形术或肌肉固定术，使之成为圆柱形残端。

3. 残肢关节挛缩　其常见原因是：①术后关节长期置于不合适体位，如长时间残肢垫枕或坐轮椅等。②截肢术后残肢关节没有合理固定，如小腿截肢，膝关节应固定在伸直位。③瘢痕挛缩，术后尽早进行功能锻炼是预防挛缩的最有效的方法。一旦发生挛缩，其纠正方法是加强主动和被动关节活动；更换体位，用沙袋加压关节；严重者需手术治疗。

4. 残肢痛　其常见原因是神经瘤、残端循环障碍、残端骨刺、中枢神经性疼痛。治疗方法是切除神经瘤、镇痛药对症处理。

5. 幻肢和幻肢痛　幻肢和幻肢痛发生率为5%～10%，幻肢痛的机制尚不十分清楚，目前大多数人认为幻肢痛乃运动知觉、视觉、触觉等的一种心理学、生理学上的异常现象。幻肢痛处理：①心理治疗：利用催眠、松弛、合理情绪疗法等。②物理治疗：超声波治疗、低中频脉冲电疗等。③中枢性镇静剂：三环类安定抗抑郁药适用，一般疼痛可用阿米替林、丙咪嗪、卡马西平等。④针灸疗法。⑤其他，如尽早穿戴假肢、运动疗法等。

（冯晓东）

第六节　颈椎病的康复

颈椎病(cervical spondylosis)是中老年人常见病、多发病，它给人们的生活、工作和学习带来了极大的不便。颈椎病的治疗以非手术疗法为主，而各种康复治疗措施在颈椎病的治疗中取得了良好的疗效。

一、概述

(一) 定义

颈椎病是一种以退行性病理改变为基础的疾患，表现为颈椎间盘退变或椎间关节退变及其继发的一系列改变，如椎节失稳、松动，髓核突出或脱出，骨刺形成，韧带肥厚和继发的椎管狭窄等，刺激或压迫了邻近的神经根、脊髓、椎动脉及颈部交感神经等组织，并引起各种各样症状和体征的综合征。

（二）流行病学

有统计表明，50岁左右的人群中大约有25%的人患过或正患此病，60岁左右则达50%，70岁左右几乎为100%。由此可见，此病是中、老年人的常见病和多发病，发病率占总人数的10%～20%。

（三）病理生理

颈椎有7个椎体，6个椎间盘。从生物力学角度来看，$C_{5\sim6}$、$C_{6\sim7}$椎间盘受力最大，故颈椎病的发生部位在这些节段较为多见。颈椎病从病理角度大致可以分为3个阶段：

1. *椎间盘变性* 纤维环从20岁以后停止发育，开始发生纤维变粗和透明变性，容易破裂。30岁后髓核脱水，颈椎间盘逐渐被纤维组织和软骨细胞所代替。

2. *椎体骨刺形成* 由于颈椎间盘变性和颈椎间隙变窄，使颈椎失去原有的力学平衡，椎间盘周围的骨膜与韧带受到椎间盘组织的推挤，承受的张力增加，日久则会形成骨刺。

3. *继发损害* 由于椎间盘的变性，附近的组织如关节突、黄韧带等均有相应改变。突出的椎间盘如果压迫脊神经根或脊髓则会产生组织充血、水肿等变化。当钩椎关节增生或变位时会使椎动脉发生折曲和痉挛，使脑供血不足。

（四）临床特征

颈椎病临床上分为颈型、神经根型、椎动脉型、脊髓型、交感神经型、混合型6种类型。

1. *颈型颈椎病* 临床以青壮年居多，主要表现为颈部肌肉僵硬感、疼痛、酸胀及沉重不适感。急性期疼痛剧烈，不敢触碰颈肩部，约有半数患者头颈部不敢转动或歪向一侧。急性期过后常常感到颈肩部和上背部酸痛。

2. *神经根型颈椎病* 神经根型颈椎病占所有颈椎病的50%～60%，在颈椎病中是发病率最高的类型。临床症状主要表现为颈部或颈肩部阵发性或持续性的隐痛、剧痛或麻木，并且逐渐地在一侧上肢、手背、手指等部位也可出现放射性疼痛并伴麻木感，疼痛呈烧灼样或刀割样。

3. *椎动脉型颈椎病* 典型临床表现为发作性的头痛，以枕部、头顶部疼痛为主，可放射到颞部。大多表现为发作性胀痛，伴有旋转性、浮动性或摇晃性头晕。

4. *脊髓型颈椎病* 脊髓型颈椎病大多数以慢性、进行性四肢感觉及运动功能障碍为特征。

5. *交感神经型颈椎病* 交感神经型颈椎病症状复杂，主要表现为偏头痛、恶心、视物模糊、心悸、肢体怕冷、多汗等。

6. *混合型颈椎病* 混合型颈椎病具有以上所述的两种或两种以上类型颈椎病同时出现的症状。

二、康复评定

（一）颈椎活动度评定

颈椎活动度的测量对颈椎病的早期诊断、判断患病的严重程度、判断颈椎各节段功能等均有一定的意义（表3-8）。

表 3-8 颈椎正常活动度

活动方向	正常活动度	活动方向	正常活动度
前屈	35°～45°	右侧屈	45°
后伸	35°～45°	左旋	60°～80°
左侧屈	45°	右旋	60°～80°

(二) 日常生活活动能力评定

颈椎病可导致患者无法完成部分日常生活活动，自尊心和自信心下降，影响患者与他人的交往，也可影响到整个家庭和社会。ADL 评定可了解患者患病后的生活自理能力，并能指导康复治疗。

(三) 脊髓型颈椎病的功能评定

由日本骨科学会(JOA)推荐对脊髓型颈椎病的评定方法应用较为普遍(表 3-9)。表中 17 分为正常值，分数越低表示功能越差，以此可以评定康复疗效。对于功能受限严重者可利用各种 ADL 量表进行评定，如用 Barthel 指数对患者进食、洗澡、修饰、穿衣、大便控制、小便控制、使用厕所、床与轮椅转移、平地行走、上下楼梯等 10 项功能进行评定，根据评定结果确定是轻度功

表 3-9 脊髓型颈椎病的功能评定(JOA17 分评定法)

内容	评分		
Ⅰ. 上肢运动功能			
ⅰ. 患者不能用筷子或匙进食		0	
ⅱ. 患者能用匙而不能用筷子进食		1	
ⅲ. 尽管不容易，但患者仍能用筷子进食		2	
ⅳ. 患者能用筷子进食，但笨拙		3	
ⅴ. 正常		4	
Ⅱ. 下肢运动功能			
ⅰ. 患者不能走路		0	
ⅱ. 在平坦区域内患者需要支持才能行走		1	
ⅲ. 患者在平坦处走时无需支持，但上下楼时需要		2	
ⅳ. 患者能不用支持走路，但笨拙		3	
ⅴ. 正常		4	
Ⅲ. 感觉功能	明显障碍	轻度	正常
ⅰ. 上肢	0	1	2
ⅱ. 下肢	0	1	2
ⅲ. 躯干	0	1	2
Ⅳ. 膀胱功能			
ⅰ. 尿潴留		0	
ⅱ. 严重的排尿紊乱		1	
ⅲ. 轻度的排尿紊乱		2	
ⅳ. 正常		3	

能障碍还是中度或重度功能障碍。

（四）疼痛的评定

疼痛的评定可采用目测类比评分法（VAS）、疼痛问卷（McGill）、口述分级评分法（VRS）、人体表面积评分法、行为疼痛测定法等，但治疗前后应采用同一种评定方法。

（五）感觉的评定

通过浅感觉异常的部位可大致确定病变的椎体节段，如神经根型颈椎病，小指发麻常因 C_8 神经根受压引起；示指和中指发麻常因 $C_{6\sim7}$ 神经根受压引起；拇指和示指发麻则常因 $C_{5\sim6}$ 神经根受压引起（表 3-10）。

表 3-10　颈髓神经感觉关键点

脊髓颈神经	感觉关键点	脊髓颈神经	感觉关键点
C_2	枕骨粗隆	C_6	拇指
C_3	锁骨上窝	C_7	中指
C_4	肩锁关节的顶部	C_8	小指
C_5	肘前窝的外侧面		

（六）反射的评定

反射的异常可帮助鉴别颈椎病的类型，也有助于认识疾病的严重程度。如神经根型颈椎病可出现患侧肱二头肌、肱三头肌腱反射活跃；脊髓型颈椎病腱反射（肱二头肌、肱三头肌、霍夫曼征、膝腱反射、跟腱反射）亢进，腹壁反射减弱或消失，锥体束征阳性。

（七）影像学的评定

X 线、CT 和 MRI 的改变有助于判断颈椎病的严重程度、病变节段。如 X 线片显示的颈椎曲度的改变，CT、MRI 显示的椎间盘突出的情况、脊髓及神经根受压的情况等均对临床诊断具有重要的意义。

（八）肌电图和强度-时间曲线的评定

肌电图对确定神经系统有无损伤及损伤部位，区分神经源性异常与肌源性异常，发现神经早期损害有重要的意义。强度-时间曲线作为低频电诊断的一种，对神经损伤程度的判断、恢复程度的判断和损伤部位、病因、预后的判断均有重要的意义，并能指导康复治疗。

（九）特殊体征的评定

不同类型的颈椎病有不同的特殊体征。压痛点的评定主要是确定压痛部位，对明确颈椎病的类型、病变的节段、疾病的严重程度有一定的意义。此外，神经根型颈椎病查体时臂丛神经牵拉试验、椎间孔挤压试验阳性，椎动脉型颈椎病查体时椎动脉扭曲试验、低仰头试验阳性，脊髓型颈椎病查体时四肢肌张力可能增高，并可引出病理反射、屈颈试验阳性。

（十）颈椎稳定性评定

颈椎稳定性下降不仅可导致或加速颈椎病的发生，而且在康复治疗时容易加重损伤，因此了解颈椎的稳定性有很高的价值。C_1、C_2 椎体的形态结构具有特殊性，$C_{3\sim7}$ 椎体的结构与标准椎体结构一致，故判断颈椎是否稳定需分别进行（表 3-11，表 3-12）

表 3-11　C_1、C_2 不稳定评定

项　　目	标　准	项　　目	标　准
寰枕旋转	>8°	矢状面齿状突前间隙	>4mm
寰枕移位	>1 mm	寰枢单侧旋转	>45°
寰椎侧块两侧移位	>7mm	寰椎后缘至寰枢后弓距	≤13mm

表 3-12　$C_{3\sim7}$ 不稳定评定

项　　目	评　分	项　　目	评　分
前柱破坏失去功能	2	脊髓损伤	2
后柱破坏失去功能	2	颈椎牵引试验阳性	2
矢状面旋转>11°	2	根性损伤	1
矢状面移位>3.5 mm	2	椎管狭窄	1

注：总分≥5，为不稳定。

三、康复治疗

颈椎病康复治疗的原则是针对各型特点，采用适当的综合康复治疗，要求患者积极配合，坚持足够疗程，并注意消除工作和生活中可能加重病情的因素。由于颈椎病的病因复杂，症状、体征各异，而且治疗方式多种多样。因此，在治疗时，应根据不同类型颈椎病的不同病理阶段，选择相应的治疗方案。

【康复目标】

颈椎病康复治疗的目标是消除症状、体征，尽量恢复正常生理功能和工作能力，而不是消除颈椎间盘退变与颈椎骨质增生。

【康复治疗】

(一) 运动疗法

1. 颈椎牵引　能够解除颈肌痉挛，使颈部肌肉放松；恢复颈椎椎间关节的正常线列；使椎间孔增大，解除神经根的刺激和压迫；使椎间隙增大，减轻颈椎间盘内压力，有利于膨出的椎间盘回缩和外突的椎间盘回纳；伸张被扭曲的椎动脉；拉开被嵌顿的小关节滑膜等。颈椎牵引常作为神经根型、颈型和交感神经型颈椎病的首选疗法。但脊髓型颈椎病脊髓受压较明显者，有明显颈椎节段性不稳者，体质太差，牵引后症状加重者禁忌应用。交感神经型急性期、椎动脉型病情较重者、脊髓型脊髓轻度受压者暂不用或慎用。

颈椎牵引一般用枕颌布带牵引，牵引的角度、时间和重复是决定牵引效果的 3 个重要因素。可在牵引的同时配合其他方法，如局部热敷、红外线辐射治疗等效果会更佳。

(1) 体位：体位可采取坐位或卧位。一般认为在平卧位，全身肌肉放松，牵引效果较好，但卧位时阻力较大，且与其他疗法配合进行有一定的限制，因此大多采用靠坐位，使颈部自躯干纵轴前倾 10°～30°，避免过伸。要求患者充分放松颈部、肩部及整个躯体肌肉。牵引体位应使患者感觉舒适，如有不适即应酌情调整。椎动脉型患者前倾角宜小，脊髓型颈椎病患者宜取接近垂

直体位，忌前屈位牵引。

(2) 牵引角度：力学实验结果表明，牵引角度小时，最大应力位置靠近颈椎上段；牵引角度增大时，最大应力位置下移(表 3－13)。

表 3－13　病变颈椎节段与牵引角度关系

病变颈椎节段	$C_{1\sim4}$	$C_{5\sim6}$	$C_{6\sim7}$	$C_7\sim T_1$
牵引角度	0°	15°	20°	25°

(3) 牵引重量：牵引重量因人而异，通常可以按患者体重的 1/8～1/12 计算，多数从 6 kg 开始逐渐增加重量。开始时用较小重量以利患者适应，每次牵引近结束时患者应有明显的颈部受牵伸感觉，但无特殊不适。若牵引重量超过 20 kg，可能会造成肌肉、韧带、关节囊等软组织的损伤。

(4) 牵引时间：每次牵引持续时间以 10～30 min 为宜。牵引时间过短不能发挥牵引的力学效应，时间过长可能会引起头痛、下颌关节痛、心悸、胸闷、恶心等不良反应。每日 1～2 次，10～20 日为 1 个疗程，可持续数个疗程直至症状基本消除。

(5) 注意事项：牵引重量应按病情决定，并注意患者的整体情况。牵引过程中要观察患者的反应，如有不适或症状明显加重应及时停止治疗。

2. *肌力训练技术*　肌力训练在颈椎病的治疗中不容忽视，颈椎各方向活动肌群均应进行主动运动和抗阻力运动，以增加颈椎的稳定性，恢复及增加颈椎的活动范围，改善局部血液循环，减轻疼痛，防止肌萎缩。

(二) 物理因子疗法　可以镇痛，消除炎症和水肿，减轻粘连，改善局部组织的血液循环，调节自主神经功能，放松痉挛肌肉，延缓肌肉萎缩。常用方法有：

1. *直流电离子导入疗法*　用冰醋酸、维生素 B_1、维生素 B_{12}、碘化钾、乌头、川芎、威灵仙、红花等进行导入，作用极置于颈后，辅极置于患侧上肢或腰骶部，电流密度为 0.05～0.1 mA/cm^2，每次 20 min，每日 1 次，20 次为 1 个疗程。

2. *调制中频电疗法*　多用 2 000 Hz～8 000 Hz 的中频电为载频，用不同波形(方波、正弦波、三角波等)，频率为 10 Hz～200 Hz 的低频电调制，调制的方法有连调、断调、变调、间调，以不同频率方式进行组合，编成不同处方。使用时按不同病情选择处方，电极颈后并置或颈后、患侧上肢斜对置。每次 20 min，15～20 次为 1 个疗程。适用于各种类型的颈椎病。

3. *超短波疗法*　电极置于颈后和患肢前臂，急性期用无热量，每次 12～15 min，慢性期用微热量，每次 15～20 min，每日 1 次，15～20 次为 1 个疗程，多用于神经根型(急性)和脊髓型(脊髓水肿)的患者。

4. *超声波疗法*　用 800～1 000 Hz 的超声波治疗机，输出功率 0.8～1.0 W/cm^2，声头在颈后、两肩胛岗上窝、肩胛区移动，每次 8～12 min，每日 1 次，15～20 次为 1 个疗程，也可按不同病情选择药物进行透入疗法(可用维生素 B_1、维生素 B_{12}、氢化可的松、双氯芬酸等药物)。超声波治疗可用于各型颈椎病，尤对脊髓型颈椎病效果较好。

(三) 中医疗法

1. *推拿疗法*　推拿治疗能疏通经络，减轻疼痛和肢体麻木，缓解肌肉紧张与痉挛，加宽椎间隙与扩大椎间孔，整复滑膜嵌顿和小关节半脱位，改善关节活动范围，松解神经根粘连。适用于除了严重脊髓颈段受压的脊髓型以外的所有其他各型颈椎病。

推拿治疗颈椎病对手法的要求高，不同类型的颈椎病，其方法、手法差异较大。手法包括按、摩、推、弹拨、牵拉、点穴和震颤等，具体操作包括牵引、旋转颈椎、松动棘突和椎间关节等。进行旋扳手法时，先嘱患者向一侧旋转颈部，施术者两手分别置于患者的下颌部和枕后部顺势同时稍用力旋转头颈。

2. *针灸疗法*　针灸能止痛，调节神经功能，解除肌肉和血管痉挛，改善局部血液循环，增加局部营养，防止肌肉萎缩，促进功能恢复。

3. *中药疗法*　中医常将颈椎病分为痹证型、眩晕型和瘫痪型进行辩证论治。治疗多采用祛风除湿、活血化瘀和舒筋止痛法。痹证型可用桂枝加葛根汤加减；眩晕型属中气不足者用补中益气汤加减，属痰瘀交阻者用温胆汤加减，属肝肾不足、风阳上扰者用六味地黄汤或芍药甘草汤加减；瘫痪型用补阳还五汤加减。

4. *其他疗法*　小针刀疗法、火罐、药枕、气功等。

(四) 康复治疗的适应证和禁忌证

1. *适应证*　颈型、交感神经型颈椎病，椎动脉型、神经根型颈椎病，脊髓型颈椎病脊髓受压较轻者。

2. *禁忌证*　脊髓型颈椎病脊髓受压明显者，椎动脉型、神经根型症状严重且反复发作保守治疗无效者。

（张安仁）

第七节　腰椎间盘突出症的康复

腰椎间盘突出症(lumbar disc herniation，LDH)好发于青壮年，男多于女，为临床常见的腰腿痛疾病之一。约 80% 的患者可以经非手术疗法缓解或治愈，现康复治疗措施在该病的治疗中应用越来越广泛，疗效肯定。

一、概述

(一) 定义

腰椎间盘突出症又称腰椎间盘纤维环破裂症，主要是因为腰椎间盘发生退行性变，或外力作用引起腰椎间盘内、外力平衡失调，使纤维环突然破裂，导致腰椎间盘的髓核向裂隙方向移动，压迫或刺激相应水平的一侧或双侧脊神经根及马尾神经而引起腰痛、下肢放射痛等一系列症状、体征。

(二) 流行病学

LDH 是临床上较为常见的一种腰腿痛。体力劳动者居多，男女比例约为 3：1，年龄以 20～50 岁多发。在腰椎间盘突出症患者中，$L_{4\sim5}$ 和 $L_5\sim S_1$ 椎间盘突出占 90% 以上。随年龄增大，$L_{3\sim4}$、$L_{2\sim3}$ 发生突出的危险性增加。

(三) 病理生理

正常人的椎间盘在 30 岁以后开始退变，随着年龄的增大，其外环因纤维变性而变薄，胶原及硫酸软骨素的含量下降使纤维环抗张力减弱，在诱因的作用下，髓核膨出甚至破裂，胶体性髓核突出。突出的腰椎间盘压迫相应水平的神经根，可引起神经炎症和水肿，即出现局部及远端相应位置的疼痛、酸胀麻木等不适。由于神经根仅有一层薄膜包裹，无神经外膜保护，受压后易于发生神经内微静脉淤血，毛细血管壅滞，代谢产物积聚，如此缺血水肿及代谢产物的化学刺激，使神经根症状进一步加重，水肿、淤血及炎症不能得到及时缓解，最终神经本身发生变性，导致疼痛、麻木等相关症状进一步加重。

（四）临床特征

1. 主要症状

（1）疼痛：疼痛是腰椎间盘突出症最早、最主要的症状。疼痛主要在腰背部、患侧的臀部、下肢。疼痛性质可呈烧灼、刀割、放电或针刺样，常伴有沿患侧坐骨神经走向的放射性疼痛。疼痛可以是阵发性的，也可以是持续性的。疼痛在咳嗽、喷嚏、体位改变、久坐、久站和久行后加重，夜间疼痛更为明显。

（2）运动障碍：腰部及下肢发僵、无力，坐位时患肢不能盘腿，行走时患肢活动不灵活、缓慢。

（3）感觉障碍：腰部及小腿前侧、足背部等处常有异常灼热感等感觉障碍，神经根受压侧常有下肢麻木感，如出现脊髓受压还可能出现鞍区麻痹。

2. 主要体征

（1）姿势改变：出现脊柱曲度的改变是腰椎间盘突出症的重要体征，其中以脊柱侧弯最常见，可凸向健侧或患侧，还可能出现腰椎曲线变平甚至倒转。骨盆两侧不等高，站立位时常将患腿放在前、半屈膝以缓解疼痛，即所谓"逃避姿势"。

（2）腰部压痛和放射痛：棘突、棘突间、棘突旁 1～2 cm 处压痛明显，重压或叩击时疼痛向同侧臀部及坐骨神经方向放射。在急性炎症水肿期压痛点很敏感。

（3）皮肤感觉、肌力和肌腱反射改变：这些变化是判断突出部位和程度的重要体征。$L_{3\sim4}$ 椎间盘突出时，大腿前侧及小腿前内侧痛觉减退甚至麻木，伸膝肌力减弱，膝腱反射减弱或消失。$L_{4\sim5}$ 椎间盘突出时，小腿前外侧、足背内侧、踇趾痛觉减弱，踇趾背伸肌力减弱。$L_5 \sim S_1$ 椎间盘突出时，小腿、足的外侧和足底痛觉减弱，跟腱反射减弱或消失。但必须指出上述体征不具备特异性，不能作为诊断依据。

（4）腰部运动障碍：腰椎各方向活动均受限，以后伸和前屈为甚，主要原因是在运动中神经根受到挤压和牵拉引起疼痛而受限。

（5）步态改变：步态呈跛行，又称减痛步态，其特点是尽量缩短患肢支撑期，重心迅速从患侧下肢转向健侧下肢，并且患腿常以足尖着地，避免足跟着地牵拉坐骨神经而产生疼痛。

（6）特殊试验：直腿抬高试验和加强试验阳性，屈颈试验阳性，挺腹试验阳性，跟臀试验阳性（股神经牵拉试验阳性），咳嗽征阳性。

二、康复评定

（一）腰椎活动范围评定

腰椎间盘突出症患者腰椎活动范围均存在不同程度受限，以后伸和前屈为甚。评定包括腰椎屈、伸、侧屈及旋转等方向的活动度（表 3－14）。

（二）肌力及肌张力的评定

摸测腰背部及双侧下肢的肌张力，用背肌拉力器测定腰背肌肉的肌力，徒手肌力检查双下

表 3-14　腰椎的正常活动度

活动方向	活动度	活动方向	活动度
前屈	90°	左、右侧屈	25°～30°
后伸	30°	左、右旋转	30°

肢肌力，比较双侧踇趾背伸及趾屈的肌力。如 $L_{4\sim5}$ 椎间盘突出则出现踇趾背伸力减弱；$L_5 \sim S_1$ 椎间盘突出则出现踇趾趾屈力的减弱或消失。

(三) 日常生活活动能力评定

ADL 能力评定内容主要包括卧位翻身、起坐、站立、行走、弯腰、举物等项目，根据患者能独立完成、能独立完成但有困难、需依赖他人帮助完成或完全依赖他人完成等不同情况给予综合评定。

(四) 疼痛与压痛点的评定

疼痛及压痛点的评定内容主要包括疼痛的程度、压痛点的位置两方面。疼痛的评定可参照目测类比评分法(VAS)或 McGill 疼痛量表进行。

(五) 感觉和反射的测定

感觉评定主要对神经支配部位的浅感觉进行检查(表 3-15)。反射检查主要为双侧膝反射、踝反射，必要时进行腹壁反射的检查。上述检查均需要双侧对称进行。

表 3-15　脊髓腰神经感觉关键点

脊髓腰神经	感觉关键点	脊髓腰神经	感觉关键点
L_1	$T_{12} \sim L_2$ 之间上 1/3 处	L_4	内踝
L_2	大腿前中部	L_5	足背第 3 跖趾关节处
L_3	股骨内上髁		

(六) 影像学的评定

X 线片主要是对腰椎的曲度、椎间隙等作出初步的判断。CT 及 MRI 检查能够对椎间盘的突出位置、突出程度及方向，神经根、硬膜囊等突出物的相对位置作出准确的判断，为诊断提供直接的证据，同时对病情作出客观的评价。这里需指出在临床上有部分患者的疼痛、麻木等症状明显，而影像学的评定未见明显的改变，但并不能据此排除椎间盘突出症诊断，应根据患者病史、症状、体征等情况作出判断。

(七) 肌电图和强度-时间曲线的评定

肌电图对确定神经系统有无损伤及损伤部位，区分神经源性异常与肌源性异常，发现神经早期损害有重要的意义。强度-时间曲线作为低频电诊断的一种，对神经损伤程度的判断、恢复程度的判断和损伤部位、病因、预后的判断均有重要的意义，并能指导康复治疗。

(八) 下腰痛评定量表(JOA score)

该量表内容较全面(表 3-16)，主要从主观症状、体征、ADL 受限、膀胱功能四方面对下腰痛患者进行评定。其中主观症状最高分为 9 分，体征最高分为 6 分，ADL 受限最高分为 14 分，膀胱功能为负分，最小为－6分。

表3－16　下腰痛评定量表

项　目	评　分		
Ⅰ.主观症状(9分)			
ⅰ.下腰痛(3分)			
无		3	
偶有轻微疼痛		2	
频发静止痛或偶发严重疼痛		1	
频发或持续性严重疼痛		0	
ⅱ.腿痛或麻痛(3分)			
无		3	
偶有轻度腿痛		2	
频发轻度腿痛或偶有重度腿痛		1	
频发或持续重度腿痛		0	
ⅲ.步行能力(3分)			
正常		3	
能步行500 m以上，可有痛、麻、肌无力		2	
步行100～499 m，有痛、麻、肌无力		1	
步行100 m以下，有痛、麻、肌无力		0	
Ⅱ.体征(6分)			
ⅰ.直腿抬高(包括腘绳肌紧张)(2分)			
正常		2	
30°～70°		1	
＜30°		0	
ⅱ.感觉障碍(2分)			
无		2	
轻度		1	
明显		0	
ⅲ.运动障碍(MMT)(2分)			
正常(5级)		2	
稍弱(4级)		1	
明显弱(0～3级)		0	
Ⅲ.ADL受限(14分)	重	轻	无
卧位翻身	0	1	2
站立	0	1	2
洗漱	0	1	2
身体前倾	0	1	2
坐(1 h)	0	1	2
举物、持物	0	1	2
Ⅳ.膀胱功能(－6分)			
正常		0	
轻度失控		－3	
严重失控		－6	

三、康复治疗

腰椎间盘突出症康复治疗的原则是采用非手术综合治疗，要求患者积极配合，坚持足够疗程，从而缓解和治愈临床症状。

【康复目标】

急性期通过治疗减轻椎间盘内压力，促使突出物缩小、还纳，缓解神经根受压，使患者疼痛减轻；恢复期通过增强腰背肌、腹肌肌力训练，改善脊柱稳定性，巩固疗效，减少复发。

【康复治疗】

(一) 运动疗法

1. 腰椎牵引　牵引按照不同重量及作用时间分为慢速牵引和快速牵引。慢速牵引所用的牵引力量小，每次持续时间长，需多次牵引。快速牵引所用力量大，作用时间短，多数患者一次治疗即可。目前临床治疗多采用安全性高、不良反应较少的慢速多次牵引，首次牵引力量不应低于自身体重的25%，现临床上牵引力量多用自身体重的70%。牵引时足跟部的床角应垫高15°左右。腰部可用纸裹成的硬卷加垫，直径约10 cm。每次20～40 min，每日1次，10次为1个疗程。

2. 肌力训练　腰椎间盘突出症患者常存在腰背肌和腹肌力量的减弱，影响了腰椎稳定性，是腰痛迁延难愈的原因之一。因此，临床上应重视腰背肌和腹肌的锻炼，只有腰背肌与腹肌保持适当平衡，才能维持良好姿势及保持腰椎稳定性。腰椎间盘突出症患者如能长期坚持腰背肌和腹肌的锻炼，对预防腰痛的复发有积极作用。

(1) 早期康复训练：以卧床腰背肌、腹肌锻炼为主，常用的腰背肌锻炼方法有：①五点支撑法：仰卧位，用头、双肘及双足跟着床，使臀部离床，腹部前凸如拱桥，维持数秒放下，重复进行。②三点支撑法：在五点支撑法锻炼的基础上，待腰背肌力量稍增强后改为三点支撑法，即仰卧位，双手抱头，用头和双足跟支撑身体抬起臀部。③飞燕式：俯卧位，两手和上臂后伸至臀部，以腹部为支撑点，胸部和双下肢同时抬起离开床面，如飞燕，维持数秒，然后放松，重复6～20次。开始时次数应少，以后酌情增加次数。

常用的腹肌锻炼方法有：①仰卧位，双上肢平伸，上身和头部尽量抬起。②仰卧位，下肢并拢，抬起双下肢离开床面。以上姿势维持4～10 s，重复4～10次。

(2) 恢复期康复训练：其方法多样，除了以上方法外，还有以下练习方法。

体前屈练习：身体直立双腿分开，两足同肩宽，以髋关节为轴，上体尽量前倾，双手可扶于腰部两侧，也可自然下垂，使手向地面接近。维持1～2 min后还原，重复3～5次。

体后伸练习：身体直立双腿分开，两足同肩宽。双手托扶于臀部或腰间，上体尽量伸展后倾，并可轻轻震颤，以加大伸展程度。维持1～2 min后还原，重复3～5次。

体侧弯练习：身体直立双腿分开，两足同肩宽，两手叉腰。上体以腰为轴，先向左侧弯曲，还原中立，再向右侧弯曲，重复进行并可逐步增大练习幅度。重复6～8次。

弓步行走：右脚向前迈一大步，膝关节弯曲，角度>90°，左腿向后绷直，此动作近似武术中的右弓箭步。然后迈左腿成左弓步，左、右腿交替向前行走，上体直立，挺胸抬头，自然摆臂。每次练习5～10 min，每日2次。

后伸腿练习：双手扶住床头或桌边，挺胸抬头，双腿伸直交替后伸摆动，要求摆动幅度逐渐增大，每次3～5 min，每日1～2次。

提髋练习：身体仰卧位，放松。左髋及下肢尽量向身体下方送出，同时右髋、右腿尽量向上牵引，使髋骶关节做大幅度的上下扭动，左右交替，重复1～8次。

蹬足练习：仰卧位，右髋、右膝关节屈曲，膝关节尽量接近胸部，足背勾紧，然后足跟用力向斜上方蹬出，蹬出后将大小腿肌肉收缩紧张一下，维持 5 s 左右。最后放下还原，左右腿交替进行，每侧下肢做 20～30 次。

(二) 物理因子疗法

能够止痛，缓解肌肉痉挛，促进渗出物吸收，防止粘连，加速破损的纤维环修复。

(1) 超短波疗法：电极置于下腰、臀部及患侧小腿，并置，微热或温热量治疗，每次 20 min，每日 1 次，10 次为 1 个疗程。

(2) 微波疗法：采用半圆形、圆柱形或矩形、马蹄形等辐射器，治疗时辐射器距离皮肤 3～10 cm，微热量(功率密度 88～220 mW/cm^2)或温热量(功率密度 220～440 mW/cm^2)治疗，每次 5～8 min，10 次为 1 个疗程。

(3) 中频电疗法：将两片电极贴敷于腰椎间盘突出节段的两侧，选择处方，输出强度调至患者可耐受为度，每次 20 min，每日 1 次，10 次为 1 个疗程。

(4) 磁疗：在椎旁疼痛区做旋磁治疗，每次 20 min，每日 1 次，10 次为 1 个疗程。

(5) 超声波疗法：采用移动法，剂量：1～2 W/cm^2，每次 6～10 min，每日 1 次，10 次为 1 个疗程。

(6) 温热疗法：包括红外线、光浴、蜡疗等，治疗部位为疼痛、麻木部位，治疗时间以 20～30 min为宜，每日 1 次，10 次为 1 个疗程。

(三) 中医疗法

(1) 推拿疗法：推拿治疗的作用是舒筋活络、活血化瘀，可采用推、揉、㨰等手法，配合穴位推拿、对抗牵引手法或颤抖手法等。每次 10～20 min，每日 1～2 次。具体操作为：俯卧位以推、揉、㨰等手法使腰臀及患侧下肢肌肉放松，再施以使腰椎产生后伸、侧屈、旋转、牵伸的手法，如俯卧位腰椎按压牵伸、侧卧位腰椎侧扳、仰卧位患肢拨伸等。穴位推拿肾俞、腰阳关、环跳、承扶、殷门、委中、承山、昆仑和解溪穴等，拿跟腱。患侧下肢髋、膝、踝关节的连续被动活动。腰臀及患侧下肢肌肉再次放松。

(2) 针灸疗法：针灸治疗主要有针刺、电针、温针等，主要作用是疏通经络、解除粘连、消肿止痛。根据中医辨证分型选穴，常采用夹脊穴、阳陵泉、委中、秩边、环跳等穴，电针治疗，每次 20 min，每日 1 次，10 次为 1 个疗程。

(3) 中药疗法：早期以活血止痛为主，用舒筋活血汤；中期以和血行气止痛为主，用橘术四物汤；后期以补益肝肾为主，用大小活络丸。

(4) 其他疗法：小针刀疗法、火罐、气功等。

(四) 康复治疗的适应证和禁忌证

1. 适应证　年轻、初次发作或病程较短者；X 线检查无椎管狭窄者。

2. 禁忌证　经严格非手术治疗无效者，或马尾神经受压者。

(张安仁)

第八节　肩关节周围炎的康复

肩关节周围炎(scapulohumeral periarthritis)是临床最常见的肩部痛症之一，因疼痛和患肩功能受限使患者的生活质量明显下降，康复治疗因疗效明显越来越受到重视。

一、概述

(一) 定义

肩关节周围炎简称肩周炎，是指肩关节及其周围肌腱、韧带、腱鞘和滑膜囊等软组织的急慢性损伤，或退行性变，致肩部产生非特异性炎症而引起肩关节疼痛和功能障碍为主症的一种疾病，又称五十肩、粘连性肩关节周围炎。

(二) 流行病学

好发于40岁以上的中老年人，女性发病率高于男性，与退行性病变有明显关系。

(三) 病理生理

肩周炎的病理过程可分为凝结期、冻结期和解冻期(或分为疼痛期、僵硬期和恢复期)。凝结期主要表现为肩关节囊下皱褶相互粘连、消失，肱二头肌长头腱与腱鞘间有轻度粘连。此后随病情逐渐加重，出现关节囊严重挛缩、关节周围软组织受累和滑囊充血、水肿、增厚及组织弹性降低，即进入冻结期。一般冻结期经7～12个月后局部炎症可逐渐减轻、消退，使疼痛消失，肩关节活动功能恢复，称为解冻期。

(四) 临床特征

肩周炎起病缓慢，多无外伤史。临床表现为逐渐加重的肩部疼痛和肩关节活动障碍。疼痛主要位于肩关节前外侧，疼痛的性质可为钝痛、刀割样痛，有时可向肘、手、肩胛部放射，夜间疼痛可加重。肩关节活动受限，常因梳头、穿衣、脱衣等日常活动诱发疼痛加重。肩周炎具有自愈倾向，但处理不当会加重病情，延长病程，甚至遗留永久性功能障碍。病程长者可出现冈上肌、冈下肌及三角肌等萎缩。肩部X线检查无明显异常。

二、康复评定

(一) 肩关节活动度评定

肩关节各方向活动均受限，尤以肩关节外展、内旋、外旋时受限明显。肩关节活动度改善的程度和肩关节功能恢复的程度成正比。肩关节正常活动范围见表3-17。

(二) 疼痛和压痛点的评定

肌腱与骨组织附着点及滑囊、肌腱等处有明显的压痛，如三角肌止点、喙突、结节间沟、肱二头肌长头腱、肩峰下、冈下肌群及其联合腱等处，当上臂外展、外旋、后伸时疼痛可明显加剧。疼痛的评定可参照目测类比评分法(VAS)或McGill疼痛量表进行。

表3-17　肩关节正常活动范围

活动方向	正常活动范围	活动方向	正常活动范围
前屈	0°～180°	内旋	0°～90°
后伸	0°～50°	外旋	0°～90°
外展	0°～180°		

(三) 肩关节疾患治疗成绩评定标准

该标准内容较全面，包含了疼痛、肌力、关节活动度、日常生活活动四大方面，可用于肩关节疾患治疗前后肩关节功能的评定(表3-18)。

表3-18　肩关节疾患治疗成绩评定标准

项　目	评　分
Ⅰ. 疼痛(最高15分)	
1. 无疼痛	15
2. 轻度痛	10
3. 中度痛	5
4. 严重痛	0
Ⅱ. 关节活动度(主动活动,坐位进行)	
1. 前屈、后伸、外展、内收4种活动按以下标准评分(最高各10分)	
0°～30°	0
31°～60°	2
61°～90°	4
91°～120°	6
121°～150°	8
151°～180°	10
2. 外旋(最高6分)	
手放在头后,肘部保持向前	0
手放在头后,肘部保持向后	2
手放在头顶,肘部保持向前	4
手放在头顶,肘部保持向后	6
3. 内旋(最高6分)	
手背可达臀部	0
手背可达 L_3 水平	2
手背可达 T_{12} 水平	4
手背可达 T_7 水平	6
Ⅲ. 肌力(最高25分)	
5级	25
4级	20
3级	15
2级	10
1级	5
0级	0
Ⅳ. 日常生活动作(最高8分)	
1. 梳头	1
2. 系带子	1
3. 手摸嘴	1
4. 取上衣侧面口袋的东西	1
5. 用手摸对侧眼	1
6. 能关或拉开门	1
7. 能大小便	1
8. 能穿上衣	1

三、康复治疗

肩周炎的康复治疗原则是对疼痛期患者应着重减轻疼痛,严重者可采取措施使局部暂时制动;对僵硬期和恢复期患者,应强调解除粘连,恢复肩关节活动功能。患者在接受被动治疗的同时,应积极地做主动运动训练。

【康复目标】

改善肩部血液循环，促进新陈代谢，加速炎症的吸收，减轻肌肉痉挛，牵伸粘连和挛缩的组织，以减轻和消除疼痛，恢复肩关节的正常功能。

【康复治疗】

(一) 运动疗法

1. *关节松动术*　通过对肩关节的摆动、滚动、推动、旋转、分离和牵拉等，可以起到促进关节液流动、缓解疼痛、增加关节软骨和软骨盘无血管区的营养，松解组织粘连、保持组织的伸展性、增加本体反馈和改善关节活动范围的作用。肩关节松动技术主要对盂肱关节、肩锁关节、肩胛胸壁关节进行手法操作。在急性期，因疼痛剧烈，多采用 Maitland 第Ⅰ级手法，即在肩关节活动的起始端小范围地松动，频率 1～2 次/s，时间为 45～60 s；在缓解期，因肩关节活动受限，多采用 Maitland 第Ⅱ、Ⅲ级手法，即在肩关节活动范围内大幅度地松动，两者以是否接触关节活动的终末端来区别，每次 30 min，每日 1 次，10 次为 1 个疗程。Maitland 第Ⅲ、Ⅳ级手法都接触终末端，对改善活动度效果显著，但若使用不当，可引起较明显的疼痛。每种手法可重复使用 2～3 次。对于并发肩关节脱位或严重骨质疏松症的患者应慎用或不用。

2. *关节活动技术*　在疼痛基本缓解后或在疼痛能够忍受的范围内，应积极、有计划地进行关节功能的主动训练。运动强度应较大，主要方法是使患肩主动做内旋、外旋、外展、环转运动，早晚连续，循序渐进，持之以恒。同时，也应加强肩部肌群力量的锻炼，常用方法如下。

(1) 体操练习：双手握住体操棒，在体前，手臂伸直，然后反复用力向上举，尽量向头后部延伸；在体后，双手握棒，用力向上举。

(2) 手指爬墙练习：侧面或前面站立，抬起患侧的前臂，以示指和中指贴墙，然后沿墙向上慢慢做爬墙式运动。

(3) 患侧手臂上举：患侧手放于体后，上抬摸背部。如果患侧手臂活动不便，可用健侧手帮助患侧手上抬。

(二)物理因子疗法

1. *超短波疗法*　对置法，无热量或微热量，每次 15 min，每日 1 次，10～20 次为 1 个疗程。

2. *红外线疗法*　患肩痛区照射，距离 30 cm 左右，每次 20～30 min，每日 1 次，10～20 次为 1 个疗程。

3. *磁疗*　患肩放置，动磁场疗法常用 0.2～0.3T 的磁场强度，每次 20～30 min，每日 1 次，10～20 次为 1 个疗程。

4. *微波疗法*　患肩照射，微热量，每次 15 min，每日 1 次，10～20 次为 1 个疗程。

(三) 中医疗法

1. *推拿疗法*　疼痛期应采用轻柔手法在局部治疗，重点按揉肩前部、三角肌部及肩后部，以疏通经络、活血止痛，改善局部血液循环，加速渗出物吸收，促进病变组织修复。对僵硬期肩周炎患者，推拿治疗以改善肩关节功能为主，可用较重手法，如扳法、摇法、拔伸等，并着重配合关节各功能位的被动运动，以松解粘连、滑利关节，促进关节功能恢复。

2. *针灸疗法*　可取肩髃、肩髎、臂臑、巨骨、曲池等穴位，并可“以痛为腧”取穴，留针 20 min，或加用艾灸。

3. 中药疗法　风寒湿阻型见于病变早期，肩部疼痛，恶风畏寒，得温痛减，舌质淡，苔薄白，脉浮紧或弦，治宜祛风散寒，舒筋通络，方用桂枝附子汤加减；脉络瘀滞型见于病变的中、早期，肩部疼痛或肿胀，以夜间为重，舌质暗或有瘀斑，苔白或薄黄，脉弦或细涩，治宜活血化瘀，行气止痛，方用身痛逐瘀汤加减；气血亏虚型见于病变后期，肩部酸痛，劳累痛剧，或伴肩部肌萎缩等，舌质淡，苔白，脉细弱或沉，治宜补气养血，舒筋通络，方用黄芪桂枝五物汤或当归鸡血藤汤加减。

（四）麻醉下手法松解术

麻醉生效后，患者先取仰卧位，术者站于床头，面向患者，双手握住患侧的腕部将上肢提起，先顺肢体的纵轴方向牵拉，然后沿前屈上举方向牵拉，让助手协助固定患侧肩胛骨，遇到阻力后稍加用力，随着肢体的上举，可听到从腋下和腋后发出清脆的撕裂声，以达到正常角度为止，一般上举达到180°为宜。无肌肉挛缩的患者，粘连带松解后阻力消失，常有一个落空感，随之上举可达180°。然后令患者侧卧位，患肩在上，术者站在患者背侧，使患肢呈屈肘位，一手握住肘部，另一手抵住肩部，向后搬动上臂使之后伸，随着角度增大，于腋前及肩峰处仍可听到少许撕裂声，一般达到35°为宜，然后再于屈肘位搬动上臂使之外展，随着角度增大仍可听到依稀的撕裂声，以达到90°为宜，然后行肩关节顺时针和逆时针的大幅度回旋。最后平卧，屈肘，进行肩关节内旋、外旋活动，无任何阻力，术毕。

（三）康复治疗的适应证和禁忌证

1. 适应证　肩关节周围炎疼痛期、僵硬期和恢复期。

2. 禁忌证　并发有肩关节半脱位或严重骨质疏松症的患者应慎用或不用关节松动术或推拿治疗。肩部肿瘤者慎用物理因子治疗。

（张安仁）

第九节　骨质疏松症的康复

骨质疏松症(osteoporosis，OP)的康复是本着预防为主的原则，以运动疗法为主，配合物理因子疗法、药物疗法等治疗措施，来缓解疼痛、增强机体功能、改善身体状况、提高生活质量，达到更快、更有效地增加骨密度，降低骨折危险。骨质疏松症是威胁中老年人身心健康的一种与年龄相关的代谢性疾病，尚不能治愈，故康复治疗具有极其重要的意义。1989 年 WHO 明确提出防治骨质疏松症的三大原则是：补钙、运动疗法和饮食调节。

一、概述

（一）定义

骨质疏松症是一种以骨量减少，骨组织的微细结构破坏，导致骨质脆性增加和易于发生骨折的全身性疾病。一般可分为原发性及继发性两种，原发性又可分为I型和II型。I型主要是指绝经后骨质疏松症，大多由于进入老年后卵巢功能衰减，雌激素水平下降所致。II型亦称为老年型骨质疏松症，多见于60岁以上老年人。继发性OP常见于某些疾病导致骨代谢异常引发骨质疏松症。这里主要介绍原发性骨质疏松。

(二) 流行病学

临床上以老年人最为常见，发病率女性多于男性，两者比率为(2～6)∶1。男性发生在55岁后，女性多见于经期绝后。据流行病学研究报告，随年龄增长，骨质疏松症发病率递增。在我国随着人口的老龄化，OP已成为影响大众健康的严重问题之一。

(三) 病理生理

骨质疏松症的病因一般认为与内分泌紊乱、钙吸收不良和废用有关。现代医学认为，骨质的生长与代谢受多种因素的调节和控制，如人体性激素(雌激素和雄激素)下降而不能与皮质激素维持平衡，由某种原因引起体内钙和维生素C、D及蛋白质缺乏，长期限制活动对骨骼的机械性刺激减弱，以及老年人户外活动较少、日光浴机会减少、皮肤内7-脱氢胆固醇转化成维生素D_3的数量亦少等，这些因素均可导致骨质疏松症的发生。

(四) 临床特征

主要表现为疼痛、身长缩短、畸形、骨折等。

1. *疼痛*　腰背部疼痛是骨质疏松症患者最常见的症状，其特点是在长时间保持固定姿势时或轻度外伤后加重，肩关节疼痛和足跟痛也常见。

2. *身长缩短、畸形*　当骨质疏松时，椎体内部骨小梁萎缩，数量减少，疏松而脆弱的椎体受压，致椎体缩短，从而导致身长短缩。此外，身长缩短也可由驼背畸形所致，故坐高与身长的比例缩小是骨质疏松的特点之一。

3. *骨折*　其特点是无外力或轻度的外力作用下均可发生骨折，骨折好发于胸腰椎、桡骨远端和股骨的近端。股骨颈及股骨粗隆间骨折是骨质疏松症骨折中症状最重、治疗最困难的一种，预后欠佳。由于股骨颈骨折的不愈合及股骨头缺血坏死，故致残率较高。

4. *呼吸功能下降*　胸、腰椎压缩性骨折和脊椎后凸、胸廓畸形可使肺活量和最大换气量显著减少。老年人多数肺功能随着年龄增加而下降，若再加上骨质疏松症所致胸廓畸形，患者往往可出现胸闷、气短、呼吸困难等症状。

二、康复评定

骨质疏松症的康复治疗，取决于对骨质丢失程度的准确判断、骨质衰弱程度和跌倒倾向的确定。目前尚缺乏中国人规范的量化指标，在临床分级上以双能X线吸收仪(DEXA)测值峰值骨量(M±SD)为正常参考值，规定：>M－1SD正常；M－1SD～－2.5SD为骨量减少；<M－2.5SD以上为骨质疏松；<M－3SD以上无骨折，或<M－2.5SD以上并伴有一处或多处骨折，为严重骨质疏松。

此外，还有原发性骨质疏松症患者生活质量量表(Osteoporosis Quality of Life Scale)，该量表包含75个条目，其中疾病维度20条目，生理维度17条目，社会维度17条目，心理维度13条目，满意度维度8条目，覆盖了与生活质量有关的5个维度(疾病、生理、社会、心理、满意度)和10个方面。

而骨质疏松症患者的中医评价量表，对骨质疏松症患者常见中医证型，包括痰浊证、肾虚证、脾虚证、血瘀证，进行综合评价，采用五等级选项记分，按患者症状、体征的程度深浅，分1～5个等级，分别取1～5分，依照受试者的主观感受或体验进行自评。量表总分越高表示其患者病情越重、生活质量越差。量表得分分为4个等级：34～68为较好，69～102为中等，103～136为较差，137～170 为差。

三、康复治疗

骨质疏松症一般来说预防比治疗更为重要，骨矿代谢与光照、运动、食物是密切相关的，如果能够在这三方面加强，就可以延缓骨的退化和骨质疏松症的过早出现。而运动疗法是防治骨质疏松症最有效、最基本的方法之一。

【康复目标】

发挥肌力对骨质代谢所起的调节促进作用；纠正骨质疏松患者常见的驼背畸形；通过康复治疗，防止或减少由于肌力不足而导致的容易跌倒；对已经发生的骨折进行及时的康复治疗；改善症状，增强全身体力，提高生活质量等。

【康复治疗】

（一）运动疗法

1. *运动方式*

（1）有氧训练：包括走路、奔跑、有氧操、跳舞、骑车、球类运动、体操等。该项运动能产生多方面的张力作用于整个骨结构，因而能最有效地增加骨强度，更有学者认为这些运动对任何年龄组来说均比力量、耐力或非负重训练更有效。而对于老年人来说，急走、上下楼梯、跳舞、跳老年健身操等运动应该更合适些。

（2）力量训练：举重在各种类型的运动当中，是最具保护意义的。负重和抗阻力训练可以帮助骨重建，是治疗和预防骨质疏松症的重要措施之一。

（3）抗阻力训练：是运动处方的一个组成部分。抗阻力训练应包括全身主要的肌群，这样才能作用到四肢。整个运动应该缓慢且受控制，所加的负荷应在重复运动 10～15 次之后让患者感到肌肉疲劳为宜，并且以后应逐渐增加。

复合的运动方式比单一的运动方式干预骨质疏松症的效果要好，最好是力量性项目与耐力性项目结合进行，如在慢跑的基础上加上综合健身器的练习。

2. *运动强度* 运动强度为中等的练习，对于防治骨质疏松症、减少骨折的危险性效果最好。通常若采用力量性项目的练习，运动强度应控制在能重复 1 次负荷的 60%～80%，每组 10～15 次，重复 1～2 组。若为耐力性项目的练习，则运动强度为本人最大心率的 60%～85%，且每次的运动时间应持续 40～60 min。

3. *运动频率* 由于骨的重建周期要经历静止、激活、转换和最后成型 4 个过程，但这个过程是缓慢的，1 个重建周期要持续 4～6 个月。因此，要保持骨密度和增加骨量，运动就必须坚持不懈、持之以恒，长年进行下去，通常每周参加运动锻炼的次数为 3～5 次。

4. *运动注意事项* 中老年人伴随心脑血管系统疾病者非常多，运动前应行常规检查，运动项目尽量避免倒立性、屏气性、暴发力等动作，以免意外事故发生。对那些不习惯做运动的老年患者，应该避免跑步，以免发生跌倒和对脊柱、负重骨骼的损伤。患骨质疏松症的老年患者还应该避免在划船训练器上锻炼，因为最大限度的向前弯腰可能引起后背的扭伤和脊柱的压缩性骨折。

（二）物理因子疗法

电疗、热疗具有改善局部血液循环、消炎止痛、促进神经功能恢复、促进钙磷沉淀、促进骨折愈合等功效，对骨质疏松症引起的麻木、疼痛、骨折等症均有一定的疗效。常用的方法有超短波、微波、中频、红外线、磁疗、超声波等疗法。此外，全身低频脉冲弱磁场治疗，可缓解疼痛，增加骨量。利用紫外线的光生物作用，还可进行日光浴、人工紫外线等治疗，以增加内源性维生素D的生成，从而促进钙的吸收和骨的形成，有利于防治骨质疏松症。

（三）康复工程

矫形器可以用于稳定骨质疏松症引起的脊椎骨折，也可以用来帮助减轻疼痛或促进姿势的改善，常用的支具有胸腰矫形器具、腰骶或胸腰骶矫形器及简易的腰围。应注意所有支具均应依三点力系统的原则应用。

（四）药物疗法

骨质疏松症发病缓慢，个体差异较大，抗骨质疏松治疗以“钙＋活性维生素 D”为基础治疗，有证据表明许多药物可以预防或降低骨质疏松症患者骨折的发生，常用的药物治疗方法有以下几种。

1. 抗骨吸收药　如雌激素、孕激素、双磷酸盐类、钙制剂、维生素 D、降钙素等。

2. 促骨形成药　如氟化物、雄激素、前列腺素、骨生长因子、依普黄酮等。

（五）中医疗法

中医学中没有“骨质疏松症”的病名，根据临床表现出的全身或腰背疼痛、易发骨折、驼背等症状，一般将其归为中医的“骨痿”、“骨痹”或“腰背痛”范畴。本病患者多年老体虚，故康复医疗需较长时间，康复医疗当侧重于扶正补虚，具体可采用药物、针灸推拿、传统体育和饮食等康复疗法。

1. 中药疗法　肾阴不足者宜滋阴壮骨，益肾填精，方选左归丸或滋阴大补丸加减。肾阳虚损者宜温肾助阳补虚，方选右归丸加减。肾精不足者宜滋肾填精补血，方选河车大造丸加减。脾气虚衰者宜健脾益气，温阳补肾，方选参苓白术散加减。气滞血瘀者宜行气活血化瘀，方用身痛逐瘀汤加减。

2. 针灸疗法　骨质疏松症以肾虚腰痛为多，治以补肾通阳，舒筋活血。取肾俞、委中、阿是穴、阳陵泉、三阴交、太溪、命门等穴，每次 3～5 穴，20～30 min。用补法或平补平泻，也可加用电针。

3. 推拿疗法　推拿操作部位以足太阳膀胱经及足阳明胃经为主，手法包括㨰法、按揉法和拿法等操作组合。

(1) 俯卧位：医者掌心对患者命门穴，双手叠掌按揉腰部 2 min，㨰法施术于腰背部两侧膀胱经（大杼→会阳，附分→秩边）各 5 次，按揉脾俞、胃俞、肾俞约 5 min。

(2) 俯卧位：㨰法施术于双下肢膀胱经（会阳→承山）各 3 次，拿下肢各 3 次，约 3 min。

(3) 俯卧位：双手掌擦膈俞、肾俞、八髎，以透热为度，约 3 min。

(4) 仰卧位：按揉合谷、曲池、手三里，拿双上肢各 3 次，约 2 min。

(5) 仰卧位：㨰法施术于双下肢足阳明胃经各 5 次，按揉足三里、伏兔、太溪，拿下肢各 3 次，约 5 min。

治疗时，手法必须轻柔、缓和持久，切忌用力过猛，每次 20 min，10 次为 1 个疗程，疗程间隔 3～7 日。

4. 传统功法治疗　从中国传统功法中选择有针对性的训练动作防治本病将是中医康复学

研究的重点。针对不同患者，应该从运动的方式、强度、时间、频率及运动的疗程等方面综合考虑，制订适合的运动处方，常用的传统功法有以下几种。

(1) 易筋经：它是改变和增强经络、筋骨、肌肉等软组织的训练方法。以“静力性”下肢裆势练习为主，结合上肢动作的一种练功方法，锻炼时强调下实上虚，着重于强身壮力，特别适宜于改善体质，增强体力，具有强筋、坚骨、丰肌的功效，久练可使筋骨强健、脏腑坚固。

(2) 太极拳：为“练身”、“练意”、“练气”三结合的整体运动。其重点是以意念引导动作，意动身随，动作柔中有刚，拳姿优美。它既要练筋、骨、皮，又要练精、气、神，做到内外兼修，形神合一，达到人体的平衡发育。练太极拳，如能持之以恒，坚持不懈，会收到多种功效。患者可以从练习单个动作开始，如揽雀尾、单鞭、云手等，逐步过渡到练习全套，可因人因病情不同灵活掌握下肢裆势的高低及训练次数。已有研究证实，每周 5 次，坚持 1 年的太极拳训练可以提高绝经后骨质疏松症患者的骨量。

(3) 五禽戏：是由东汉名医华佗根据导引、吐纳之术，仿效虎之威猛、鹿之安详、熊之沉着、猿之灵巧、鸟之轻捷的动作特点，并结合人体脏腑、经络和气血功能所创编的一套强身健体、防病治病、延年益寿的自我锻炼功法。五禽戏整套功法简便易学，练习时应把握正确的动作要领，力求表现出五禽之神韵。根据体质可练整套，亦可选练某一式，运动量以身体微微出汗为宜。

(五) 预防

1. 健康教育　骨质疏松症是影响老年人健康的社会问题，需制订和采取相应的预防措施，应加强宣传教育，尤其对老年妇女更应给予重点照顾。应及早认识或消除诱发骨质疏松的危险因素，如绝经过早、活动过少、吸烟、酗酒、长期低钙饮食、高盐饮食等，使他们定期检查，尽早发现骨量减少和骨质疏松，以便早期防治。针对患者的不同病情，提供科学有效的指导，学会自我保护，减少骨折的发生率。

2. 注意饮食营养

(1) 摄入足量的钙：建议钙的供给量为每日 1 000～1 500 mg。含钙较多的食物有牛奶、蛋类、骨头汤、谷类、豆制品、黄绿红色蔬菜、水果、鱼虾等；水产品如紫菜、海带等的钙磷比例比较合理，为 1∶1～1∶2，使人体对钙的吸收率较高；睡前补充钙，如喝一杯牛乳，效果较好。

(2) 注意影响钙吸收的食物：增加钙吸收的食物，如动物肝脏、鱼肉及蛋黄中含有维生素 D，牛乳含有乳糖，都有利于钙的吸收，应积极摄取。适量摄食蛋白质及柠檬、醋等酸味食物，也可改善钙吸收效率。有些物质会与食物中的钙结合如草酸（菠菜中较多），若与牛乳一起食用则会影响牛乳中的钙质吸收，故不宜一起食用。纤维会与钙结合成复合物，降低肠道对钙的吸收，故在食用高纤维食物时如芹菜时，应同时多增加钙的补充。还要注意食品中的磷含量及盐分不可过高，以免增加尿中钙的流失量。此外，要少喝酒、少喝咖啡及大量茶。

(3) 注意烹调方法：菠菜、苋菜等蔬菜，含有较多的草酸，影响钙的吸收，如果将这些菜在沸水中焯一下，滤去水再烹调，可减少部分草酸。再则谷类中含植酸酶，可分解植酸盐释放出游离钙和磷，增加利用率。将大米加适量的水浸泡后再洗，或将面粉、玉米粉、豆粉发酵，均可使植酸水解，使游离钙增加。同时，注意烹制食物时要加点醋，醋与食物中的钙能产生化学反应，生成的钙既溶于水，又容易被人体吸收。

(4) 供给充足的蛋白质：蛋白质是组成骨基质的原料，可增加钙的吸收和储存，对防止和延缓骨质疏松有利。如乳制品、骨头、蛋类等食物，都含有弹性蛋白和胶原蛋白。

3. 保持良好的生活习惯　坚持体育锻炼，增加户外活动和日照，鼓励经常步行，注意运动安全；戒烟和避免过量饮酒。

（杨俊兴）

第十节　关节置换术后的康复

人工关节置换术目前是治疗关节强直、严重骨性关节炎等疾病的有效方法。康复评定和康复治疗在患者的康复过程中发挥着至关重要的作用，它贯穿于手术治疗的前后，是保证关节置换术成功必不可少的重要组成部分。通过早期的积极康复介入，能使患者最大限度地重新获得站立和行走功能，并部分或完全恢复生活自理能力。

一、概述

(一) 定义

关节置换术是指用人工关节替代和置换病损或损伤的关节。现在使用最为广泛的是人工全髋关节置换术和人工全膝关节置换术。

(二) 流行病学

近20年来，接受全髋关节置换术和全膝关节置换术的人数逐年增长。据不完全统计，全世界每年约有100万人置换人工关节，2/3为髋关节，其次为膝关节，再次为肩、肘关节。欧美国家十分提倡人工关节置换术，1997年在只有2.6亿人口的美国实施全髋、全膝关节置换术就达55万例，而拥有12亿人口的中国在1999年仅有1.6万例。

全髋关节置换术和全膝关节置换术的对象其年龄大多分布在65～75岁之间，不同地区、年龄、性别和种族之间存在着差异，女性占65%，白种人、高收入阶层居多。

(三) 病理生理

关节置换术后骨水泥力学性能的变化及由磨损颗粒诱导的骨溶解造成了假体松动。且由于术后长期卧床，下肢静脉血回流缓慢，容易导致血液淤滞。如有血栓性静脉炎，静脉壁有明显炎症反应，大量白细胞聚集，移向静脉内皮细胞和基底膜之间，将损害内膜并激活凝血过程。形成血栓后又易于脱落，发生肺栓塞。

(四) 临床特征

术后常伴发以下功能障碍及并发症：

1. 疼痛　接受关节置换术的患者术前因长期患有关节疾患，如退行性骨关节病、风湿性关节炎、外伤后关节炎等，出现反复的、进展的关节慢性疼痛，药物和其他保守治疗效果不明显。关节置换术后，由于手术创伤，患者会感受较为剧烈的术后急性疼痛。

2. 假体松动　假体松动多在术后2年以后发生，其主要临床表现为疼痛，呈进行性加重。患者常述髋部疼痛，并向臀部或腿部放射。如人工髋臼帽松动时，其疼痛常向臀部放射；而人工股骨头松动时，则在髋部、腹股沟、大腿或膝部疼痛，旋转髋部时大腿中部疼痛可能加重，有时当髋关节活动时其深部有响声，直腿抬高时髋部或大腿疼痛。假体松动的根本原因是人工关节所用的材料，不论金属还是塑料等物都不能和骨组织有机地融成一体，缺乏真正的稳定性。虽然有机械固定或骨粘固剂固定，其松动发生率仍在0.3%～27.5%之间。

3. 关节严重畸形　关节可出现各种畸形，以膝关节为例常见膝关节的严重关节畸形可包括屈曲畸形、过伸畸形及内、外翻畸形等，使膝关节活动功能降低。由于剧烈的疼痛和严重的畸形会造成患者日常生活活动能力降低，如转移、行走、上下楼梯等，从而使患者丧失劳动能力。

4. 栓塞病　国外文献统计，髋、膝人工关节手术后，深静脉血栓(deep venous thrombosis, DVT)形成的发生率可高达40%～70%；肺栓塞(pulmonary embolism)的发生率为1%～5%。手术采用全身麻醉者较硬脊膜外阻滞者发生率高。

5. 感染　感染是人工关节手术后极其严重的并发症，治疗困难。国外早期文献报道其发生率为10%～15%，国内文献报道的发生率为3%～5%。时至今日，由于采取了各种防止感染的方法，如骨水泥内加抗生素等措施，初次全髋置换术后的感染率已控制在1%左右。

6. 异位骨化　异位骨化指在正常情况下，不发生骨化的组织内形成新骨，这是全髋人工关节术后常见的并发症。始发期在术后3～6周，髋部X线片可见异位骨化灶的云雾状阴影。在2个月后的成熟期，可见有骨小梁结构，该期可延续约1年。成熟的异位骨在组织学与影像学上的临床表现与正常骨极其相似，男性多见，是女性的3倍。骨化灶通常沿臀中肌的外上方分布，偶尔可位于髋关节周围。

二、康复评定

(一) 术前评定

1. 首先要确定受累的关节是否需要外科治疗　反复严重的疼痛、关节严重畸形、关节结构破坏是手术的主要适应证，也要考虑全身健康状况。

2. 上、下肢肌力的评定　可采用徒手肌力评定法了解上、下肢肌力，特别是关节置换术的关节周围肌肉肌力的评定对制订康复训练计划尤为重要。对于髋关节置换术患者而言，髋外侧肌群及髋伸、屈肌群是值得高度重视的肌群，其次是股四头肌。对于膝关节置换术患者而言，股四头肌、腘绳肌较为关键。

3. 关节活动度评定　量角器测量各关节尤其手术关节的关节活动度，确定有无关节挛缩、畸形。

4. 步态分析　疼痛、肌肉力量降低、本体感觉下降、关节或软组织挛缩、双下肢不等长等原因均可造成病理性步态。此外，还应该了解患者有无使用助行器及使用何种助行器。

5. 手术肢体长度检查　测定手术肢体长度。术前双下肢长度测量方法有：

(1) 身体测量：测量双侧髂前上棘至内踝的距离，记录手术前后双下肢长度并计算其差值。

(2) X线片测量：测量双侧小粗隆基底部至坐骨结节连线的垂直距离，其差值即为双下肢不等长的数值。

6. X线检查　术前应摄包括双髋关节在内的骨盆正位及髋关节侧位像，以观察比较两侧髋关节。必要时行腰骶或膝关节 X 线片。观察髋关节 X 线片时，应注意髋臼的深度及骨质的厚度，髋臼前后壁有无缺损。注意股骨颈的长度及髓腔的宽窄，以准备相应的人工假体。了解手术关节有无畸形、增生等影像学改变，以作为重要的手术参考依据。

7. *人工全膝关节、全髋关节置换术评分表*　关节评分系统在美国过去 20 年的临床实践中应用最多，能全面评定关节各方面功能（如稳定性和活动程度等）状况。目前最被广泛接受的是纽约特种外科医院（HSS）人工全膝关节置换术评分表（表 3-19）和人工全髋关节置换术 Harris 评分法（表 3-20）。

表 3-19　纽约特种外科医院（HSS）人工全膝关节置换术评分表

项　目	评　分	项　目	评　分
一、膝评分		二、功能评分	
疼痛（50 分）		A. 行走能力	
不痛	50	不受限制	50
偶尔轻微疼痛	45	1 km 以上	40
上楼时有点疼痛	40	不到 500 m	30
上楼和走路时有点疼痛	30	50～100 m	20
偶尔痛得比较厉害	20	只能在户外活动	10
经常痛得比较厉害	10	不能行走	0
痛得特别厉害，需服药	0	B. 上、下楼的能力	
活动度（25 分）		经常上、下楼	50
____（屈）→____（伸）	（每 5°得 1 分）____分	上楼正常、下楼需扶栏杆	40
稳定性（25 分）		上、下楼都需扶栏杆	30
A. 前后：<5 mm	10	上楼需扶栏杆、下楼困难	15
5～10 mm	5	根本无法上、下楼	0
>10 mm	0	C. 行走时辅助（减分）	
B. 侧方：<5°	15	出门用手杖	−5
6°～9°	10	不离开手杖	−10
10°～15°	5	用双手杖/双拐、步行架	−20
>15°	0		
减分：			
A. 屈曲挛缩：5°～10°	−2		
11°～15°	−5		
16°～20°	−10		
>20°	−15		
B. 伸展滞缺：<10°	−5		
10°～20°	−10		
>20°	−15		
C. 对线：5°～10°	0		
内翻 0°～4°	（每度减 3 分）		
外翻 11°～15°	（每度减 3 分）		
其他	−20		
	所有减分____		所有减分____
	膝评分____分		功能评分____分

（二）术后评定

可分别在术后 1～2 日、术后 1 周、2 周（住院患者）以及术后 1 个月、3 个月和半年（门诊患者）进行评定。

1. *关节活动度评定*　应用量角器评测关节活动度，对手术关节应评测被动和主动关节活动度，以了解造成关节活动范围障碍的原因（如疼痛、软组织挛缩等），指导康复训练。关节置换术后，对于髋关节活动范围必须满足：髋关节屈 130°，外展 0°，内收 5°，外旋 30°。膝关节活动范围

表 3－20　人工全髋关节置换术Harris 评分表

项　　目	评　　分
1. 疼痛	
无	44
活动后稍有疼痛，但不需服止痛药	40
活动后轻度疼痛，偶尔需服止痛药	30
活动后中度疼痛，需经常服止痛药	20
稍活动后明显疼痛，偶服强烈止痛药	10
卧床不敢活动，经常服强烈止痛药	0
2. 功能	
(1) 步态	
跛行	
无	11
轻度	8
中度	5
重度	0
支撑	
不用	11
走长路时需用手杖	7
走长路时总用手杖	5
用单拐	4
用两根手杖	2
用双拐	0
用双拐仍不能行走	0
行走距离	
不受限	11
1km 以上	8
500 m 左右	5
室内行走	2
只能卧床，不能行走	0
(2) 功能性活动	
上、下楼梯	
自如	4
基本自如	2
勉强能上楼	1
不能	0
系鞋带、穿袜子	
容易	4
困难	2
不能	0
坐	
任何高度的椅子，1 h 以上	5
只能坐高椅子，30 min 以上	3
坐椅子不超过 30 min	0
公共交通	
能	1
不能	0
3. 畸形	
固定性内收畸形＜10°	1
伸直位固定性内旋畸形＜10°	1
双下肢长度差异＜3.2cm	1
固定性屈曲畸形＜30°	1
4. 活动度(屈曲＋内收＋内旋＋外展＋外旋)	
210°～300°	5
160°～209°	4
100°～159°	3
60°～99°	2
30°～59°	1
0°～29°	0
	Harris 评分：______分

至少能屈 90°，伸展至中立位。

2. *上、下肢肌力评定*　徒手肌力评定了解肌肉力量，并评定肌肉力量对手术关节稳定性的影响。

3. *关节水肿检查*　由于手术反应，患者会出现局部关节肿胀，但需区分是由关节积液还是关节周围软组织造成的水肿。浮髌试验可判断关节内有无积液及积液程度；关节周围组织的围径可作为判断软组织肿胀的客观指标。

4. *关节疼痛检查*　术后 2 日内，伤口疼痛是患者主要的感觉，随着功能性活动训练的增加出现活动后疼痛，疼痛程度可采用视觉类比评分法。手术之后，疼痛会逐渐减轻；但当疼痛加剧，特殊部位如臀部或腹股沟区疼痛时，应结合 X 线检查加以分析和判断。

5. *活动及转移能力评定*　根据患者术后的不同阶段，评定患者床上活动及转移能力，坐位能力包括床边及在座椅上的能力，站立、行走、上下楼梯、走斜坡等活动功能。

6. *X 线检查*　主要观察假体位置、关节对线、假体是否松动和骨质等情况。

7. *心肺功能评定*　住院患者要评测其心肺功能，除观察心率、血压、呼吸等一般生命体征外，还要了解患者在卧床和活动时心脏和呼吸功能状况。

8. *伤口情况检查*　查看局部皮肤有无红、肿、热等感染体征，伤口愈合情况，有无渗出等。

三、康复治疗

关节置换术后康复训练应遵循个体化、渐进性和全面性三大原则。康复治疗的作用是消炎止痛，防止粘连和肌肉萎缩，减少术后并发症，纠正不正常姿态，改善 ADL 能力，改善术后生存质量并预防感染。

【康复目标】

将手术后的并发症降到最低，改善和恢复运动功能及平衡功能，增强置换关节的稳定性，最大限度地恢复患者活动和日常生活活动能力(ADL)方面的功能，提高术后生活质量。

【康复治疗】

(一) 术前康复治疗

1. *患肢及其他肢体的肌力训练*　除了手术关节的肌肉力量需要增强之外，其他的肌肉也需要训练，包括患髋外展肌群、股四头肌、腘绳肌的等长和抗阻力练习，健侧下肢各关节的主动活动和肌力练习，患侧踝关节和足趾的主动活动。在训练的过程中，尤其在早期，股四头肌和腘绳肌的力量训练以等长收缩为主，主要以多点等长收缩的方式进行。上肢肌肉力量是安全有效地使用助行器具和体位转移的先决条件。非手术侧肌肉力量同样要保持，以便可以安全地完成行走、坐-站转移以及上、下楼梯等活动。对这些肌肉的力量训练可以作为手术前的准备内容而开始，并在手术后继续进行。手术关节肌力的训练，不论是等长、等张或等速运动，都应该持续相应的时间。

2. *预防并发症的康复训练*　肺部感染是长期卧床患者常见的并发症，预防的方法有重建腹式呼吸模式、缩唇呼吸和咳嗽训练。

(1) 膈肌呼吸(腹式呼吸)：全身放松，仰卧位或立位，一手平放在胸骨部，另一手放在腹部。呼气时，腹部下沉，放在上腹部的手稍微加压用力，以进一步增加腹内压；吸气时，该手稍向上抬起。

(2) 缩唇呼吸：鼻腔吸气，口腔呼气，呼气时口唇缩小呈“吹口哨”样，在 4～6s 内将气体缓慢地呼出。

(3) 咳嗽训练：深呼吸→短暂闭气→关闭声门→增加腹内压→增加胸内压→声门开放→咳嗽→分泌物排出。

(二) 术后康复治疗

1. *运动疗法*

(1) 肌力增强训练　由于关节结构的异常和疼痛，术前多存在患肢不同程度的肌力下降或肌肉萎缩。术后随着疼痛的缓解，髋关节结构的重建，患肢活动的增加，肌力有所恢复。术后 6 个月至 1 年，髋关节屈、伸、外展肌力增加 150%～250%，但 1 年后术侧肌力仍然是健侧的 80%～90%。在临床上经常发现部分髋关节置换术后患者的关节活动良好，但步行时出现明显的跛行如鸭步。因此，肌力训练是关节置换术后康复方案中的重要内容。

1) 手术后 1～2 日，进行手术侧关节周围的肌肉(如髋关节：梨状肌、臀中肌、臀小肌、髂腰肌、股四头肌、臀大肌、股二头肌；膝关节：股四头肌、腘绳肌)的等长收缩，以及非手术关节下肢和双上肢主动活动和抗阻力训练，以保持它们的力量和柔韧性。保持 5～10 s 为 1 次，每组 20 次，每日 2～3 组。

2) 手术 1 周后，可进行关节周围肌肉力量的主动收缩和抗阻力训练。如髋关节屈肌的主动活动和渐进性抗阻力训练：患者取仰卧位，屈髋不能超过 90°，治疗师施加阻力于患侧膝关节上方。髋关节外展肌的主动活动和抗阻力训练：患者取仰卧位，双腿伸直，外力施加于膝外侧或踝外侧；或取健侧卧位，患腿保持在水平线上，令患者向上抬患腿，可增加臀中肌、臀小肌、阔筋膜张肌、缝匠肌的肌力。对于臀中肌、臀小肌的力量训练，卧位比站立位训练更安全有效。髋后伸肌群主动活动和抗阻力训练：患者取俯卧位，髋关节后伸，当膝关节屈曲时阻力施加于膝关节上部；当膝关节伸展时阻力施加于踝关节上部，可增加臀大肌、股二头肌肌力。髋关节外旋肌群主动活动和抗阻力训练：患者取仰卧位，髋外展约 5°，阻力施加于膝上部前外侧，令患者外旋大腿，可增加梨状肌、缝匠肌的肌力。膝关节屈肌的主动活动和抗阻力训练：患者取坐位，双膝自然下垂，阻力施加于踝关节后上部可增加腘绳肌的力量。膝关节伸肌的主动活动和渐进性抗阻力训练：患者取坐位，双膝自然下垂，阻力施加于踝关节前上部可增加股四头肌的力量。

肌力训练时需要注意几个问题。首先，离心性收缩比向心性收缩训练更符合生理需求。其次，抗阻力训练可采用渐进性抗阻力方式，此训练是指抗阻力运动强度逐渐增加的运动锻炼方法。一般要先测定锻炼肌肉的最大收缩力，然后按最大收缩力的 50%、75% 和 100% 的顺序进行肌肉收缩，每一强度中 10 次收缩为 1 组，间隔休息 2～3 min。多点等长渐进性抗阻力训练可增加肌肉在关节不同角度时的肌肉收缩能力，特别是膝关节屈曲 30°时股四头肌和腘绳肌力量的训练可增加步行的稳定性和平衡能力。

随着康复阶段的进展，患者可进行循环抗阻力训练。循环抗阻力训练是指一系列中等负荷抗阻、持续、缓慢、大肌群、多次重复的运动锻炼，以增加肌力和肌耐力，增强心血管功能。方法即运动强度为 40%～50% 最大一次收缩，每节在 10～30 s 重复 8～15 次收缩，各节运动间休息 15～30 s，10～15 节为一循环，每次训练 2～3 个循环(20～25 min)，每周训练 3 次。逐步适应后可按 5% 的增量逐渐增加运动量。强调单侧缓慢的全关节范围的抗阻力运动，避免两侧肢体同时运动，以减少过分的心血管反应。采用单侧肢体轮流进行抗阻力运动还可以使运动后的肌肉得到充分恢复，从而有利于进一步运动。

训练后可以有一定程度的肌肉酸胀，但必须在次日清晨全部恢复，否则可能为运动量较大，应在第 2 日减少运动量。心血管疾病患者和老年人应注意训练时的心血管反应。运动训练时主张自然呼吸，不要憋气。

3) 增加上肢的肌力以帮助患者自理及转移。

总之，患侧股四头肌、腘绳肌、臀部肌肉的等长收缩练习应该在手术后即刻开始。术后第 5 日开始辅助主动运动，此时应注意患侧肢体重量的支持。第 3 周开始髋关节屈、伸、外展肌力渐进性抗阻力锻炼。肌力训练要重视髋外展肌力的训练，从抗自身重力开始，阻力的设置要考虑手术肢体的承受能力，以不引起患侧髋部疼痛为宜。只要关节本身没有疼痛，阻力可以增加到最大耐受量。初期的髋关节主动外展应该在仰卧位进行，一般不主张早期直腿抬高，以免引起髋臼承受过高压力，而不利于假体的稳定，并可引起腹股沟处疼痛。术后 2～3 周可采用固定自行车练习。术后的肌力训练应坚持循序渐进和不引起疼痛为原则。除了手术肢体的肌力锻炼，术后第 1 日视全身情况进行健肢和上肢练习，为行走和使用拐杖作必要的准备。

(2) 关节活动度训练：保持关节活动度是功能恢复的必要条件。非手术关节术后当日应进行全关节范围的主动练习。患侧髋关节在术后早期引流管拔除后，采用坐位，使髋关节被动渐进屈曲10°～90°或使用CPM机，7日后，做侧卧位的外展、后伸10°练习，外展不宜超过60°；坐位和站位髋屈伸练习；站位骨盆摇摆做髋的内收、外展练习。如髋臼位置良好，初次髋部手术者可考虑髋关节做内外旋练习。训练前应对假体的位置有很好的了解，如髋臼前倾过多，则在外旋、内收伸直时不稳；如髋臼前倾不够，则在屈曲、内收、内旋时不稳；如髋臼外翻过多，则在屈曲60°、内收、内旋位不稳；如髋臼外翻不够，则在极度屈曲、内收内旋位最易发生假体撞击。若股骨前倾过多，则在伸展、内收和外旋位时不稳；前倾不够，则在极度屈曲、内收和内旋时不稳。康复治疗师只有了解假体位置的优劣后，才能很好地指导患者活动，避免训练时发生脱位等并发症。

(3) 髋(膝)关节控制训练：髋(膝)关节的稳定对行走至关重要，增强髋(膝)关节周围软组织的生理功能可大大提高其稳定性。术后第2日，拔除负压引流管后，将患肢置于膝关节练习器上开始髋、膝关节的被动活动。根据患者的实际情况确定关节开始活动的范围，一般将膝关节练习器开始的最大活动角度定为40°，此时髋关节的活动范围为25°～45°，以后每日增加5°～10°，至术后1周左右，膝关节练习器最大角度达90°以上，此时髋关节的被动活动范围将超过85°。1周后由于膝关节练习器已难以达到髋关节活动所要求的范围，因此去掉膝关节练习器进行以下训练。

1) 仰卧训练：①骨盆下降训练：患侧下肢外展约10°，保持上身不动，令患者做髋关节下蹬动作，治疗师在足部施加适当阻力，每组25次，每日3组。②搭桥训练：令患者以双下肢和双肩为支点，做臀部上抬的动作，每组25次，每日3组。

2) 坐位训练：可在不同的角度抬小腿，维持5～10 s，每组10～25次，每日2组。

3) 站立位负重训练：让患者用患腿站在体重秤上，健腿站在同一平面上，将重心逐渐移到患腿，直至承担全部体重后维持约5s(注意要逐渐增加患腿负重的程度，同时保持身体重心的平衡)。或让患者站立不动，在腿前面放一矮凳，令其做上、下楼梯的动作，注意保持躯干伸直，身体重心放在患腿上。

(4) 体位摆放：对于髋关节置换术，术后应采取平卧位。双下肢间放置外展支架，患足放在抬高的泡沫橡胶夹板内，保持15°的外展和中立位，并且于术后3周内绝对避免患髋进行屈曲、内收和内旋的复合动作，以防止术后关节脱位。为了维持股骨头在髋臼内及预防关节损伤，需要注意屈髋不能超过90°、髋关节的内收不能超过中线、髋关节不能外旋。为了确保患者不做上述动作，应教育患者：①弯腰不超过90°。②手术侧膝关节的抬高不要超过同侧的髋关节。③膝关节或踝关节不要交叉。④使用枕头使患者的髋关节外展，以防止患肢内收、内旋。全髋关节置换术4～6周后，患者髋关节能够完全伸直，屈曲80°～90°，轻度内旋20°～30°和外旋20°～30°。

2. 作业疗法

(1) 转移能力训练：训练包括卧—坐位转移、坐—站转移、入厕转移、乘车转移，以及提供必要的辅助用具如鞋袜穿戴辅助用具等。

1) 床旁转移训练：应在术后1～2周后可进行床椅转移训练，以便患者进行床旁站立、扶杖行走练习或轮椅活动。方法：先将轮椅固定于床边，患者直腿坐位，双手在背后支撑于床面，以健侧脚跟、臀及双手为支撑点向床边移动。

2）重心转移：有的患者在术前是类风湿关节炎的患者，由于疼痛和畸形的原因相当一部分患者患侧膝关节已不能正常负重，因此在行走的过程中形成了不良的姿势。手术虽然解除了疼痛、恢复其正常的解剖力线，但术前养成的不良姿势单靠手术是不能矫正的，还需要相当长的康复训练过程，包括形成正确的重心转移和步态训练。

3）卧—坐位转移：鼓励患者借助双臂支撑坐起，切忌借助床头系带双臂用力牵拉坐起（因为双臂支撑坐起便于控制屈髋角度，为借助步行器和双拐行走作准备）。当用床头系带双臂用力牵拉起坐时，尤其对长期卧床和年长者，因腘绳肌紧张，患者不易控制屈髋角度，屈髋较大易伴屈膝和髋关节内旋，以致髋关节脱位。

4）坐-站转移：健侧膝、足在后，患侧膝、足在前，双手支撑扶手，保持在起立时躯体重心转移过程中，患侧屈髋不超过 90°，防止脱位。

5）如厕方法：为了减少患者坐下和起立时的髋关节屈曲，应教育患者使用加高的厕所坐垫、床垫和椅垫，并教会他们起立时不能过度屈曲手术侧髋关节。如果患者坐在有扶手的椅子上，患者将身体移动至椅子前缘，保持手术侧髋关节伸直位，双手支撑扶手，不要向前屈曲身体。如果坐在无扶手的椅子上，患者将身体移至椅子一侧边缘，使手术侧大腿超过椅子边缘，足放置在椅子的中线，保持手术侧髋关节伸直位，使足靠近身体重心，使患者瞬间起立，而不需要过度的屈曲髋关节。

（2）预防并发症的训练：人工关节置换术后常见并发症为术后伤口感染、肺部感染、深静脉血栓等。术后患者应尽早在医生的指导下进行深呼吸训练、咳嗽练习、踝关节“泵”式往返训练、床上活动等。

（3）负重训练和步态训练：在现代全髋关节成形术的早期，患者下肢常常悬吊数日或更长的时间，然后才允许起床活动。现在，只要条件允许，患者在手术后第 1 日即可以起床，手术后第 2 日开始步行训练。虽然手术后住院通常为 2 周，但住院 3 日就出院也非罕见。及早负重可降低深静脉血栓、褥疮等并发症。术后当日开始进行渐进性负重练习较术后 6 周开始负重者，深静脉血栓发生率降低 19%，但不同假体和固定方法的适宜负重状态尚不清楚。据 Davy 测定，下肢站立时，髋关节假体接触压力是体重的 1 倍，单脚站立时是体重的 2.1 倍，步行时峰压力可达体重的 2.6～2.8 倍。术后下肢完全负重的时机尚无一致意见，大多数研究认为 6 周以后即可以负重。术后开始下地行走的时机受假体类型、固定方式、手术操作、髋关节软组织情况、患者体力等影响。骨水泥型假体可在术后 3～7 日开始，术中有植骨、股骨骨折的患者应根据 X 线片推迟到术后至少 2 个月，采用多孔表面骨长入型假体至少术后 6 周才能练习步行。患侧肢体由不负重→少负重→部分完全负重进行渐进负重练习，同时进行重心转移训练、身体平衡训练。早期借助平行杠或助行器，以后使用拐杖和手杖。所采用的训练方法为：

1）站立训练：治疗师站在患者患侧，患者将患侧上肢放于治疗师肩部，治疗师内侧手扶患者髋部，外侧手握患者患侧手，嘱患者先以健侧下肢负重，再缓慢将重心移向患侧，站立数分钟，以无疼痛不适为度，每日 1 至 2 次床旁站立训练，逐渐延长站立时间。

2）站立位训练：靠墙站立，治疗师在健侧保护，双膝伸直，缓慢尽量将患侧向外摆动，再缓慢回到起点，重复 10 次。

3）步行训练：治疗师站在患者患侧，一手放患侧腋下，另一手握患侧手，嘱患者以健侧下肢负重为主行走，逐渐增加患侧负重度，行走距离从几米到几十米渐增，以患者产生酸胀为度。步行训练亦可在手杖或腋杖辅助下进行。

(4) 功能性独立能力的训练：术后鼓励患者立即进行床上的功能性活动，如桥式运动及翻身练习。患者应尽早从卧位转为坐位，而良好的躯干旋转是患者完成床上功能活动的重要基础。术后 1 周内，患者应该尽量减少卧床时间，以减轻手术后制动和卧床产生的不利影响，鼓励患者自行穿衣、如厕、行走等，渐进性活动可以预防骶尾部及足跟部发生褥疮。当患者的耐力和力量达到一定程度时，上、下楼梯的练习应该结合到患者的治疗方案之中。在做上、下楼梯训练中，上楼时应健腿先上，患腿随后，下楼时拐杖先下，患腿随后，健腿最后。到手术后的第 2 周，绝大部分患者应该能在不需要监督下独立完成各项活动。此时应该训练患者如何利用适当的器具如淋浴椅进行淋浴和盆浴，简单的家务活动如准备食物和铺床也应该开始训练。但日常生活活动仍需注意避免特殊的体位，以防假体脱落或磨损，如不能交叉脚、不能坐底椅、不能使劲向前弯腰拾物品。术后 5～6 周，训练骑自行车和乘车等功能性活动，但应避免任何会增加下肢关节负荷的运动，如跑步、跳跃和举重等。

此外，要让患者了解日常生活活动中如何保护关节，如何使用能量节约技术。保护关节的要点：维持优良体位，减轻对关节的压力；避免同一姿势长时间负荷；保持良好的肌力和关节活动度；维持正常的关节和骨的对线；在疼痛时避免继续负重；调整工作环境，以适应身体正常解剖结构。能量节约技术要点：生活中注意休息、劳逸结合；保持良肢位；对不宜负重的关节应不负重；急性疼痛时减少活动量。

(5) 指导患者使用必要的辅助器具：全髋关节成形术或半关节成型术后，手术关节不宜进行直接的关节活动度(ROM)锻炼以免出现医源性脱位。因此，应教育接受全髋置换术的患者避免使假体超出其自身的极限。这时就需要一些基本的助具，如膝关节制动器可以限制患者在卧位时屈髋，但在卧位时最常用的还是外展楔形板。其他的器具包括持物器、穿袜器、弹力鞋带、长柄洗澡海绵、洗澡椅和坐厕增高板，这些都是帮助患者正确地完成 ADL 所必须的用品。

3. *物理因子疗法*

(1) 术后患肢穿上弹力袜，麻醉消失后即可开始踝关节的主动背屈和跖屈活动。术后第 2 日开始应用足底静脉泵，促进血液的回流，防止深静脉血栓的形成和静脉炎的发生。同时开始口服阿司匹林、吲哚美辛，促进血肿的吸收，减少疼痛。

(2) 冰疗：采用骨水泥固定的关节置换术后，因骨水泥固定后会释放热量，使得周围软组织温度升高，并可持续数周，这时可采取冰疗。冰疗不仅能降低软组织的温度，同时还能减轻术后关节周围软组织的肿胀，并能进一步减轻疼痛。术后第 1 日即可使用冰袋，置于手术的关节周围，每次 30～60 min，每日 1～2 次，10 日为 1 个疗程，直至关节消肿、疼痛减轻。

(3) 经皮神经电刺激：关节置换术由于软组织及骨的手术创伤相对较大，造成比较严重的疼痛。经皮神经电刺激作为药物的辅助止痛治疗在临床上被广泛应用，可采用频率为 100 Hz 的双通路四电极分别置于手术伤口两侧，治疗时间 30～60 min，强度为 2 倍的感觉阈，每日 1～2 次，10 日为 1 个疗程。

4. *心理疗法*　手术后患者在心理上最明显的变化是情绪障碍，表现为焦虑、对自我形象不满等，有的甚至自暴自弃，失去康复信心，出现躯体不适感和疼痛。心理咨询师应当在以下几方面帮助病残者，使他们在有利的客观因素的作用下，努力积极地改善自己的心态。①培养积极的情绪状态：通过心理和社会的支持以及一定的指导措施，培养起乐观、自信、顽强、自尊的心理状态，积极配合和参与康复治疗。②教会患者正确运用心理防御机制。③纠正错误认知活动，建立正确的求医行为。

5. 中医疗法

(1) 针刺疗法：髋关节可取环跳、居髎、次髎、骨会、大杼、绝骨等穴位；膝关节可取膝眼、鹤顶、足三里、血海、梁丘等穴位。消毒后，常规刺入，捻转提插得气后，采用平补平泻，偏于补法。

(2) 灸法：艾卷温和灸：选用临近 4～6 个穴位，每穴每次施灸 10～20 min，隔日灸治 1 次，10 次为 1 个疗程，疗程间隔 5 日。

(3) 推拿疗法：推拿具有行气活血、舒筋止痛、消除肌肉疲劳、滑利关节等功能，可以预防肌萎缩，改善肌力，防止关节僵硬、畸形及骨质疏松。常用手法有一指禅、推、㨰、按、揉、摩、擦、捏法和被动运动手法。治疗时应严防手法粗暴，以免发生骨折。

(4) 中药疗法：根据辨证论治后，可分为气血瘀滞型、风寒湿阻络型、肝肾不足型、气血亏虚型、痰瘀阻络型五种证型。气血瘀滞型宜活血化瘀止痛，方选复元活血汤加减；风寒湿阻络型宜祛风散寒化湿，方选独活寄生汤加减；肝肾不足型宜补益肝肾，方选虎潜丸加减；气血亏虚型宜补益气血，方选八珍汤加减；痰瘀阻络型宜活血通络，方选跌打丸加减。

(5) 中药熏蒸疗法：取荆芥、防风、艾叶、大蒜各 30 g，将上述中药放入盆中加水煮沸后，将患部置盆上熏蒸，每次熏蒸 1～2 h，熏蒸后要用干毛巾擦干患部以防止受凉。每日 1 次，5 次为 1 个疗程。

(三) 康复治疗的适应证和禁忌证

1. 适应证　所有的关节置换术后均可进行康复治疗。

2. 禁忌证　无明显禁忌证，但假体固定欠佳时应把握好康复治疗的时机。

（张安仁）

第四章
心肺疾病的康复

导学

本章系统地介绍心肺疾病中常见的冠心病、高血压病、慢性阻塞性肺疾病的定义、流行病学、病理生理、临床特征以及相应疾病的康复评定、康复治疗。通过学习，要求掌握冠心病的康复；熟悉高血压病的康复；了解慢性阻塞性肺疾病的康复。

第一节　冠心病的康复

冠心病康复是指综合采用主动积极的身体、心理、行为和社会活动的训练与再训练，帮助患者缓解症状，改善心血管功能，在生理、心理、社会、职业和娱乐等方面达到理想状态，提高生活质量。同时强调积极干预冠心病危险因素，阻止或延缓疾病的发展过程，减轻和减少疾病再次发作的危险。冠心病康复涵盖心肌梗死、心绞痛、隐性冠心病、冠状动脉分流术(CABG)后和冠状动脉腔内成形术(PTCA)后等。冠心病康复治疗措施会影响其周围人群对冠心病危险因素的认识，有利于尚未患冠心病的人改变不良的生活方式，达到防止疾病发生的目的。所以，冠心病康复的措施可扩展到尚未发病的人群。

一、概述

(一) 定义

冠状动脉粥样硬化性心脏病(coronary atherosclerotic heart disease)指冠状动脉粥样硬化使血管腔狭窄或阻塞，或(和)因冠状动脉功能性改变(痉挛)导致心肌缺血缺氧或坏死而引起的心脏病，统称冠状动脉性心脏病(coronary heart disease)，简称冠心病，亦称缺血性心脏病(ischemic heart disease)。

(二) 流行病学

冠状动脉粥样硬化性心脏病是动脉粥样硬化导致器官病变的最常见类型，也是严重危害人们健康的常见病。本病多发生在40岁以后，男性多于女性。目前我国年发病率为120/10万，年平均病死率男性为90.1/10万，女性为53.9/10万。随着人民生活水平提高，期望寿命延长和膳食结构改变，我国冠心病发病率和病死率正在继续升高。冠心病康复医疗是临床治疗的基本组成部分。

（三）病理生理

冠心病的病理基础是冠状动脉壁的脂质沉积，导致血管壁脂质斑块或粥样硬化形成，逐步形成血管狭窄乃至闭塞。血栓形成和粥样斑块的脱落可以造成突然的血管闭塞和心肌坏死，有时血管痉挛也可导致血管一过性全部闭塞，导致严重心肌缺血甚至坏死。其病理生理的核心是心肌耗氧和心肌供氧（供血）之间的平衡关系失常。冠状动脉狭窄后机体有多种途径进行代偿，主要包括：①增加灌注压。通过增加舒张血压增加血流灌注压。②扩张血管。缺血心肌产生腺甙等扩血管物质，促使狭窄血管局部扩张以增加血流。冠状动脉痉挛时该血管扩张作用是缓解症状的基础。③侧支循环形成。侧支循环是指冠状动脉狭窄近端的血管新生，形成绕过狭窄区域通向远端心肌支配区的微小动脉群。侧支循环血流可以补偿狭窄血管的不足。

（四）临床特征

1. *心脏功能障碍*　1979年WHO将冠心病分为以下5型：

（1）无症状型：患者无症状，但静息、动态时或负荷试验心电图示有ST段压低，T波减低、变平或倒置等心肌缺血的客观证据；或心肌灌注不足的核素心肌显像表现。

（2）心绞痛型：指心前区压迫、缩窄、烧灼性疼痛，可以向左上肢内侧、左颈部、下颚、上腹部等部位放射，相应症状包括呼吸困难、出汗、恶心、呕吐或心悸，持续时间一般为数分钟，很少超过25～30 min。常发生于有1支或1支以上主支冠脉病变的患者，但亦可发生于瓣膜性心脏病、肥厚性心肌病和控制不良的高血压患者，冠状动脉正常但由于冠脉痉挛或血管内皮功能失调而导致心肌缺血的患者也可出现心绞痛。心绞痛还可是食管、胸壁或肺部等非心脏性疾病的临床症状。心绞痛分为两种基本类型：一是稳定型心绞痛（劳力性心绞痛），其发作诱因明确，通常因劳力或情绪激动而加重，休息或服用硝酸甘油可迅速缓解；另一类型是不稳定型心绞痛，分为3个亚型：①静息性心绞痛，心绞痛发作于休息时，新近1周持续时间＞20 min。②新近发作性心绞痛，首发症状两个月内出现心绞痛，严重度＞CCSCⅢ级。③恶化性心绞痛，原心绞痛发作次数频繁，持续时间延长，或发作阈值降低，如在首发症状后2个月内心绞痛的严重度至少增加了一个CCSC等级。

（3）心肌梗死型：症状严重，由冠状动脉闭塞使心肌急性缺血性坏死所致。表现为胸部不适，或一种心绞痛类似症状；心电图动态演变；心肌坏死的血清心肌标志物浓度的动态改变。急性心肌梗死（acute myocardial infarction，AMI）可使相应部分的心肌因严重持久性缺血而发生局部坏死。

（4）缺血性心肌病型：表现为心脏增大、心力衰竭和心律失常，为长期心肌缺血或坏死导致心肌纤维化而引起。临床表现与扩张型心肌病类似。

（5）猝死型：因原发性心脏骤停而猝然死亡，多为缺血心肌局部发生电生理紊乱，引起严重的室性心律失常所致。

2. *继发性躯体和心理障碍*

冠心病患者除了由于心肌供血不足直接导致的心脏功能障碍之外，还有一系列继发性躯体和心理障碍，包括：

(1) 心血管功能障碍：缺乏运动本身可以导致心血管功能减退，如文职工作人员比体力劳动者的心血管功能差。同样，在冠心病发病后，患者往往减少体力活动，其结果会降低心血管系统的适应性，导致循环功能降低。这种缺乏运动导致心血管功能衰退只有通过恢复适当的活动才能够解决。

(2) 呼吸功能障碍：冠心病直接的全身表现是缺氧的症状，即胸闷，这与循环功能不良有关。而长期的心血管功能障碍均会伴随不同程度的肺循环功能障碍，使肺血管和肺泡气体交换的效率降低，吸氧能力下降，减少机体吸氧能力储备，进一步加重缺氧症状。因此，呼吸功能训练是需要引起重视的环节。

(3) 全身运动耐力减退：全身运动耐力是指持续进行全身体力活动的能力。全身的耐力减退与年龄增长有关，而冠心病加重了年龄相关的全身运动耐力减退。

(4) 代谢功能障碍：主要是脂质代谢和糖代谢障碍。脂质代谢障碍主要表现为胆固醇和三酰甘油(甘油三酯)增高，高密度脂蛋白胆固醇降低，脂肪和能量物质摄入过多而消耗不足(缺乏运动)是基本原因。缺乏运动还可导致胰岛素抵抗，除了引起糖代谢障碍外，还可促使形成高胰岛素血症和血脂升高。

(5) 行为障碍：冠心病患者往往伴有不良生活习惯、心理障碍等，也是影响患者日常生活和治疗的重要因素。

二、康复评定

康复评定的第一步就是全面和仔细地询问病史，进行体检、实验室检查(心肌酶、胆固醇、三酰甘油等)、特殊检查(胸部X线、心电图、心脏导管检查等)，了解临床治疗(用药、手术)等情况。经过详细的询问，对于患者目前的功能水平、以往的生活方式，以及可能影响心脏康复计划实施的有关因素进行全面评估，选择适当的康复措施。

(一) 六分钟步行试验

六分钟步行试验是独立的预测心衰致残率和致死率的方法，可用于评定患者心脏储备功能，在心脏康复中用于评价疾病或手术对运动耐受性的影响，常用于患者在康复治疗前和治疗后进行自身对照。要求患者在走廊里尽可能行走，测定六分钟内步行的距离。在行走中途，允许患者在需要时停下来休息但不能延长总试验时间。在试验过程中，评定师也可以给予患者口头鼓励。试验前和试验结束时应立即测量心率、血压、呼吸频率、呼吸困难的程度和血氧饱和度。6 min内，若步行距离＜150 m，表明心衰程度严重，150～425 m之间为中度心衰，426～550 m之间为轻度心衰。

(二) 超声心动图运动试验

超声心动图检查无创且可反复测定，不仅能够直接观察心脏和大血管的结构，也可以随着心动周期的变化推算心脏泵血功能、收缩功能和舒张功能，有利于提供运动心电图所不能显示的重要信息。运动超声心动图比安静时检查更加有利于揭示潜在的异常，从而提高试验的敏感性。检查一般采用卧位踏车的方式，以保持在运动时超声探头可以稳定地固定在胸壁，减少检测干扰。

(三) 行为类型评定

Friedman和Rosenman(1974)提出行为类型。其特征是：

1. A 类型　工作主动、有进取心和雄心、有强烈的时间紧迫感(同一时间总是想做两件以上的事),但是往往缺乏耐心、易激惹、情绪易波动。此行为类型的应激反应较强烈,因此需要将应激处理作为康复的基本内容。

2. B 类型　平易近人、耐心、充分利用业余时间放松自己、不受时间驱使、无过度的竞争性。

三、康复治疗

根据冠心病康复治疗的特征,国际上将康复治疗分为三期:Ⅰ期指急性心肌梗死或急性冠脉综合征住院期康复,CABG 或 PTCA 术后早期康复也属于此列。发达国家此期已经缩短到3～7日。康复措施主要是通过适当活动,以减少或消除绝对卧床休息所带来的不利影响。Ⅱ期指患者出院开始,至病情稳定性完全建立为止,时间为 5～6 周。康复措施主要是要保持适当的体力活动,逐步适应家庭活动,等待病情完全稳定,准备参加Ⅲ期康复锻炼。由于急性阶段缩短,Ⅱ期的时间也趋向于逐渐缩短。Ⅲ期指病情处于较长期稳定状态,或Ⅱ期过程结束的冠心病患者,包括陈旧性心肌梗死、稳定型心绞痛及隐性冠心病,PTCA 或 CABG 后的康复也属于此期。康复程序一般需 2～3 个月,自我锻炼应该持续终生。有人将终生维持的锻炼列为第Ⅳ期。

有效的康复治疗可使冠心病病死率降低,研究表明积极参加康复锻炼者比不运动者的病死率可以降低 29%,也可降低致死性心肌梗死发生率。

(一) Ⅰ期

【康复目标】

低水平运动试验阴性,可以按正常节奏连续行走 100～200 m 或上下 1～2 层楼而无症状和体征。能够适应家庭生活,使患者理解冠心病的危险因素及注意事项,在心理上适应疾病的发作和处理生活中的相关问题。

【康复治疗】

生命体征一旦稳定、无并发症时即可开始。此期康复一般在心脏科进行,由心脏科医师、康复科医师、康复治疗师(物理治疗、作业治疗、心理治疗等)、护士、营养师组成康复治疗组,共同工作,以循序渐进地增加活动量为原则。

1. 运动疗法

(1) 床上活动:活动一般从床上的肢体活动开始,包括呼吸训练。肢体活动一般从远端肢体的小关节活动开始,从不对抗地心引力的活动开始。强调活动时呼吸自然、平稳,没有任何憋气和用力的现象。然后可以逐步开始抗阻力活动,抗阻力活动可以采用捏气球、皮球,或拉皮筋等,一般不需要专用器械。徒手体操也十分有效。

(2) 呼吸训练:主要指腹式呼吸,要点是在吸气时腹部浮起,让膈肌尽量下降;呼气时腹部收缩,将肺部气体尽量排出。呼气与吸气之间要均匀连贯,可以比较缓慢,但是不可憋气。

(3) 坐位训练:坐位是重要的康复起始点,应该从第 1 日就开始。开始坐时可以有依托,如将枕头或被子放在背后,或将床头抬高。有依托坐的能量消耗与卧位相同,但是上身直立体位使回心血量减少,同时射血阻力降低,心脏负荷实际上低于卧位。在有依托坐适应之后,患者可以逐步过渡到无依托独立坐。

(4) 步行训练:从床边站立开始,先克服直立性低血压。在站立无问题之后,开始床边步行,以便在疲劳或不适时及时能够上床休息,训练开始时最好进行若干次心电监护活动。此阶段患者的活动范围明显增大，因此监护需要加强。要特别注意避免上肢高于心脏水平的活动，如患者自己手举盐水瓶上厕所。此类活动的心脏负荷增加很大，常是诱发意外的原因。

(5) 排便：患者大便务必保持通畅。卧位排便时由于臀部位置提高，回心血量增加，使心脏负荷增加，同时由于排便时必须克服体位所造成的重力，需要额外的用力。因此，卧位排便对患者不利。而应在床边放置简易的坐便器，让患者坐位排便，其心脏负荷和能量消耗均小于卧床排便，且也比较容易排便。因此，应该尽早让患者坐位排便，但是禁忌蹲位排便或在排便时过分用力。如果出现便秘，应该使用通便剂。患者有腹泻时也需要注意严密观察，因为过分的肠道活动可以诱发迷走反射，导致心律失常或心电不稳。

(6) 上、下楼：上、下楼的活动是保证患者出院后在家庭活动中安全的重要环节。下楼的运动负荷不大，而上楼的运动负荷主要取决于上楼的速度，必须保持非常缓慢的上楼速度。一般每上一级台阶可以稍事休息，以保证呼吸平稳，没有任何症状。

(7) 康复方案调整与监护：如果患者在训练过程中没有不良反应，运动或活动时心率增加小于 10 次/min，次日训练可以进入下一阶段。运动中心率增加 20 次/min 左右，则需要继续同一级别的运动。心率增加超过 20 次/min，或出现任何不良反应，则应该退回到前一阶段运动，甚至暂时停止运动训练。为了保证活动的安全性，可以在医学或心电监护下开始所有的新活动。而在无任何异常的情况下，重复性的活动不一定要连续监护。

2. *心理疗法* 患者在急性发病后，往往有显著的焦虑和恐惧感，因此要对患者进行心理康复与常识宣教，安排对于患者进行医学常识教育，使其理解冠心病的发病特点、注意事项和预防再次发作的方法，特别强调戒烟、低脂低盐饮食、规律的生活、个性修养等。

3. *出院前评估及治疗策略* 当患者顺利达到训练目标后，可以进行症状限制性或亚极量心电运动试验，或在心电监护下进行步行。如果确认患者可连续步行 200 m 无症状和无心电图异常，可以安排出院。患者出现并发症或运动试验异常者则需要进一步检查，并适当延长住院时间。

由于患者住院时间日益缩短，国际上主张 3～5 日出院，故Ⅰ期康复趋向于具有并发症及较复杂的患者，而早期出院患者的康复治疗不一定遵循固定的模式。

(二) Ⅱ期

Ⅱ期心脏康复又称恢复期康复。对于近期心肌梗死或刚刚实施了冠状动脉旁路手术的患者，应当安排他们继续到康复医院，在康复专业人员的监护下，按照为其制订的康复处方进行训练。随着心功能水平的提高，可逐步减少在门诊训练的次数(开始每周去医院训练 1 次，在家里训练 2 次)，患者可在家中按照运动处方在自我监测下锻炼。对于病情稳定、低危心脏病患者，出院后就可以根据医生所制订的运动处方在家进行锻炼，但应定期检查身体。

【康复目标】

逐步恢复一般日常生活活动能力，包括轻度家务劳动、娱乐活动等；运动能力达到 4～6 METs，提高生活质量；对体力活动没有更高要求的患者可停留在此期。此期在患者家庭完成。

【康复治疗】

1. *运动疗法*

(1) 训练方法：每次训练均应包括准备活动、训练活动和整理活动三部分。准备活动和整理活动是通过逐渐增加或减少运动强度使心血管系统逐渐适应，以减少心律失常的发生，改善氧供和乳酸堆积。此外,准备活动还可以改善所有关节的活动度和肌肉的柔软度。整理运动对于预防静脉淤血、直立性低血压及恶心等具有重要作用。

(2) 训练内容:训练的内容既可采用单一形式(如行走),也可采用多种形式。如为后者,则应采用循环式训练法。循环式训练法是指耐力训练和力量训练交替进行,将不同种类的活动编组轮流进行,各种训练之间只有短暂的休息或不休息。例如,患者根据运动处方,依次进行跑台、蹬车、上肢功率计和滑轮负重训练,通过轮流采用上述不同的运动方式,使身体的各个部位得到有效的恢复性锻炼。还可以采用间歇式训练方法,所谓间歇式训练方法是指一组强度较大的活动训练与休息或与一个持续训练(长时间、慢速度,至少 15~20 min 的运动强度保持在靶心率范围内)交替进行。在循环式训练的基础上进行间歇式训练的好处是可以允许患者同时得到高强度的工作负荷训练和耐力训练,这在心脏康复中运用普遍。

(3) 训练监测:心电图监测、急救护理以及具有康复监护专门培训的工作人员为患者训练提供了一个重要的安全网络。训练中,要定时观察心血管系统对于运动负荷的反应情况,观察项目包括心率、心律、血压、主观用力程度,以及有否用力失耐受的症状、体征。此期应常规进行监测,因心肌梗死发作不久或刚刚实施了冠状动脉旁路手术的患者很容易出现心律失常,故在门诊康复训练时应对患者进行连续医疗监护(远程心电图监护系统)。患有严重的心血管疾病者(如左心室功能障碍、室性心律失常等)也需要进行连续监测以保证安全。随着科技的不断进步,监测手段逐渐以患者的自我监测为主,故患者需要学会在安全的范围内使自己达到和保持运动处方所规定的运动水平,适时终止运动。

2. 健康教育　除运动康复外,对患者进行心脏康复的教育也是十分重要的一环。教育内容包括冠心病的病理生理改变、训练的目标、训练的基本原理、自我监测方法、危险因素的预防、改变不利于心脏健康的生活习惯等。

3. 家庭康复训练

(1) 训练方案:在实施家庭方案的最初 2 周,患者将继续维持出院时的训练水平。在运动中无不适症状或不良反应者,其训练持续时间和频率均可逐渐增加。在家中进行康复训练除了可以取得康复效果外,还可以缓解焦虑。

(2) 运动监测:在家中进行锻炼的患者必须掌握自我监测的方法并定时到康复医院做跟踪复查,患者家属应得到心脏康复方面的教育培训。

(三) Ⅲ期

【康复目标】

巩固Ⅱ期康复成果,控制危险因素,改善或提高体力活动能力和心血管功能,恢复发病前的生活和工作。此期可以在康复中心完成,也可以在社区进行。

【康复治疗】

全面康复方案包括有氧训练、循环抗阻力训练、柔韧性训练、医疗体操、作业训练、放松性训练、行为治疗、心理治疗等。在整体方案中,有氧训练是最重要的核心,本节主要介绍有氧训练的基本方法。

1. 运动方式　最常用的方式包括步行、登山、游泳、骑车、中国传统形式的拳操等。慢跑曾经是推荐的运动,但是其运动强度较大,下肢关节承受的冲击力较显著,运动损伤较常见,故近年来已经不主张使用。

2. 训练形式　可以分为间断性和连续性运动。间断性运动指基本训练期有若干次高峰靶强度，高峰强度之间强度降低。其优点是可以获得较强的运动刺激，且时间较短，不至于引起不可逆的病理性改变。主要缺点是需要不断调节运动强度，操作比较麻烦。连续性运动指训练的靶强度持续不变，这是传统的操作方式，主要优点是简便，患者相对比较容易适应。

3. 运动量　运动量是康复治疗的核心，要达到一定阈值才能产生训练效应。运动量小于阈值只能维持身体活动水平，而不能提高运动能力。运动量大于阈值则不增加训练效应。运动总量无明显性别差异，其基本要素为强度、时间和频率。

(1) 运动强度：运动训练所必须达到的基本训练强度称之为靶强度，可用心率(HR_{max})、心率储备、最大吸氧量(VO_{2max})、METs、RPE 等方式表达。靶强度与最大强度的差值是训练的安全系数。靶强度一般为 40%～85% VO_{2max} 或 METs，或 60%～80% HR 储备，或 70%～85% HR_{max}。靶强度越高，产生心脏中心训练效应的可能性就越大。

(2) 运动时间：指每次运动锻炼的时间。靶强度运动一般持续 10～60 min。在额定运动总量的前提下，训练时间与强度成反比。准备活动和结束活动的时间另外计算。

(3) 运动频率：运动频率指每周训练的次数。国际上多数采用每周 3～5 次的频率。合适运动量的主要标志：运动时稍出汗，轻度呼吸加快但不影响对话，早晨起床时感舒适，无持续的疲劳感和其他不适感。

4. 训练实施　每次训练都必须包括准备活动、训练活动和结束活动。

(1) 准备活动：主要目的是预热(warm-up)，即让肌肉、关节、韧带和心血管系统逐步适应训练期的运动应激。此时运动强度较小，运动方式包括牵伸运动及大肌群活动，要确保全身主要关节和肌肉都有所活动，一般采用医疗体操、太极拳等，也可附加小强度步行。

(2) 训练活动：指达到靶训练强度的活动，中低强度训练的主要机制是外周适应作用，高强度训练的机制是中心训练效应。

(3) 结束活动：主要目的是冷却(cold-down)，即让高度兴奋的心血管应激逐步降低，适应运动停止后血流动力学改变。运动方式可以与训练方式相同，但强度逐步减小。

充分的准备与结束活动是防止训练意外的重要环节(训练心血管意外 75% 均发生在这两个时期)，对预防运动损伤也有积极的作用。

5. 注意事项

(1) 选择适当的运动，避免竞技性运动。

(2) 只在感觉良好时运动。感冒或发热症状和体征消失 2 日以上再恢复运动。

(3) 注意周围环境因素对运动反应的影响。包括：寒冷和炎热气候要相对降低运动量和运动强度，避免在阳光下和炎热气温时剧烈运动(理想环境：温度 4～28℃，风速<7 m/s)；穿戴宽松、舒适、透气的衣服和鞋；上坡时要减慢速度；饭后不做剧烈运动。

(4) 患者需要理解个人能力的限制，应定期检查和修正运动处方，避免过度训练。药物治疗发生变化时，要注意相应调整运动方案。参加训练前应该进行尽可能充分的身体检查，对于参加剧烈运动者尽可能要先进行心电运动试验。

(5) 警惕异常症状。运动时如发现心绞痛或其他症状，应停止运动，及时就医。

(6) 训练必须持之以恒，如间隔 4～7 日以上，再开始运动时宜稍减低强度。

6. 性功能障碍及康复　Ⅲ期康复应该将恢复性生活作为目标(除非患者没有需求)。判断患者是否可以进行性生活的简易试验有：

(1) 上二层楼试验(同时作心电监测)：通常性生活时心脏排血量约比安静时高 50%，这与快速上二层楼的心血管反应相似。

(2) 观察患者能否完成 5～6 METs 的活动：因为采用放松体位的性生活最高能耗为 4～5 METs，而日常生活中看精彩球赛时的心率可能会超过性生活。在恢复性生活前应该经过充分的康复训练，并得到经治医师的认可。应该教育患者采用放松姿势和方式，避免大量进食后进行。必要时在开始恢复性生活时采用心电检测。

(四) 中医疗法

1. *中药疗法* 冠心病属中医“心痛”、“胸痹”、“厥心痛”、“真心痛”、“怔忡”、“心悸”范畴。本病的病理变化主要表现为本虚标实，虚实夹杂。发作期多以标实为主，以血瘀最为突出；缓解期有心、脾、肾气血阴阳之亏虚，以心气虚为主，当注意辨证施治。气虚血瘀型，宜益气活血，化瘀通络，方用补阳还五汤加减；心阳虚衰型，宜益气温阳，活血通络，方用保元汤、右归饮加减；心阴亏损型，宜滋阴养心，活血清热，方用左归饮、天王补心丹加减；痰浊闭阻型，宜宣痹通阳，祛痰化浊，方用瓜蒌薤白半夏汤合桃红四物汤加减；气滞血瘀型，宜疏肝理气，活血化瘀，方用血府逐瘀汤加减。

此外，本病也可采用中药外治。按姜黄 10 份、乌头 5 份、血竭 5 份、胡椒 1 份、三七 3 份、桂枝 5 份、麝香 0.1 份、川芎 5 份、薤白 10 份的比例，制成每张重 1.5 g 的小膏药，敷贴心俞和膻中穴。隔日 1 次，15 次为 1 个疗程。

2. *针灸疗法*

(1) 毫针法：主穴取内关、心俞、膻中、鸠尾。痰湿，加丰隆、足三里；血瘀，加心俞、神门；气滞，加肝俞、间使；寒凝，加通里、郄门；阴虚，加脾俞、三阴交；阳虚，加肾俞、足三里；气虚，加心俞、神门；阳脱，加百会、关元、气海、神阙(灸)。刺入后留针 30 min，隔日 1 次，10～15 次为 1 个疗程。两疗程间隔 3～5 日。

(2) 穴位注射法：取心俞、厥阴俞、内关。用丹参注射液或毛冬青注射液，每次选 1～2 穴，每穴注射 0.5～1 ml。两药交替使用。每日或隔日 1 次，10 次为 1 个疗程。

(3) 耳针法：针刺取心、皮质下、交感、神门、肾、内分泌区；王不留行籽敷贴心、小肠区。

3. *推拿疗法* 取膻中、心俞、厥阴俞、足三里、内关、膈俞、心前区阿是穴。医生以右手拇指或示指一次按揉以上穴位各 3～5 min，每日 1 次，15 次为 1 个疗程，疗程间隔 2～3 日。

4. *练功疗法*

(1) 气功：适用的气功种类较多。开始以静功为主，可选择松静气功，每日练 1～2 次，每次 15～20 min，并可逐渐增加练功时间。以后，可选动静结合的功法，如导引养生功中的舒心平血功，每日练习 1～3 次。由于练气功能减轻心脏负担，保障冠状动脉的血液供应，纠正心肌缺氧，并能帮助梗死部位建立侧支循环，因而有利于心肌梗死患者的康复。

(2) 太极拳：可选练简化太极拳。开始可先练习云手、搂膝拗步、野马分鬃、倒卷肱等单式，随后根据体力情况练半套或全套。若仍感运动量不够者，则可重复练两遍，或学练四十八式太极拳。

5. *食疗* 食疗药膳作为冠心病的辅助治疗，可改善脂肪代谢、血液循环。

(1) 葛根粥：葛根淀粉 30 g，粳米 100 g。煮粥，早、晚或上下午温热分食。除冠心病外，亦可辅助治疗高血压。

(2) 薤白粥：薤白 10～15 g，鲜者 30～35 g，粳米 100 g。煮粥，早、晚温热分服。

(3) 山楂糖水：山楂片 15～30 g。水煎去渣，或与荷叶同煎水，加糖适量，代茶饮。亦可用于高血压、高脂血症。

(4) 干姜粥：干姜、高良姜各 3 g，粳米 250 g。煮粥，早、晚温热服食。

(5) 丹参酒：丹参 30 g，白酒 500 g。浸泡，每次饭前饮服 10 ml，每日 2～3 次。

(6) 红花酒：红花 100 g，白酒 500 g。浸泡，用法同丹参酒。

(五) 康复治疗的适应证和禁忌证

1. 适应证

Ⅰ期：患者生命体征稳定，无明显心绞痛，安静心率＜110 次/min，无心力衰竭、严重心律失常和心源性休克，血压基本正常，体温正常。

Ⅱ期：与Ⅰ期相似，患者病情稳定，运动能力达到 3 METs 以上，家庭活动时无显著症状和体征。

Ⅲ期：临床病情稳定者，包括陈旧性心肌梗死、稳定型劳力性心绞痛、隐性冠心病、冠状动脉分流术和腔内成形术后、心脏移植术后、安装起搏器后。过去被列为禁忌证的一些情况如病情稳定的心功能减退、室壁瘤等现正在被逐步列入适应证的范畴。

2. 禁忌证　凡是康复训练过程中可诱发临床病情恶化的情况都列为禁忌证，包括原发病临床病情不稳定或并发新病症的患者。但稳定与不稳定是相对概念，与康复医疗人员的技术水平、训练监护条件、治疗方案理念都有关系，如患者不理解或康复治疗不合作者不宜进行康复治疗。

（杨俊兴）

第二节　高血压病的康复

高血压病是一种常见病、多发病，既是多种心脑血管疾病的重要病因和危险因素，也是心脑血管疾病死亡的主要原因之一。康复治疗可以有效的协助降低血压、减少药物使用量及对靶器官的损害、干预高血压危险因素，是高血压治疗的必要组成部分，对于轻症患者可以单纯用康复治疗使血压得到控制。高血压病的康复治疗能最大限度的降低心血管发病率和病死率，提高患者的体力活动能力和生活质量。随着高血压人群的增多，高血压病的康复治疗也越来越受到重视。

一、概述

(一) 定义

高血压病是指由于动脉血管硬化和血管运动中枢调节异常所造成的动脉血压持续性增高的一种疾病，分为原发性高血压病和继发性高血压病。

高血压的诊断标准是：在未服用抗高血压药的情况下，收缩压(SBP)≥140 mmHg (18.6 kPa)和(或)舒张压(DBP)≥90 mmHg(12.0 kPa)。不可根据某一次血压检查即诊断高血压病。初次检查的高血压至少要得到相隔1周至数周后的第二次测定的证实，除非收缩压>180 mmHg(23.9 kPa)，舒张压>110 mmHg(14.6 kPa)。

(二) 流行病学

2002年卫生部资料显示，我国18岁及以上居民高血压患病率为18.8%，与1991年比较，患病率上升31%。我国人群高血压知晓率为30.2%，治疗率为24.7%，控制率为6.1%。我国人群血压水平从110/75 mmHg开始，随着血压水平升高而心血管发病危险持续增加。与血压<110/75 mmHg比较，血压120～129/80～84 mmHg时心血管发病危险增加1倍，血压140～149/90～94 mmHg时心血管发病危险增加2倍，血压>180/110 mmHg时心血管发病危险增加10倍。

(三) 病理生理

现代研究尚未明确高血压病的发病机制。但可以肯定，外界不良刺激所引起的长时间、强烈及反复的精神紧张、焦虑和烦躁等情绪波动，会导致和(或)加重高血压。高血压早期无明显病理改变，长期高血压引起全身小动脉病变，表现为全身小动脉中层平滑肌细胞增殖和纤维化，管壁增厚和管腔狭窄，导致重要靶器官如心、脑、肾组织缺血。长期高血压可促进动脉粥样硬化的形成和发展。

(四) 临床特征

高血压病本身缺乏特征性的症状，主要表现为血压高于正常值，常见的症状为头痛、头晕、运动能力下降，伴有身体不适如疲劳、心悸等。

二、康复评定

(一) 血压评定

1. 高血压的分级　根据血压值，高血压分为3级。

1级：收缩压≥140～159 mmHg/舒张压90～99 mmHg。

2级：收缩压≥160～179 mmHg/舒张压100～109 mmHg。

3级：收缩压≥180 mmHg/舒张压≥110 mmHg。

单纯收缩期高血压：收缩压≥140 mmHg和舒张压<90 mmHg。

2. 高血压的心血管危险分层

(1) 低危组：男性年龄<55岁、女性年龄<65岁，高血压水平1级、无其他危险因素。

(2) 中危组：高血压水平2级或1～2级，同时有1～2个危险因素，患者应给予药物治疗。

(3) 高危组：高血压水平1级或2级，同时有3个或更多危险因素，兼患糖尿病或靶器官损害；或高血压水平3级，但无其他危险因素，亦属高危组。

(4) 极高危组：高血压水平3级，同时有1种以上危险因素，或兼患糖尿病或靶器官损害，或高血压水平1～3级并有临床相关疾病。

(二) 临床评定

高血压病临床评定的重点是饮食中钠的摄入多少，有无大量饮酒、过度的热量摄入和活动是否少。与高血压评定有关的体检包括：颈部、腹部、肢端的血管检查，心脏、甲状腺、肾脏、神经科检查。在干预前还要常规进行一些实验室检查，如尿、血和心电图检查。这是因为高血压患者的治疗和预后不仅决定于血压水平，还决定于心血管病其他危险因素存在的情况、靶器官损害、并发病（如糖尿病，心、脑、肾血管病）、患者的个人及医疗情况（即心血管危险水平分层）。

三、康复治疗

【康复目标】

有效地协助降低血压，减少药物使用量及对靶器官的损害；干预高血压危险因素，最大限度地降低心血管发病和死亡的总危险；提高体力活动能力和生活质量。

【康复治疗】

（一）运动疗法

强调中小强度、较长时间、大肌群的动力性运动（中至低强度有氧锻炼），以及各类放松性活动。对轻症患者可以以运动治疗为主，对于2级以上的患者则应在降压药物的基础上进行运动治疗。

1. *有氧锻炼*　常用方式为步行、踏车、游泳、慢节奏交谊舞等。强度一般为50%～70%的最大心率，或40%～60%最大吸氧量，停止活动后心率应在3～5 min内恢复正常。步行速度一般为50～80 m/min，不超过110 m/min，每次锻炼30～40 min，其间可穿插休息或医疗体操。50岁以上患者活动时的心率一般不超过120次/min。运动强度过大对患者无益，故高血压患者不提倡高强度运动。

2. *循环抗阻力运动*　在一定范围内，中小强度的抗阻力运动可产生良好的降压作用，而并不引起血压的过分升高。一般采用循环抗阻力训练，采用相当于40%最大一次收缩力作为运动强度，做大肌群的抗阻收缩，每节在10～30 s内重复8～15次收缩，各节运动间休息15～30 s，10～15节为一循环，每次训练1～2个循环，每周3～5次，8～12周为1个疗程。逐步适应后可按每周5%的增量逐渐增加运动量。

（二）作业疗法

1. *音乐治疗*　聆听松弛镇静性乐曲。实验表明，认真欣赏一首旋律优雅、曲调柔和的小提琴协奏曲，可使血压下降10～20 mmHg（1.33～2.66 kPa）。

2. *园艺治疗*　欣赏花卉、盆景，以移情易性，保持心情舒畅，精神愉快，消除影响血压波动的有关因素。

（三）心理疗法

高血压病患者多有精神紧张、焦虑不安，担忧感伤等心理问题，应在耐心向患者解释本病特点、发展、预后及防治方法的同时，向患者说明只要及时防治，采用适当的康复方法，治愈或好转都是有希望的。针对具体情况减轻患者精神压力，保持平衡心态。改善行为方式主要是纠正过分激动的性格，逐步学会适当的应激处理技术和心态，避免过分的情绪激动。

（四）饮食康复

饮食需定时定量，不过饥过饱，不暴饮暴食。肥胖与钠摄入量高均与高血压病有明显相关，故日常宜采用低脂、低热量、低盐饮食，尤其应重视低盐低糖饮食。一般摄盐应限制在6 g以下，病情较重者应限制在每日2 g以下。在限盐同时，适当增加钾的摄入（如蔬菜与水果）。为了防止摄入过多热量，脂肪的摄入量应控制在总热量的25%以下，胆固醇限制在每日300 mg以下。膳食中脂肪应以植物油为主，与动物油之比以3∶1为适宜。然而，也不必过分拘泥而长期素食，以防顾此失彼，造成营养不良或降低人体抵抗力而罹患其他疾病。研究表明，常食薏苡仁、马齿苋、芹菜、冬瓜、西瓜等和常饮茶等，有利于高血压病的康复。此外，黄豆、绿豆、海参及某些鱼类等食物中的蛋白质对高血压及脑卒中患者能起到补充代谢消耗、增加机体抵抗力等预防保护作用。要鼓励患者戒烟限酒，饮酒以葡萄酒、黄酒、啤酒为宜，含酒精量高的白酒则应避免。同时，应忌浓茶和咖啡。一般来讲，红茶含咖啡因较绿茶为多，故患者应喝清淡的绿茶。

(五) 中医疗法

1. 中药疗法　针对本病阴阳失调、本虚标实、本虚为主的主要病因病机，中药治疗当以调和阴阳、扶助正气为原则，采用综合疗法，以达到身心康复的目的。阴虚阳亢者治宜滋阴潜阳，方用镇肝熄风汤加减；肝肾阴虚者治宜滋补肝肾，方用杞菊地黄汤加减；阴阳两虚者治宜调补阴阳，方用二仙汤加减。

2. 针灸疗法

(1) 毫针法：以风池、百会、曲池、内关、合谷、足三里、阳陵泉、三阴交为主穴。肝阳偏亢者可加行间、侠溪、太冲；肝肾阴亏者可加肝俞、肾俞；痰盛者可加丰隆、中脘、解溪。每日或隔日 1 次，7 次为 1 个疗程。

(2) 耳针法：取皮质下、降压沟、脑点、内分泌、交感、神门、心、肝、肾等，每日或隔日 1 次，每次选 1～2 穴，留针 30 min。亦可用埋针法，或用王不留行籽外贴。

(3) 皮肤针法：部位以后颈部及腰骶部的脊椎两侧为主，结合乳突区和前臂掌面正中线，轻刺激，先从腰骶部脊椎两侧自上而下，先内后外，再叩刺后颈部、乳突区及前臂掌面正中线。每日或隔日 1 次，每次 15 min。

(4) 穴位注射法：取足三里、内关，或三阴交、合谷，或太冲、曲池。三组穴位交替使用，每穴注射 0.25% 盐酸普鲁卡因 1 ml，每日 1 次，或取瘈脉穴，每穴注射维生素 B_{12} 1 ml，每日 1 次，7 次为 1 个疗程。

3. 推拿疗法　一般以自我推拿为主，常用方法如揉攒竹、擦鼻、鸣天鼓、手梳头、揉太阳、抹额、按揉脑后、搓手浴面、揉腰眼、擦涌泉等，并辅以拳掌拍打。

4. 传统体育疗法　传统体育是高血压病康复的有效手段，既可起到一定的降压效果，又能调整机体对运动的反应性，从而促使患者康复。

(1) 太极拳：太极拳动作柔和、姿势放松、意念集中，强调动作的均衡和协调性，有利于高血压患者放松和降压。一般可选择简化太极拳，不宜过分强调高难度和高强度。

(2) 气功：气功的调心、调息和调神可起到辅助减压的效果，能稳定血压、心率及呼吸频率，调节神经系统。一般以静功为主，辅以动功。初始阶段可取卧式、坐式，然后过渡到立式、行式，每次 30 min，每日 1～2 次。

(六) 康复治疗的适应证和禁忌证

1. 适应证　临界性高血压，Ⅰ～Ⅱ期高血压病以及部分病情稳定的Ⅲ期高血压患者。对于目前血压属于正常偏高者，也可进行康复治疗，这有助于预防高血压的发生，达到一级预防的目的。

2. 禁忌证　任何临床情况不稳均应属于禁忌证，包括急进性高血压，重症高血压或高血压危象，病情不稳定的Ⅲ期高血压患者，并发其他严重并发症，如严重心律失常、心动过速、脑血管痉挛、心力衰竭、不稳定型心绞痛、出现明显降压药副作用而未能控制、运动中血压过度增高（>220 mmHg/110 mmHg）。继发性高血压病一般应针对其原发疾病进行治疗。

（张　立）

第三节　慢性阻塞性肺疾病的康复

慢性阻塞性肺疾病（chronic obstructive pulmonary disease，COPD）是常见病、多发病，我国政府在1992年明确将COPD列入重点防治病种之一。目前，为了提高COPD患者的肺功能和生活质量，康复治疗方法已成为COPD治疗中不可缺少的重要组成部分。

一、概述

（一）定义

慢性阻塞性肺疾病是一种具有气流受限特征的慢性呼吸系统疾病，气流受限不完全可逆，呈进行性发展，与肺部对有害气体或有害颗粒的异常炎症反应有关，可伴有气道高反应性。当慢性支气管炎、肺气肿患者肺功能检查出现气流受限并不能完全可逆时，则能诊断为COPD。

（二）流行病学

在中国，慢性支气管炎的患病率约为4%；随年龄增长，50岁以上患病率增高至13%。肺气肿的发病率尚无确切的统计数据，但是，大量的临床报告提示80%肺气肿是由慢性支气管炎发展而来。根据世界银行和世界卫生组织发表的研究报告，至2020年COPD将成为世界疾病经济负担的第五位。近年，在我国北部和中部地区102 230例农村成年人调查中发现，COPD成人患病率为3.17%，估计全国有2 500万人罹患此病，45岁以后患病率随年龄增加而增加。

（三）病理生理

COPD的主要病理生理特点是气流阻力增大和肺弹性回缩力降低所致的气流受限，特征为黏液高分泌、纤毛功能失调、呼出的气流受限、肺过度充气、气体交换异常、肺动脉高压和肺心病。COPD的早期病变局限于细小气管，炎症侵犯到中小支气管壁后，可以导致异常呼吸动力。

（四）临床特征

1. 慢性支气管炎　多缓慢起病，病程长，反复急性发作而加重，主要症状有咳嗽、咳痰、喘息。急性发作期可在背部及肺底部闻及散在的干、湿啰音，喘息型者可闻及哮鸣音。

2. 阻塞性肺气肿　多有慢性支气管炎、支气管哮喘等病史。慢性支气管炎并发肺气肿时，在原有咳嗽、咳痰等症状的基础上出现逐渐加重的呼吸困难。早期在劳动时有气短，随病情进展而加重，严重时可出现呼吸衰竭的症状。病情较重时可有桶状胸，呼吸运动减弱，触觉语颤减弱或消失，叩诊呈过清音。

二、康复评定

肺功能的评定可以从临床表现、主观呼吸功能障碍程度、呼吸功能测定、呼吸肌力量、动脉血气分析等方面来进行评定。通过相应检查，不仅揭示定性诊断，还可以提出定量数据，对判断呼吸功能不全的严重程度，预计耐受康复训练的能力，评价康复治疗的效果提供重要的参考。

(一) 主观呼吸功能障碍程度评定

即以有无呼吸短促及其程度进行分级，常用的有：

1. 呼吸困难评分法　通常采用六级制，通过让患者做一些简单的动作或短距离行走，即可根据患者出现气短的程度对呼吸功能作出初步评定。

0 级：虽存在不同程度的肺气肿，但活动如常人，对日常生活无影响，无气促。

1 级：一般劳动较正常人容易出现气短。

2 级：平地步行不出现气短，速度较快或者上楼、上坡时，同行的同龄健康人不出现气短而自己出现气短。

3 级：慢走 100 m 以内即感气短。

4 级：讲话、穿衣等轻微动作便感到气短。

5 级：安静时就有气短，不能平卧。

2. 自觉气短、气急症状分级　根据 Borg 量表改进。

1 级：无气短、气急。

2 级：稍感气短、气急。

3 级：轻度气短、气急。

4 级：明显气短、气急。

5 级：气短、气急严重，不能耐受。

(二) 呼吸功能测定

1. 肺活量(vital capacity，VC)　肺活量是指尽力吸气后缓慢而完全呼出的最大空气容量，是最常用的反映通气功能的指标之一，COPD 时随病情严重性的增加而下降。肺活量与性别、年龄、体表面积、胸廓结构、呼吸肌强度、职业和体力锻炼等因素均有关系，个体差异较大，故临床判断时均以实测值占预计值的百分比作为衡量指标。肺活量占预计值的百分比＞80% 为正常，60%～79% 为轻度降低，40%～59% 为中度降低，＜40% 为重度降低。

2. 用力肺活量(forced vital capacity，FVC)　用力肺活量是指深吸气后用最快速度所能呼出的最大气量。测定结果有时间因素，一般以第一秒用力呼气量(FEV_1)占肺活量的百分率来表示。FEV_1 减小说明气道阻塞，最常见的疾病是 COPD。FEV_1 占用力肺活量比值与 COPD 的严重程度及预后相关(表 4-1)。

表 4-1　COPD 严重程度分级标准

COPD 分级	FEV_1/VC
Ⅰ级(轻)	≥70
Ⅱ级(中)	50～69
Ⅲ级(重)	＜50

(三) 呼吸肌功能测定

呼吸肌是呼吸运动的动力(呼吸泵)，泵的衰竭可导致通气功能障碍。呼吸肌疲劳的临床表现有气促、呼吸浅快、动用辅助呼吸肌、反常呼吸。呼吸肌功能测定大致可分为力量测定、耐力测定、疲劳测定。

1. 呼吸肌力量测定

(1) 最大吸气压和呼气压：最大吸气压(maximal inspiratory pressure，MIP)是指在功能残气位(FRC)和残气位(RV)气流阻断时，用最大努力吸气所产生的最大吸气口腔压，它反映全部吸气肌的综合吸气力量；最大呼气压(maximal expiratory pressure，MEP)是指在肺总量位(TLC)气流阻断时，用最大努力呼气所产生的最大口腔压，它反映全部呼气肌的综合呼气力量。

(2) 跨膈压与最大跨膈压：跨膈压(transdia diaphragmatic pressure，Pdi)为腹内压与胸内压的差值。常用胃内压来代表腹内压，用食管压来代表胸内压。跨膈压反映膈肌收缩时产生的压力变化，通常取其吸气末的最大值。在正常情况下，吸气时食管内压力为负值，而胃内压力为正值，跨膈压实际是胃内压与胸内压两个绝对值之和。最大跨膈压(Pdimax)是指在功能残气位气道阻断状态下，以最大努力吸气时产生的跨膈压最大值。

2. 呼吸肌耐力测定　呼吸肌耐力测定是指呼吸肌维持一定的力量或做功时对疲劳的耐受性。对呼吸肌来说，耐力比力量更重要。呼吸肌耐力与肌纤维的组成、血液供应、兴奋收缩耦联和肌肉收缩特点有关。

(1) 膈肌张力时间指数(tension-time index of diaphragm，TTdi)：TTdi 是膈肌做功的个体化定量指标。吸气时，膈肌所做的功等于膈肌收缩产生的跨膈压与其收缩持续时间的乘积。跨膈压越大，持续时间越长，做功越大，越可能产生疲劳。

计算公式为：TTdi＝Pdi/Pdimax×Ti/Ttot(Ti 是指肌肉收缩的时间，Ttot 为呼吸总时间)

(2) 呼吸肌耐受时间(time limit，Tlimit)：Tlimit 是指呼吸肌在特定强度的吸气阻力或特定的 TTdi 负荷下收缩所能维持而不发生疲劳的时间。常用的耐力试验方法有吸气阻力法、吸气阈值负荷法、可耐受吸气压，这些均需要特定的器械进行测定。

(3) 运动过程膈肌功能动态监测。

(4) 通气耐受试验：一般通过最大通气量(MVV)方式测定。

3. 呼吸肌疲劳的测定

(1) 反映或预示疲劳的测定：肌电图频谱改变；吸气肌松弛率下降或松弛时间常数增大；TTdi 或 Tlimit 超过疲劳阈值；呼吸浅快，动用辅助呼吸肌，呼吸不同步或反常呼吸。

(2) 直接测定：最大等长收缩压力或力量下降；无法达到预设的吸气压力和力量；膈神经电刺激诱发的 Pdi 下降；电刺激胸锁乳突肌的反应下降。

(四) 动脉血气分析

血气分析是对呼吸生理功能的综合评定。

1. pH　是指体液内氢离子浓度的负对数，是反映体液总酸度的指标，受呼吸和代谢双重因素影响。正常值 7.35～7.45，平均为 7.40。

2. $PaCO_2$　血浆中物理溶解的 CO_2 分子所产生的压力，它是酸碱平衡呼吸因素的唯一指标，基本上反映肺泡中 CO_2 情况，是反映呼吸性酸碱平衡的重要指标。其增多表示通气不足，为呼吸性酸中毒；降低表示过度换气，为呼气性碱中毒。正常值为 35～45 mmHg。

3. PaO_2　血浆中物理溶解的 O_2 分子所产生的压力，动脉血正常值 80～100 mmHg，并随着年龄增加而下降。

4. SaO_2　是单位血红蛋白的含氧百分数，正常值为 97%，当 PaO_2 低于 60 mmHg，血红蛋白氧解离曲线处于陡直段时，SaO_2 才反映出缺氧状态。

5. HCO_3^-　即实际碳酸氢盐，是指隔绝空气的血液标本在实验条件下所测得的血浆 HCO_3^- 值。正常值 22～27 mmol/L，平均值为 24 mmol/L，它是反映酸碱平衡代谢因素的指标。在代偿性呼吸性酸中毒时，可见 HCO_3^- 继发性升高。

6. 碱剩余(BE) 是表示血浆碱储量增加或减少的量。正常范围±3 mmol/L。BE 正值时表示缓冲碱增加，BE 负值时表示缓冲碱减少或缺失，它是反映酸碱平衡代谢性因素的指标。

三、康复治疗

COPD 康复治疗的原则是因人而异，结合临床症状，循序渐进，持之以恒，全面康复。患者在开始康复治疗前，尤其在急性期，应给予适当的临床药物治疗以缓解症状，如使用支气管扩张剂、祛痰剂、黏液溶解剂、抗过敏药、皮质激素、抗生素等。

【康复目标】

慢性阻塞性肺疾病康复治疗目标是尽可能恢复有效的腹式呼吸，改善呼吸功能，提高呼吸效率；采取多种措施，减少和治疗并发症；提高肺功能和全身体力，尽可能恢复活动能力；提高生活质量，降低住院率，延长生命。

【康复治疗】

(一) 运动疗法

1. 呼吸训练 呼吸训练包括放松训练、恢复生理性呼吸运动形式训练、呼吸肌肌力增强训练及维持和扩大胸廓活动度训练，临床上应根据患者的症状选择不同的训练方法。

(1) 放松训练：呼吸功能障碍的患者容易对活动产生紧张心理，因害怕窒息而持续用力，引起上肢、颈、肩、面部肌肉的过度紧张。过度紧张使全身耗氧增加，呼吸肌做功增加，进一步加重呼吸困难，形成恶性循环。因此，训练患者全身放松是呼吸运动疗法中一项重要的基本内容。放松训练包括放松体位和肌肉放松训练。

1) 放松体位：呼吸功能障碍者，通过采取舒适放松的体位，可以使膈肌充分运动，从而进行有效的腹式呼吸，或部分代偿因膈肌运动减弱或丧失所致的通气障碍。如下肢抬高时仰卧位和半卧位使腹肌放松，有利于膈肌下降，腹部膨隆；前倾坐位或立位时，患者双上肢支撑于腿上、床边或桌面上，其目的均为固定肩胛带，将胸廓向上、向外提拉，以增加胸廓容量。

2) 肌肉放松训练：首先要确定呼吸辅助肌如颈部斜角肌、胸锁乳突肌和肩胛带周围肌是否存在过度紧张的情况。肌肉放松训练应在安静的环境中进行，治疗师向患者示范肌肉紧张与放松之间的区别，让患者交替地完成肌肉紧张与放松，放松时间要相对较长。当患者能在治疗师的口令下抬高肢体并很轻松地回到原来的位置，训练即告成功。肩胛带及上胸部肌肉的放松训练方法如下：①取坐位，耸肩，收缩所有上臂肌肉，然后慢慢放松，延长放松时间。②取坐位，头及肩部尽量向前低(第一相)，然后伸展躯干、颈部及头部(第二相)。第一相时呼气，第二相时吸气。③取坐位，躯干保持伸展并稍前倾。手指置于肩上做环绕肩部的运动，吸气时向前、向上，呼气时向后、向下。④取坐位，双脚分开，躯干伸展，双手放在膝上。左侧上肢外展，躯干向左旋转，同时吸气，然后放松呼气，恢复至起始位姿势。以同样动作完成向右旋转的动作。⑤取立位，双脚分开，吸气时双臂上举，呼气时躯干及上肢向左或右侧弯屈，再向前方，随后双上肢向下方摆动。每侧重复 3～4 次。⑥取立位，双脚稍分开，吸气时双臂向前摆动与肩同高，呼气时向后摆动并逐渐屈曲髋、膝关节和脊柱，与上肢摆动协调一致，直至半蹲位呼气结束。

(2) 呼吸运动形式的训练：腹式呼吸是人体正常情况下最有效的呼吸形式。COPD 患者的腹式呼吸形式减弱甚至消失，致使肺通气量减少。为代偿肺通气量下降，即使在安静时辅助呼吸肌也参与呼吸运动。辅助呼吸肌参与呼吸运动使做功和耗氧量增加，进一步加重了缺氧。因此，加强或重建生理性的腹式呼吸、减少或抑制动用辅助呼吸肌是COPD康复的重要目标。呼吸运动形式的训练可以分为腹式呼吸和胸式呼吸两类。

1）训练前的准备：①取基本体位（45°仰卧位），松解领带、皮带、衬衫领扣，必要时解开衣服暴露腹部。②痰多的患者训练前先行排痰。③每种训练实施前应向患者说明，使其充分理解动作要领。

2）腹式呼吸训练：对患病时间较长的慢性病患者来说掌握腹式呼吸有一定困难，故可以先分别训练吸气、呼气，掌握后再进行吸气、呼气结合训练。在训练中应鼓励患者利用膈肌进行呼吸运动，尽量不采用胸式呼吸。

吸气训练：治疗师第2～5指的掌侧面置于患者的上腹部，尽量靠上方，但不触及胸骨。教患者掌握用鼻吸气、用嘴呼气的自然换气模式。在患者自然呼气结束、转换成吸气前，及时地用4个手指向患者的后上方压迫。然后将压迫的手轻轻放松，使腹部膨隆完成吸气动作。在吸气过程中，手指要进行多次、短促的压迫，促使膈肌收缩。当达到最大吸气位时，用嘴自然地呼气。应注意由于吸气时的压迫不是抗阻力运动，故不要限制吸气运动而使患者过早地出现疲劳。此外，患者为抵抗压迫而过度用力会强化胸式呼吸、躯干伸展及腹压代偿，故治疗师的压迫手法要轻柔，让患者尽量放松，体会要领。

呼气训练：治疗师的拇指与四指分开，轻轻地插在肋弓上，在平静呼气即将结束前令患者用嘴呼气，此时治疗师采用手法的目的在于抑制胸廓扩张。呼气结束时可见患者腹部下沉，随之用鼻自然地吸气。应注意过度地努力呼气后，往往会增加胸式呼吸的成分并由此而破坏正常的呼吸形式。治疗师用手辅助时只用指腹，手掌应离开腹部。

呼气与吸气相结合的训练：当吸气与呼气训练在某种程度上可以分别完成时，应将两种方法组合起来进行。治疗师的拇指与第4、第5指放在肋弓上，第2、第3指的中节指骨背侧抵于上腹部用第2、第3指辅助吸气，第1、第4、第5指辅助呼气，方法同上。应注意为了使刺激更加集中，手指应避免接触无关部位，仅使肋弓和上腹部得到手法刺激。

3）胸式呼吸训练：胸式呼吸训练主要用于胸部外科手术和腹部手术后，也用于限制性通气障碍患者的康复治疗。常用的胸式呼吸训练方法包括上部胸式呼吸训练、下部胸式呼吸训练及部分呼吸训练。

上部胸式呼吸训练：治疗师双手置于上胸部前面，第2～5指掌侧面指尖抵在锁骨前。治疗师在患者吸气前，先向下方进行瞬间的压迫，当手向上方抬起时吸气，在吸气的过程中施以轻压迫手法。吸气结束转为呼气时，仅轻轻地接触，不施加压迫手法。然后，在吸气前再施以瞬间的压迫，以同样的步骤反复进行。上部胸式呼吸运动训练一般不使用，仅在肋膈角粘连而依赖胸式呼吸时进行。

下部胸式呼吸训练：治疗师双手置于下胸部两侧，手指沿着肋骨走行放置。施行手法的时机与“上部胸式呼吸训练”相同，向内施加压迫，使肋骨产生较大幅度的前后方向的运动。在进行压迫时，应注意拇指不得外展，手掌不得与胸廓接触。

部分呼吸训练：包括一侧上部胸式呼吸训练和一侧下部胸式呼吸训练。

（3）肌力增强训练：肺功能不全常伴有呼吸肌肌力低下，改善呼吸肌肌力和耐力可以提高呼吸效率。呼吸肌训练是指对以膈肌为主的呼吸肌群的训练，训练要点是力图通过最大吸气和最大呼气，使呼吸肌得到最大收缩。训练常采用抗阻力运动，可采用徒手方法和增加呼气或吸气时气流阻力的设备(呼气训练筒和吸气训练筒)进行。

1) 膈肌抗阻力训练：吸气时施加阻力使吸气难度加大，使吸气肌(膈肌)做抗阻力运动。如将手置于腹部并向下施加压力，于腹式呼吸的吸气相做全运动范围的最大抗阻力运动，重复10次；亦可用砂袋置于患者腹部进行抗阻力运动。

2) 下部胸式呼吸肌肌力训练：采用系布带法，取幅宽约5 cm的柔软布带，在患者胸廓下部缠绕，于腹前交叉，非训练侧的布带末端绕到对侧臀部下方固定，另一端由对侧手从正中线向远端牵拉。吸气时轻轻牵拉可以产生促进效果，用力牵拉即可产生抗阻力运动，呼气时牵拉可以起到辅助呼气的作用。双侧下部胸式呼吸肌肌力训练，则双侧同时牵拉布带加压。

3) 非特定部位的呼吸肌肌力训练：可以选用性能不同的呼气训练筒和吸气训练筒，临床上最常采用的是一种称为增加无效腔呼气压(increased dead space expiratory pressure，IDSEP)的训练筒训练呼气肌，其疗效显著。

(4) 胸廓活动度扩大训练：胸廓的节律性运动是实现正常肺通气的动力，而胸廓弹性是呼吸时能否达到最大吸气和最大呼气的重要因素，躯干的屈曲、伸展、旋转、侧屈和颈、肩、肩胛骨的关节活动度与胸廓活动度有密切的关系。胸椎及肩胛带周围的挛缩和病变可导致胸廓活动受限，是限制性通气障碍的原因之一。利用手法使肋骨进行上、下和旋转活动，使胸椎维持伸展和旋转活动度，是恢复和维持胸部扩张性和胸廓弹性的重要手段。常用手法有：

1) 肋骨扭转手法：治疗师的一手放在胸廓的下面，指尖置于脊椎的横突；另一手置于前胸壁，手掌的根部靠近胸骨缘；然后双手同时相对用力(沿肋骨走行方向用力)，在胸廓后方的手从胸廓下部向上部扭转。

2) 胸廓扭转手法：治疗师一侧前臂插入患者肩下，从背后到达对侧腋窝附近；另一手固定患者胸廓下部；然后固定手沿斜上方向背部加压，另一侧上肢肘关节屈曲将患者躯干向前方旋转，但不要将患者抬起，使胸廓产生扭转的力。

3) 背部过伸展手法：令患者双手抱肘。治疗师一手置于患者肩胛骨下角，指尖达横突，将患者上胸部托起，另一手帮助患者上肢上举至头顶，同时令患者深吸气。

对老人及长期卧床、服用激素等患者采用徒手胸廓伸张手法要慎重，防止出现病理性骨折。

2. 体位排痰训练　支气管腔内分泌物潴留会影响肺的通气以及O_2和CO_2的弥散。利用分泌物清除技术(排痰技术)清除呼吸道内分泌物可有效地改善患者的肺通气和气体交换功能，在进行呼吸训练或有氧训练之前先行排痰，将会提高训练效果。排痰技术包括体位引流、叩打、振动及分泌物清除等环节。其步骤包括：①确定排痰的部位。②确定排痰的体位。③排痰前准备，如放松训练。④叩击排痰部位。⑤压迫与振动。⑥咳嗽将痰咯出。⑦通过触诊和听诊确认痰是否排出。⑧记录排痰的部位、量、颜色、性状及气味等。

(1) 体位引流：体位引流是指通过改变患者的体位使肺段支气管与主支气管垂直，利用分泌物的重力作用将分泌物清除的方法。

1) 确定引流部位：当用耳朵听诊不能判断病变部位(分泌物所在部位)时，可以通过触诊，即手掌轻轻放在胸部，或用叩诊或听诊器判断。

2) 设计引流体位：治疗师应熟知各肺段支气管走行，根据病变部位决定相应的有效引流排痰体位(表4-2)。

表 4-2　各肺段引流排痰体位

肺叶	肺段	引流体位
右上叶	尖段 前段 后段	直坐位 仰卧位，右侧垫高 左侧卧位，面部向下转 45°，以枕支持体位
左上叶	尖后段 舌段	直坐位，微向前或右倾斜，或俯卧，床头抬高 30 cm 仰卧位，向右转体 45°，床尾抬高 40 cm，呈头低足高位
右中叶		仰卧位，向左转体 45°
肺下叶	背段	俯卧位，腹部垫枕
（左右）	前基底段 外侧基底段 后基底段	仰卧位，大腿下方垫枕，双膝屈曲，床尾抬高 50～60 cm，呈头低足高位 侧卧位，患侧在上，腰部垫枕，床尾抬高 50～60 cm，呈头低足高位 俯卧位，腹部垫枕，床尾抬高 50～60 cm，呈头低足高位

3) 注意事项：①排痰时间不宜太长。分泌物少者每日引流 2 次，分泌物多者每日 3～4 次。每个部位 5～10 min，若需引流多个部位，时间不得超过 45 min。②引流应在饭前进行。

(2) 叩击法：治疗师的手呈杯状与胸壁形状吻合，于患者呼气时在与肺段相应的胸壁部位进行有节律的快速叩击（在一次呼气相内进行多次叩击），叩击时发出"嘭嘭"音，每一部位叩击 2～5 min。叩击与体位引流结合将使排痰具有方向性并更加有效。由于叩击是力量直接作用于胸壁的，故如患者存在出凝血障碍、肋骨骨折、脊柱不稳、退行性骨疾病（骨质疏松）等情况时应禁用此法。

(3) 振动法：深吸气后，治疗师于呼气相时用手对胸廓进行快速、细小的弹性压迫。每一部位振动 5～7 次，胸廓的振动部位与病变肺段相一致。也可利用电震颤器代替手法，振动频率 13 Hz，一次振动 30 s 至 1 min 为宜。振动法有助于纤毛系统清除分泌物，常用于叩击法之后。振动法比叩击法的冲击力量小，故不易引起支气管的收缩，可以产生与轻叩法相同的效果。使用禁忌证同"叩击法"。

(4) 将分泌物从呼吸道清除：通过体位引流、叩击及振动等方法使分泌物松动并移至气管后，最后一步就是将分泌物从气管清除出去。咳嗽是清除气管内分泌物最常用的方法，患者突然、迅速地收腹深吸气后用力发出"哈、哈、哈"的呼气声音，借助于有力的呼气所产生的快速气流（>25 m/s）将分泌物清除出去。必要时，治疗师在患者咳嗽的同时施加压迫和振动，以进一步辅助清除分泌物。

(二) 作业疗法

通过使用适当的辅助器具和周密的活动安排，减少活动中能量的消耗。通过安排日常生活活动训练（如家务劳动等），提高患者的自理能力和作业活动能力。主要采用有氧训练和医疗体操，包括下肢训练、上肢训练及呼吸肌训练，以增强肌力、全身运动耐力和气体代谢，提高身体免疫力。

1. 下肢训练　下肢训练可明显增加 COPD 患者的活动耐量，减轻呼吸困难症状，改善精神状态，通常采用有氧训练方法如快走、划船、骑车、登山等。对于有条件的 COPD 患者可以先进行活动平板或功率车运动试验，得到实际最大心率及最大代谢当量（metabolicequivalent，MET）值，然后根据表 4-3 确定运动强度，运动后不应出现明显气短、气促（即以仅有轻度至中度气短、气急为宜）或剧烈咳嗽等症状。运动训练频率每周 2～5 次，到靶强度运动时间为 10～

45 min,疗程 4～10 周。为保持训练效果,患者应坚持终身训练。

表 4-3　运动训练强度的选择

运动试验终止原因	靶心率	靶 MET 值
呼吸急促,最大心率未达到	75% ～85%	70% ～85%
达到最大心率	65% ～75%	50% ～70%
心血管原因	60% ～65%	40% ～60%

一次运动训练必须分准备活动、训练活动、结束活动三部分进行。准备活动及结束活动以肢体牵拉、缓慢步行及体操为宜,时间为 5～10 min,在活动中应注意呼气时必须放松。严重的患者可以边吸氧边活动,以增强活动信心。

COPD 患者常有下肢肌力减退,使患者活动受限,因此下肢训练也应包括力量训练。

2. *上肢训练*　由于上肢肩带部很多肌群既为上肢活动肌,又为辅助呼吸肌群。COPD 患者在上肢活动时,由于这些肌群减少了对胸廓的辅助活动而易于产生气短、气促,从而对上肢活动不能耐受。而日常生活中的很多活动如做饭、洗衣、清扫等都离不开上肢活动,为了加强患者对上肢活动的耐受性,COPD 的康复应包括上肢训练。

上肢训练包括手摇车训练及提重物训练。手摇车训练从无阻力开始,每阶段递增 5 W,运动时间 20～30 min,速度为 50 rpm,以运动时出现轻度气急、气促为宜;提重物练习为患者手持重物,开始 0.5 kg,以后渐增至 2～3 kg,做高于肩部的各个方向活动,每次活动 1～2 min,休息 2～3 min,每日 2 次,运动以出现轻微的呼吸急促及上臂疲劳为度。

3. *呼吸肌训练*　呼吸肌训练可以改善呼吸肌耐力,缓解呼吸困难症状。

(1) 吸气练习:采用口径可以调节的呼气管,在患者可接受的前提下,将吸气阻力增大,吸气阻力每周逐步递增 -2～-4 cmH_2O。开始练习每次 3～5 min,每日 3～5 次,以后练习时间可增加至每次 20～30 min,以增加吸气肌耐力。

(2) 呼气训练

1) 腹肌训练:腹肌是最主要的呼气肌。COPD 患者常有腹肌无力,使腹腔失去有效的压力,从而减少膈肌的支托及减少外展下胸廓的能力。训练时患者取仰卧位,腹部放置砂袋做挺腹练习(腹部吸气时隆起,呼气时下陷),开始为 1.5～2.5 kg,以后可以逐步增加至 5～10 kg,每次腹肌练习 5 min;也可仰卧位做两下肢屈髋屈膝、两膝尽量贴近胸壁的练习,以增强腹肌。

2) 吹蜡烛法:将点燃的蜡烛放在口前 10 cm 处,吸气后用力吹蜡烛,使蜡烛火焰飘动。每次训练 3～5 min,休息数分钟,再反复进行。每 1～2 日将蜡烛与口的距离加大,直到距离增加到 80～90 cm。

3) 吹瓶法:用两个有刻度的玻璃瓶,瓶的容积为 2 000 ml,各装入 1 000 ml 水。将两个瓶用胶管或玻璃管连接,在其中的一个瓶插入吹气用的玻璃管或胶管,另一个瓶再插入一个排气管。训练时用吹气管吹气,使另一个瓶的液面提高 30 mm 左右,休息片刻可反复进行。通过液面提高的程度作为呼气阻力的标志,每日可逐渐增加训练时的呼气阻力,直到达到满意的程度为止。

(三) 物理因子疗法

1. *超声雾化吸入疗法*　为帮助气管内痰液的排出,用祛痰药是有益的,如中药的桔梗、远志、半夏、竹沥等;西药的盐酸溴己新、强力稀化黏素等。超声雾化吸入有利于排痰,还可以恢复或保持支气管内黏液层纤毛的功能。

2. *超短波疗法*　可用于COPD伴有慢性支气管炎或处于感染期的患者。超短波有助于改善血液循环，促进炎症的控制和吸收。一般采用对置法，在胸廓前后对置，使用无热量或微热量，治疗时间为20～30 min，每日1次，15～20次为1个疗程。

3. *紫外线疗法*

(1) 全身紫外线照射：先测定生物剂量(MED)，患者卧位，裸露全身后，分2野或4野，按缓慢或基本图表进行照射，隔日1次，每年进行2个疗程。

(2) 局部紫外线照射：将胸廓分为前胸、后背、左侧区、右侧区，每次照射一区，从2～3 MED开始，每次递增1/2 MED，各区轮流照射，每区照射5～6次。

(3) 穴位紫外线照射：用白布制的洞巾，按中医辨证论治取穴，如可选用大椎、肺俞、膈俞、天突、定喘等穴。剂量从1.5～2 MED开始，照射1次，每次增加1 MED，以引起穴位区适度红斑反应为宜。

(4) 足底紫外线照射：患者取俯卧位，裸露足底，用紫外线治疗灯直接照射，剂量从20～50 MED开始，每次增加10～20 MED，每日1次，1～3次即可。

4. *日光浴疗法*　日光浴主要是通过日光中的红外线和紫外线对机体产生有益的作用。日光浴最好选择安静、空旷的森林、海滨、原野等地方，身体要尽可能裸露。锻炼时间从5～10 min开始，如果无不良反应，时间可以逐步延长。要注意避免暴晒，防止发生皮肤灼伤。日光浴可以与游泳、步行等锻炼结合，但要注意避免过度，防止疲劳。

5. *冷水浴疗法*　初学者要注意循序渐进的原则，一般从夏季冷水洗脸开始，过渡到冷水擦浴，逐步增加冷水浴的面积和时间，逐步降低水温，最后过渡到冷水淋浴。在身体不适时应该适当增加水温，或暂停。锻炼时可与身体按摩结合，即在冷水浴的同时对洗浴部位进行按摩和搓揉，直到身体发红发热。按摩一般从四肢开始，逐步到胸部和腹部。

(四) 中医疗法

1. *气功*　中国传统功法强调身心调整训练，基本锻炼方法和要领有其共同之处，如调身——调整体态，放松自然；调息——调整呼吸，柔和匀畅，以横膈呼吸为主；调心——调整神经、精神状态以诱导入静。“纳气功”对本病有一定疗效。

(1) 放松：呼吸自然，意念从头到足依次放松，重复3次。

(2) 贯气：分三条线，即吸气时，意念气从百会穴进，呼气时则分别按百会→印堂→水沟→天突→膻中→丹田→会阴→两腿内侧→涌泉、百会→五脏六腑→会阴→两腿内侧→涌泉、百会→大椎→命门→两侧臀部→两腿外侧→涌泉，这三条线意念气下贯，并意念排出体内浊气，重复3次。注意贯气时不一定一次呼气从百会直至涌泉，可以中途换气，但换气应在某一穴位上进行。吸气时意念停留该部，呼气时再继续下行。

(3) 纳气：仍自然呼吸或做腹式呼吸，切忌用力。意念集中在丹田，默默念“心想丹田”、“耳听丹田”、“目视丹田”。重复9次后养功片刻，再进行第二遍。反复进行，直至丹田有发热感。然后采用纳气呼吸，吸气时意念将丹田之气送入命门穴，用腹呼吸，重复9次。

(4) 收功：闭目，将手掌放丹田处做回旋按摩，男先顺时针后逆时针方向按摩各9次，女则反之。再于命门穴做如上按摩，然后两臂自然放下，两眼缓缓睁开，轻轻活动一下躯体，练功完毕。

每次练功约20 min，每日1次。

2. 针灸疗法

(1) 毫针法:肺俞、脾俞、肾俞、膏肓、气海、足三里、太渊、太溪、命门等穴。每次选 3~5 穴,用补法,隔日 1 次。

(2) 穴位注射法:取胸 1~6 夹脊穴,每次选穴 1 对,每穴注射胎盘注射液 0.5~1 ml,由上而下,逐日更换。亦可取肺俞、天突、定喘穴等,方法如上。

(3) 梅花针法:取尺泽至鱼际手太阴肺经循行部、第 1~12 胸椎两侧足太阳膀胱经循行部、颈前两侧足阳明胃经循行部,分部轻叩,以皮肤微红为度,隔日 1 次。

(4) 耳针法:肺、脾、肾、心、气管、咽喉、神门、三焦、内分泌等。每周 1 次,每次埋针 3~5 穴,每日按压 3~5 次,每次 5 min。

(5) 灸法:取大椎、风门、肺俞、膻中、肾俞、气海等,用麦粒灸,每穴每次灸 3~5 壮,10 d 灸 1 次,3 次为 1 个疗程。一般以伏天用此法为好。

3. 推拿疗法

(1) 常规推拿手法:一般可用背脊拿提、束胸、按摩季肋下、揉风池、揉命门、捏合谷、揉血海等法。胸部穴位按压有一定效果,以第 1~5 胸肋关节的下缘各一对穴为常用穴(相当于彧中、神藏、灵墟、神封、步廊),其他胸部敏感压痛点为配用穴。每次选 1~2 对穴,每穴按压 7~15 min,每日 3 次,10 d 为 1 个疗程。

(2) 自我推拿保健手法:对有条件做自我按摩者,可嘱其每日做按摩 1~2 次。方法是:①抹胸。两手交替由一侧肩部从上至下呈斜线抹至对侧肋下角部,各重复 10 次。②拍肺。两手自两侧肺尖部开始沿胸廓自上而下拍打各 10 次(自上至下拍打 1 遍算 1 次)。③捶背。两手握空拳置后背部,呼气时由里向外捶打,同时背稍前屈,吸气时由外向里捶打,同时挺胸,重复 10 次。④摩膻中穴。用手掌按于膻中穴,做顺、逆时针方向按摩各 36 次。然后,根据具体兼症按摩有关穴位,若咳嗽或喉中痰堵不易咳出可揉按天突穴(用拇指从天突穴向胸骨柄内面揉压,以有酸胀感为宜),若气急息促可用指尖叩打定喘穴,若痰多可用手握成拳状,以指掌关节背侧捶打丰隆穴。

4. 中药疗法　根据辨证分型用药:痰浊壅肺型,宜化痰降气,健脾益肺,方用苏子降气汤、三子养亲汤、六君子汤加减;痰热郁肺型,宜清肺化痰,降逆平喘,方用越婢加半夏汤、桑白皮汤加减;痰蒙神窍型,宜涤痰、开窍、熄风,方用涤痰汤加减,另服安宫牛黄丸或至宝丹(出现痰蒙神窍、神志昏乱证候时,已不适宜进行康复医疗,应送医院相关科室就诊);肺肾气虚型,宜补肺纳肾,降气平喘,方用平喘固本汤、补肺汤加减;阳虚水泛型,宜温肾健脾,化饮利水,方用真武汤合五苓散加减。

(五) 康复治疗适应证和禁忌证

1. 适应证　标准的肺部疾患康复治疗方案主要针对 COPD 患者,现在已逐渐扩展至其他疾病如支气管哮喘、纤维性肺囊肿、限制性肺病、间质性肺病、呼吸机依赖者和肺移植前后等疾患。

2. 禁忌证　并发严重肺动脉高压、不稳定型心绞痛及近期心肌梗死、认知功能障碍、充血性心力衰竭、明显肝功能异常、癌转移、近期脊柱损伤、肋骨骨折、咯血等。

(张安仁)

第五章
其他疾病的康复

导学

本章系统地介绍其他系统常见伤病的定义、流行病学、病理生理、临床特征，以及相应疾病的康复评定、康复治疗。通过学习，要求掌握糖尿病的康复、老年痴呆的康复；熟悉疼痛的康复、恶性肿瘤的康复；了解烧伤的康复。

第一节　糖尿病的康复

近年来，随着社会经济的发展、生活水平的提高和生活方式的改变，糖尿病（diabetes mellitus，DM）的发病率在逐年增加，成为继肿瘤、心脑血管病之后危害人类健康的第3位严重的慢性非传染性疾病，造成严重社会影响和加重患者的经济负担。及时早期的康复介入，可有效控制血糖，减少并发症，提高患者的生存质量，降低致残率和病死率。

一、概述

（一）定义

糖尿病是一种多病因的代谢性疾病，特点是慢性高血糖，伴随因胰岛素（insulin）分泌和（或）利用缺陷而引起的糖、脂肪和蛋白质代谢紊乱。

（二）流行病学

据国际糖尿病联盟公布的糖尿病及糖耐量受损（impaired glucose tolerance，IGT）的资料，2003年全球20～79岁糖尿病患者人数1.94亿，糖尿病患病率5.1%，20～79岁IGT人数3.14亿，IGT患病率8.2%。据此推算2025年全球20～79岁糖尿病患者人数3.33亿，糖尿病患病率6.3%，20～79岁IGT人数4.72亿，IGT患病率9.0%。我国糖尿病患者中95%以上都是属于2型糖尿病，2型糖尿病患病率与年龄的增长关系密切，又与不同民族、不同个人的遗传背景有关，更与生活方式和经济水平以及城市化进程有关（城市高于农村，大城市高于小城市）。此外，肥胖、高血压、血脂异常和妊娠期高血糖等与糖尿病发病相关，糖尿病并发血脂异常及心、脑血管病变的比例要明显高于正常人。

(三) 病理生理

糖尿病的病因和发病机制非常复杂,不同类型与不同人群可有显著的差异。根据目前对糖尿病病因的认识,将糖尿病分为四大类,即 1 型糖尿病、2 型糖尿病、其他特殊类型糖尿病和妊娠期糖尿病。

1 型糖尿病是由 T 淋巴细胞介导,以遗传性为基础,在某些环境因素(微生物、化学物质、食物成分)的作用下诱发以胰岛炎为病理特征的胰岛 β 细胞自身免疫性反应,损伤的胰岛 β 细胞丧失了合成和分泌胰岛素的功能,引起糖代谢紊乱。2 型糖尿病的遗传倾向更为明显,还与肥胖、高龄、体力活动少、出生时体重过重或过轻、精神应激大等环境因素相关。胰岛素抵抗(insulin resistance,IR)和胰岛素分泌缺陷在 2 型糖尿病的发生中起主要作用。其他特殊类型糖尿病即病因明确的糖尿病,如胰腺外分泌病变、药物或化学物诱导、感染等。妊娠期糖尿病是一种多基因遗传的内分泌代谢疾病,是指在妊娠期首次发生或发现不同程度的糖代谢异常。这种类型糖尿病多认为与妊娠期间机体的一些特殊变化,如雌激素、胎盘泌乳素、糖皮质激素分泌明显增加有关。

(四) 临床特征

糖尿病特点是慢性高血糖,主要表现为三多一少(多饮、多尿、多食、消瘦)、乏力等症状,还伴有头晕、视力模糊、失眠多梦、健忘、便溏腹泻、腹胀纳差、多汗,易并发多种感染等其他症状。糖尿病患者的临床表现十分复杂,症状特异性不强,容易漏诊。由于其病情隐匿,症状不典型,不少患者常以并发症为首发症状,很多患者在发现时已出现不可逆转的并发症。

糖尿病的主要危险是发生糖尿病的并发症,这些并发症是糖尿病致残、致死的主要原因。常见急性并发症包括糖尿病酮症酸中毒、糖尿病高渗性综合征、乳酸性酸中毒、糖尿病低血糖症等,严重者出现不同程度的意识障碍直至昏迷,若不及时救治将导致死亡。慢性并发症包括糖尿病心脑肢体大血管病变、糖尿病肾病、糖尿病神经病变、糖尿病关节炎、糖尿病足、糖尿病眼病、糖尿病皮肤病变、性功能障碍等。慢性并发症是患者血糖长期控制不佳的一种日积月累的结果。

目前,糖尿病还不可以根治,病程长,经常的血糖检查、服药、注射胰岛素和饮食控制,以及对预后的担心,给患者造成巨大的心理压力。许多患者不能正确面对,从而导致性格的改变,造成敏感、固执和长期的焦虑、紧张、恐惧、抑郁等情绪障碍,使病情发生、发展,甚至加重。

二、康复评定

糖尿病患者的康复评定就是通过临床各种检测、功能状态评估、康复疗效评估,评定其身心功能障碍的性质和程度,掌握障碍所造成的或可能造成的各种影响,检验康复治疗的效果,为正确设立康复目标,制订、调整康复方案提供依据。

(一) 糖尿病控制指标评定

有效控制糖尿病有赖于良好的病情监测,包括糖尿病、糖尿病并发症及危险因素的有关指标(表 5-1)。常用的监测项目有空腹血糖、餐后 2 h 血糖、糖化血红蛋白(glycated hemoglobin A1c,GHbA1c)、血脂、血压、体重、尿糖、尿酮体、胰岛素或 C 肽检查、24 小时尿蛋白检查、眼底检查等。患者糖化血红蛋白水平的高低直接影响将来各种慢性并发症的发生和发展,尿蛋白检查是发现肾脏损害的主要手段，眼底检查是发现早期糖尿病视网膜病变的主要手段。

表 5-1 糖尿病控制指标评价

检查项目	良好	一般	不良
空腹血糖(mmol/L)	4.4～6.1	≤7.0	>7.0
餐后 2 h 血糖(mmol/L)	4.4～8.0	≤10.0	>10.0
GHbA1c(%)	<6.2	6.2～8.0	>8.0
血压(mmHg)	<130/80	130/80～160/95	>160/95
体重指数(kg/m^2)(男)	<25	<27	≥27
(kg/m^2)(女)	<24	<26	≥26
总胆固醇(mmol/L)	<4.5	≥4.5	≥6.0
高密度脂蛋白(mmol/L)	>1.1	1.1～0.9	<0.9
三酰甘油(mmol/L)	<1.5	<2.2	≥2.2

此外，含有 70 道选择题的糖尿病控制状况评价量表(control status scale for diabetics, CSSD70)是旨在评价中国患者在糖尿病治疗中控制效果的综合性量表。CSSD70 是一张自评量表，根据糖尿病控制中各种相关因素的侧重点分成 6 个模块，包括糖尿病及并发症自觉症状(11 题)、生活习惯(15 题)、治疗情况(8 题)、生存技能(15 题)、治疗目标(7 题)、知识结构(14 题)，每一题给予 5 种不同程度的表述作为答案，由 0 分到 2 分，间隔为 0.5 分，凡最不利于糖尿病控制的答案给 0 分，最有利的给 2 分，中间依次类推。分数越高意味着糖尿病患者综合控制状态越佳。

(二) 躯体心理功能评定

糖尿病对躯体功能的影响是广泛的，应对患者的心肺功能、肾功能、运动、感觉、视力、性功能等做相应的检查和评定。

糖尿病患者心理评定的原则和方法与一般心理评定相同，常用有症状自评量表(SCL-90)、焦虑自评量表(SAS)和抑郁自评量表(SDS)、Rutter 儿童行为问卷、老年抑郁量表(GDS)和社会支持评定量表(SSRS)等。

(三) 日常生活活动能力评定

造成糖尿病患者日常生活活动低下的主要原因是严重的并发症。糖尿病患者 ADL 低下一般发生在糖尿病发病 10 年以上，年龄偏高者，并发有脑血管病、视力障碍和缺血性心脏病、骨折和低血糖。根据患者的具体功能障碍、运动能力、活动能力、心理认知、抑郁和焦虑障碍等情况，选用不同的量表进行检查。

(四) 生活质量评定

测评糖尿病患者生活质量的量表可分为普适性量表和特异性量表两大类。糖尿病特异性生存质量量表在实际应用中最好采用普适性量表来进行对比，以便发现一些潜在的问题。普适性量表常用的有健康状况调查简表(medical outcome study short form 36, SF-36)、诺丁汉健康量表(Nottingham health profile, NHP)、生活质量综合评定问卷(generic quality of life inventory-74, GQOLI-74)、世界卫生组织生活质量问卷(world health organization quality of life assessment-100, WHOQOL-100)等；常用专用量表有修订的糖尿病生存质量量表(Adjusted Diabetes Quality of Life, A-DQOL)、糖尿病患者特异性量表(Diabetes-specific Quality of Life

Scale,DSQL)、糖尿病生存质量临床试验调查表(diabetes quality of life clinical trial questionnaire,DQLCTQ)等。

普适性量表SF-36量表包括躯体健康、社会功能、躯体角色功能、躯体疼痛、心理健康、情绪角色功能、精力、总体健康8个维度,此外,还包括一项健康变化指标,用于评价过去1年内健康变化的程度。每个维度包含2～10个条目,共36个条目。特异性量表A-DQOL为5级李克量表(Likert scale),共46个条目,包括满意程度、影响程度、忧虑程度Ⅰ及忧虑程度Ⅱ 4个维度,评分越高表示生活质量越差。

我国研究设计的2型糖尿病患者生存质量量表,包括疾病对社会活动的影响、日常生活能力、抑郁和焦虑障碍4方面;糖尿病患者生存质量评价量表包括生理、心理、社会3方面;2型糖尿病患者生活质量量表(quality of life scale for patients with type 2 diabetes mellitus, DMQLS),由生理、社会、心理、满意度4个维度构成成年人群共性条目子量表。

三、康复治疗

康复治疗可由康复医疗小组负责治疗实施,小组成员有康复医师(或内科医生)、糖尿病科护士、营养医生、心理医生、药剂师和运动治疗师等。糖尿病的康复治疗包括以运动疗法为核心,结合康复教育、饮食治疗、病情监测、心理治疗、药物治疗等综合措施,从而实现将临床治疗与康复密切结合的合理治疗方案。

【康复目标】

糖尿病的康复目标是采用各种康复手段控制患者的血糖使其尽量接近正常,减少并发症的发生,最大限度地降低致残率和病死率,提高日常生活能力,提高生活质量。对于空腹血糖、糖耐量受损者,适当的有氧运动、合理的控制饮食、给予糖尿病知识教育,可减少糖尿病发病率,减少发生心血管疾病的危险。对于糖尿病者,采取减轻体重,降低血脂和血压,控制血糖等有效的康复措施,可减少糖尿病各种急、慢性并发症的发生和发展。

【康复治疗】

(一) 运动疗法

运动锻炼可加强心血管系统的功能和整体感觉,提高胰岛素的敏感性,改善血糖和脂代谢紊乱,减轻体重,增强体质,减少感染。经常性的运动可改善血糖的控制并减少降糖药物的用量。适当的运动还可减轻精神紧张及焦虑,消除抑郁状态,增强自信心,从而提高生活质量。因此,运动治疗应成为所有糖尿病患者糖尿病管理方案中的一个必不可少的组成部分。每个人的生活方式和习惯各有差异,运动量也不相同,运动量由运动的强度、时间和频率3个因素决定,运动处方必须体现适量、经常性和个体化的原则。

1. *1型糖尿病* 运动治疗1型糖尿病患者较复杂,需要患者了解糖尿病的病理知识,能对代谢做自我监护,能对各种强度和时间的体力运动作出适宜的反应,并在医生的指导下有处理运动与使用胰岛素及饮食的关系和防止低血糖的经验。运动治疗并非为了改善代谢,而是维持运动能力,促进健康,改善生活质量。大多数从事运动者有身心愉快感,这种良好的感觉对1型糖尿病患者的作用不可低估。

1型糖尿病患者的运动疗法的治疗原则与2型糖尿病治疗原则不同,一旦确诊首先实施胰岛素治疗和饮食控制,待血糖得到较好控制后再实施运动疗法。1型糖尿病在儿童和青少年中的发病率较高，运动是儿童正常生长发育所需要的一个促进因素，故运动锻炼对1型糖尿病患者有双重意义。其一方面可促进患儿生长发育，增强心血管功能，维持正常的运动能力；另一方面可增强胰岛素在外周组织的作用，有助于血糖的控制。经常参加运动的1型糖尿病患者其糖代谢控制较好，今后并发症的发生率和病死率均明显减少。

运动的种类和运动强度可根据1型糖尿病患者的年龄、病情、兴趣爱好和运动能力而制定，如选择步行、慢跑、踢球、跳绳、游泳、舞蹈等均可。开始时运动强度以最高心率的50%～60%为宜，运动时间从20 min开始，逐渐延长，每周运动3～4次。随着运动能力的提高，可逐渐增加运动的时间和运动次数。每次运动应适度，不要过度劳累，以免加重病情。在制订1型糖尿病患者运动方案时，因多为儿童或青少年，要多注意运动的兴趣性和直观性，不断变换运动的方法和内容，以提高其对运动的积极性，并使运动能长期坚持，达到促进生长发育的目的。

2. 2型糖尿病　运动能明显改善糖代谢异常，明显减少2型糖尿病的发病率，能有效治疗2型糖尿病和预防糖尿病并发症的出现。

(1) 运动种类：以有氧运动为主，国内外专家一致推荐有氧耐力运动，如散步、走跑交替、骑自行车、游泳、体操、太极拳、保健功及跳舞等。力量运动如举重可以增加肌肉的重量，减少体内脂肪储存量，改善胰岛素的敏感性。因此应鼓励患者在有氧运动处方中适当加入肌肉力量训练的内容，但必须考虑不要加重心血管和骨关节系统的负荷，以保证运动的安全性。较低强度的锻炼不一定能够改善心血管功能，但能改善代谢，在日常生活中，持久地做些体力活动，可以加强治疗效果。

(2) 运动时间：短时间运动主要依靠糖代谢供能，长时间运动时依靠糖和脂肪供能。运动时间在1 h以上，脂肪供能比例可逐步增加，持续3 h以上脂肪供能可占70%～90%。糖尿病患者改善代谢应采取低于中等强度、较长时间的有氧运动。根据肌肉能量代谢特点，肌肉收缩的早期主要以肌糖原供能为主，要燃烧脂肪作为能源，每次运动时间推荐在10 min以上。

运动时间可自10 min开始，逐步延长至30～40 min，其中穿插必要的间歇时间，但达到靶心率的累计时间一般以20～30 min为佳。因为运动时间过短，达不到体内代谢效应；而运动时间过长，易产生疲劳诱发酮症，加重病情。一天中较适宜运动的时间，应根据患者的实际情况决定，并注意与饮食、药物等治疗相互协调，相互配合。通常糖尿病患者应避免空腹运动，而以餐后运动为宜。餐后因摄入食物，加上餐前使用了降糖药物或胰岛素，能阻止肝糖原的分解，又能促进肌肉利用外源性葡萄糖，达到糖代谢平衡。

(3) 运动强度：只有当运动强度达到40%～60%最大摄氧量时，才能改善代谢和心血管功能。如果运动强度过低，达不到治疗效果。如果运动强度过大，无氧代谢的比重增加，治疗作用可降低，且可引起心血管负荷过度，应予避免。开始时宜用低运动强度进行运动。由于在有效的运动锻炼范围内，运动强度的大小与心率的快慢呈线性相关。因此，常采用运动中的心率作为评定运动强度大小的指标。靶心率的确定最好通过运动试验获得，即取运动试验中最高心率的60%～80%作为靶心率。适合糖尿病患者的运动强度通常选择相当于50%～60%最大摄氧量，或以70%～80%最大心率(HRmax)作为运动中的靶心率。无条件做运动试验时，可用以下公式推算：

运动靶心率＝安静心率＋安静心率×(50%～70%)

有时更简单地用170或180减去患者年龄数后的余数作为运动时的靶心率。

(4) 运动频率：每周运动锻炼 3～4 次较为合理，可根据每次运动的运动量大小而定。如果每次运动量较大，间歇宜稍长。但运动间歇超过 3～4 日，则运动锻炼的效果及运动蓄积效应将减少，难以产生疗效，已获得改善的胰岛素敏感性会随之消失。如果每次运动量较小，且身体条件较好，每次运动后不觉疲劳的患者，可坚持每日运动一次。急性的耐力锻炼（指较长时间保持中、低强度运动方式，如慢跑、游泳、骑自行车等，一般属有氧运动）可以提高胰岛素的作用、促进糖原产生、降低空腹血糖浓度，这种作用可持续到运动后的 24～48 h。

3. *运动疗法的适证证和禁忌证* 运动治疗不应只强调运动的益处，而且要注意和避免运动可能引起的危险，所有糖尿病患者在运动之前应做相应的检查。

(1) 适应证：糖耐量异常者、无显著高血糖和并发症的 2 型糖尿病患者是饮食控制和运动治疗的绝对适应证，肥胖的 2 型糖尿病患者为最佳适应证。有微量蛋白尿、无眼底出血的单纯性视网膜病、无明显自主神经障碍的糖尿病外周神经病等轻度并发症的患者是相对适应证，对这些患者在饮食指导的同时，药物控制血糖后，再进行运动疗法；无酮症酸中毒的 1 型糖尿病患者，在调整好饮食和胰岛素用量的基础上进行运动治疗，能有效地控制血糖在良好的水平；年龄＞35 岁，2 型糖尿病病程＞10 年，1 型糖尿病病程＞15 年者，应在运动前对患者的心血管疾病进行评估，根据病情不同可从事轻到中等强度的运动。

(2) 禁忌证：急性并发症如酮症酸中毒及高渗状态、空腹血糖≥15.0 mmol/L 或有严重的低血糖倾向、严重糖尿病视网膜病变、严重糖尿病肾病、严重心脑血管疾病（不稳定型心绞痛、严重心律失常、一过性脑缺血发作）、并发急性感染、严重糖尿病足的患者日常生活活动以外的运动应列为禁忌。有增殖型视网膜病变的患者不适合从事负氧运动、阻力运动、跳跃运动和包含憋气动作的运动；有保护性感觉丧失的患者应避免负重运动和需要足部反复活动的运动项目，可进行游泳、划船、坐在椅子上的运动、上肢运动和其他非负重运动。

4. *运动性低血糖的预防* 在运动前血糖水平偏低、胰岛素用量较大且运动时间恰在胰岛素作用的高峰期、运动强度过大或持续时间过长、运动前摄入糖类食品过少或不摄取的情况下运动，运动时容易发生低血糖，出现如视觉模糊、脉搏异常加快、出汗、疲劳、手颤、头痛、意识模糊、手和舌发麻、身体协调性差等症状。

运动中要避免低血糖发生，最好在餐后 1～3 h 内实施运动锻炼，运动前胰岛素或口服降糖药减量，运动中注意补充糖分，如糖水或甜饮料等。1 型糖尿病患者在调整好饮食、胰岛素用量稳定的基础上，也能参加运动竞技类活动，胰岛素注射部位原则上以腹壁脐旁为好，避开运动肌群，以免加快该部位的胰岛素吸收，诱发低血糖。

(二) 饮食疗法

饮食治疗是所有糖尿病治疗的基础，是糖尿病自然病程的任何阶段中预防和控制糖尿病手段中不可缺少的组成部分，是年老、肥胖而症状不典型的 2 型糖尿病的主要治疗方法。不良的饮食习惯还可导致相关的心血管危险因素，如高血压、血脂异常和肥胖的出现和加重。

1. *估计每日总热量* 总热量应根据患者标准体重、生理条件、劳动强度及工作性质而定。膳食总热量的 20%～30% 应来自脂肪和油料，其中少于 1/3 的热量来自于饱和脂肪，单不饱和脂肪酸和多不饱和脂肪酸之间要达到平衡。糖类所提供的热量应占总热量的 55%～65%，应鼓励患者多摄入复合糖类及富含可溶性食物纤维素的糖类和富含纤维的蔬菜。

2. *维持营养* 营养成分为成人每日每千克体重摄入蛋白质 1～1.5 g，脂肪 0.6～1.0 g，其余为糖类。糖类、蛋白质、脂肪三者合理搭配:糖类即主食占55%～60%,蛋白质占12%～15%,脂肪占25%～30%。蛋白质不应超过需要量,即不多于总热量的15%。限制饮酒,特别是肥胖、高血压和(或)高甘油三酯血症的患者。可用无热量非营养性甜味剂。食盐限量在每日6 g以内,尤其是高血压患者。妊娠的糖尿病患者应注意叶酸的补充,以防止新生儿缺陷。

3. 饮食计算法　分细算法与估计法两种。三大营养物质产生的热量,糖类及蛋白质每克产热16.736 kJ(4 kcal),脂肪每克产热37.656 kJ(9 kcal)。

(1) 细算法:按患者的性别、年龄、标准体重计算。饮食计算公式:

$$脂肪(g)=[总热量-16.736\times蛋白质(g)-16.736\times糖类(g)]/37.656$$

$$糖类(g)=[总热量-16.736\times蛋白质(g)-37.656\times脂肪(g)]/16.736$$

也可将糖与脂肪的热量按1.5∶1计算。

标准体重计算法:①查理想体重表。②简易估计:身高(cm)减去105(常数)=标准体重(kg),女性按所得值再减2～3 kg。③体重指数(body mass index,BMI):BMI=体重除以于身高的平方(kg/m^2)。

(2) 估计法:按体力需要,休息患者每日主食200～250 g,轻体力劳动者250～300 g,小或中等体力劳动者300～400 g,重体力劳动者400 g以上。每日荤菜150 g左右,蔬菜250～500 g或更多,烹调用油30～50 g。一般糖尿病患者,脂肪进食量以动物脂肪和植物油各占一半比较合理。

4. 饮食热量分配　根据患者进食习惯,一般为1/5、2/5、2/5,或1/3、1/3、1/3;也可按四餐分为1/7、2/7、2/7、2/7;也可根据实际效果作必要的调整。

如果体型超重或肥胖,通过饮食控制可慢慢地将体重减轻,定下每周约减500 g体重的目标,不要通过急速减肥来减轻体重。如肥胖患者体重下降不理想而其他治疗措施是适当的,则应进一步减少饮食总热量。又如在治疗过程中体型消瘦患者体重已恢复,饮食方案也应做适当调整以免体重继续增加。

(三) 心理疗法

糖尿病是一种慢性终身性疾病,心理社会因素在其发生、发展、治疗、康复过程中起着重要作用。抑郁、焦虑、负性情绪会使糖尿病患者处于应激性状态,长期处于焦虑状态,血中儿茶酚胺水平升高,一方面拮抗胰岛素的作用,使靶组织对胰岛素的敏感性降低;另一方面,抑制内源性胰岛素的分泌,影响糖尿病的治疗效果,对患者的血糖控制极其不利。

在糖尿病的整个康复过程中,应重视心理治疗,尤其在初期治疗时和出现并发症时,更应重视心理治疗。让患者学会正确对待自身的疾病,减少各种不良的心理刺激,取得对自身疾病的正确认识,树立信心,达到心理平衡,从而有利于糖尿病的控制。常采用生物反馈和放松训练、支持心理疗法等方法。每周1次,每次30～60 min,并根据患者病情变化的不同时期有重点地进行安排。

(四) 康复教育

全面、有效地控制糖尿病有赖于患者的自身管理和控制,基本的糖尿病知识是患者进行有效的自身管理和控制的基础。且糖尿病患者住院的时间短暂,长时间的预防保健、康复、治疗需在家中进行,患者及家属迫切需要康复知识,康复教育满足了患者的需求,确保了治疗的完整性、连续性及效果。通过康复教育,使糖尿病患者充分认识糖尿病的危害、发病规律和如何进行科学的治疗。通过康复教育，可以改变患者的不健康行为，真正实现患者主动参与疾病的自我护理，并在糖尿病的管理和控制中发挥重要的作用。

糖尿病康复教育主要包括心理教育、饮食治疗教育、运动治疗教育、药物治疗教育、自我监测与防治并发症教育等6个方面。通过与患者和家属交谈，参阅患者的医疗档案，评估患者的一般资料、文化背景、对糖尿病的了解程度、经济与心理状况等内容，以确定患者及家属的教育需求。根据患者情况和教育目标的差异，采取不同的教育方法，如讲解、讨论、演示，辅以实物模型、图片、手册和幻灯片等方法，帮助患者了解糖尿病的基本知识，如饮食、检查方法、治疗目的、护理要点等；为患者制订饮食方案、运动计划，掌握血糖、尿糖的自我检测方法，使患者认识到自我监测的重要性，做好详尽的病情监测记录，定期接受检查，达到使患者主动参与治疗与管理。

(五) 中医疗法

糖尿病属于中医“消渴”的范畴，现代中医学将糖尿病称为“消渴病”。中医药治疗糖尿病有着悠久的历史，积累了丰富的临床经验，有许多行之有效的方药。对于1型糖尿病的治疗，中药尚未有很好的治法。在治疗2型糖尿病方面虽有一定的优势，但多数是与西药合用辅助治疗。在慢性并发症的预防和早期治疗上，中医的辨证施治有着比西医不可比拟的优势。目前已被证实具有降糖作用的单味中药达70余种，复方30余首。

针灸治疗糖尿病及其并发症基本采用体针、耳针、艾灸、穴位注射等方法，采用辨病和辨证治疗，常用穴位有肺俞、脾俞、肾俞、中脘、关元、曲池、足三里、三阴交等，常用耳穴有内分泌、胰、肾、三焦、神门、心、肝等。糖尿病推拿以脊柱两侧夹脊及膀胱经穴位和四肢诸阴经循行部位为主，按照脊椎各节段与内脏的对应关系，采用手法按摩第8胸椎。中医食疗、气功等作为辅助治疗手段，也发挥了积极的治疗作用。

四、常见慢性并发症的康复

(一) 心脑血管并发症

在并发急性脑血管病期间，糖代谢紊乱进一步加剧，如果代谢紊乱不能及时得到改善，则再次卒中或缺血范围扩大的危险性明显增加，病死率明显升高；如果及时进行康复治疗可明显改善代谢紊乱，降低再次卒中的发病率和病死率。糖尿病患者发生冠心病的危险是一般人群的2～4倍，其冠心病表现为疼痛不明显，冠状动脉病变以多支为主，狭窄程度较重，预后差，病死率高。糖尿病并发冠心病患者康复治疗目的是改善患者的心理状态，阻止或逆转动脉粥样硬化过程，减少再次心肌梗死或猝死的危险，缓解心绞痛。康复方法参阅脑卒中康复、冠心病康复有关内容。

(二) 关节病变

1. 营养不良性关节炎　又称Charcot关节病，是感觉神经受累、神经营养不良和外伤共同作用的结果，其发病率在糖尿病患者中占1%左右。趾及跖趾关节是常受侵犯的部位，而踝以上关节很少累及。Charcot关节炎患者均具有末梢神经病，可见足弓下陷，行走困难，出现“足底摇动”表现，在感觉减退后受压部位上有溃疡及足底胼胝形成，是糖尿病足中最具有破坏性的慢性并发症。康复治疗措施包括穿软质棉鞋、尽量减轻负重、适当活动、理疗，必要时加矫形器与辅助装置保护关节，协助运动。足部病重且溃疡不愈者可做截肢术。青壮年患者膝、踝关节破坏严重者可做关节融合术，不过邻近关节可再发生此病。

2. *肩周炎* 2型糖尿病患者并发肩周炎的患病率达29%。糖尿病并发肩周炎多为粘连性关节囊炎，常为双侧性，患者肩部疼痛和活动受限，局部可有钙化，可出现交感神经反射性营养不良所形成的肩-手综合征的临床表现。康复治疗方法包括下垂摆动练习、上肢无痛或轻痛范围内的功能练习、肩关节按摩或手法松动治疗、理疗等，具体内容参见相关章节。

（何宗宝）

第二节 老年痴呆的康复

痴呆是大脑多方面高级精神功能减退的综合征，是一种获得性、持续性智能障碍综合征。痴呆以老年最为常见，年龄越大，其发生率越高。我国受传统文化影响，认为痴呆是正常的衰老过程，对痴呆的知晓度低，痴呆患者的就诊率低、治疗率低，痴呆患者照料者的正规培训率更低，严重影响了老年痴呆患者的生活质量，给社会和家庭带来沉重的负担。康复治疗已成为改善老年痴呆患者认知功能和运动功能障碍、精神行为症状，提高老年痴呆患者生活质量的重要手段。

一、概述

（一）定义

老年痴呆是发生在早老期和老年期的以进行性痴呆为特征的脑功能障碍而产生的智能损害综合征，是一种没有意识改变，但获得性全面皮质功能下降、认知功能障碍、情感障碍及精神行为异常为主要临床特点的一种慢性进行性精神衰退性疾病。

（二）流行病学

欧美国家的统计表明，60岁以上老年人6%～12%发生痴呆，85岁以上的老人则有20%～40%发生痴呆，其中半数以上为老年性痴呆。我国调查结果表明，北方地区65岁以上居民痴呆患病率为6.9%，其中老年性痴呆为4.2%，血管性痴呆为1.9%。南方地区65岁以上居民痴呆患病率为3.9%，其中老年性痴呆为2.8%，血管性痴呆为0.9%，女性的患病率高于男性。目前我国已有500万痴呆患者，预测到2030年将有1 200万患者。

（三）病理生理

老年痴呆从发病机制方面可分为老年性痴呆（senile dementia）、血管性痴呆（vascular dementia，VD）、混合型痴呆（mixed dementia）和其他痴呆（other dementia）。

老年性痴呆是指原发性老年痴呆，最主要指阿尔茨海默病（Alzheimer disease，AD）。AD患者额叶、顶叶、颞叶的脑皮质弥散性萎缩，神经细胞与突触减少，神经元退化、变性，出现典型特征性的以额叶为主的弥散性老年斑（SP）、神经纤维缠结（NFT）和颗粒细胞变性，脑血管壁上淀粉状蛋白 A_β 沉着。还有脑室扩大、脑沟加深、海马体积缩小等病理改变。

血管性痴呆（VD）是由缺血性脑卒中、出血性脑卒中或缺血-缺氧脑损害引起的复合性疾病，多由重要的特定部位的脑梗死所致，其中多发性皮质梗死痴呆（Multi-infarct-dementia，MID）是常见类型。VD与脑血管病灶的总体积和部位有关，其病理变化为脑部有多个病灶，常为双侧，病灶大小不一，多侵犯皮质、基底节或皮质下白质，以胼胝体、颞叶和枕叶多见。

混合型痴呆指既有老年性痴呆，又有血管性痴呆或其他类型痴呆。

(四) 临床特征

老年痴呆的临床表现包括认知功能障碍、非认知功能障碍和运动功能障碍三方面。认知功能障碍通常包括记忆障碍、言语功能障碍、视觉空间感知障碍、失认、失用，以及由于这些认知功能损害导致的执行功能障碍。非认知功能障碍通常包括妄想、幻觉、误判、情感障碍、攻击行为、活动异常、饮食障碍、生物节律改变、性功能障碍，以及其他行为障碍如尖叫、扯衣服和怪异行为。运动功能障碍主要表现在日常生活能力下降、协调运动功能障碍(共济失调)、姿势维持困难(平衡障碍)、行走和移动困难(步行障碍)及肢体瘫痪等。

AD患者早期症状多种多样，以记忆力障碍为最常见的表现，以猜疑为其最先出现的症状。病情进一步发展时，可出现计算能力减退、精细思考发生困难、言语功能障碍、视觉空间辨认障碍、定向力障碍等。在痴呆晚期还会出现神经功能障碍，如口面部不自主动作、厌食或贪食、肢体和括约肌功能障碍等。

VD患者有神经功能缺损的症状和体征，早期有情绪易激动、记忆力减退等症状，晚期可出现明显痴呆、粗暴、定向力障碍。VD患者由于损害部位不同，临床表现也有所不同。如优势半球顶叶损害可产生Gerstmann综合征，表现有手指失认、失算、左右失定向和失写。非优势半球顶叶损害可导致体像感知障碍，表现为不能识别对侧肢体而否认其存在和对侧空间忽略。

二、康复评定

老年痴呆的康复评定包括躯体功能评定、认知功能评定、精神行为症状评定、日常生活功能评定和生活质量评定等。

(一) 躯体功能评定

对于老年人的身体状况，无论是脏器疾病或神经系统疾病，或是肌肉骨关节疾病均应做全面检查评估。针对老年痴呆患者神经功能缺损的症状，如平衡、步态等，选择相应的量表进行评定。

(二) 认知功能评定

认知功能检查量表又可以分为筛查测验量表、诊断测验量表、鉴别诊断量表3类。

1. 筛查量表　可进行快速的神经综合功能的甄别测验。筛查法从总体上可大致检出患者是否存在认知障碍，但不能为特异性诊断提供依据。

(1) 简明精神状态量表(MMSE)：它包括时间与地点定向、语言、心算、即刻与短时听觉词语记忆、结构模仿等项目，此量表简单、易操作，强调在全面检查的基础上尽可能短小以利于筛检使用。

(2) 修订简易精神状态量表(3MS)：较MMSE增加了列名、延迟记忆、同义判断等检查项目。

(3) 长谷川痴呆量表(HDS)和长谷川改良痴呆量表(HDS-R)：包含时间和地点定向、命名、心算、即刻和短时听觉词语记忆，适合于东方人使用，敏感性和特异性比较高。主要涉及记忆功能。

(4) 七分钟测验：包括提示会议试验、定向力测验、语言流畅性测验、画钟测验。画钟测验有两种常用方法：一种是要求受试者在空白的纸上画一幅几点几分钟的钟，主要反映执行功能和视空间功能；另一种要求受试者模仿已画好的钟，反映结构能力。

(5) 认知能力筛查量表(CASI)：包括定向、注意、心算、远时记忆、新近记忆、结构模仿、语言、流畅性和概念判断等 9 个因子。CASI 具有良好的信度和效度，通用性强，值得在临床及流行病学调查中推广应用。

(6) 老年人认知功能下降知情者问卷(IQCODE)：通过询问了解患者情况的知情者来完成，评价患者认知功能比 10 年以前下降的程度。

这类痴呆筛查量表还有很多，包括常识-注意-记忆测验(IMCT)、认知能力甄别检查法(CCSE)、扩充痴呆量表(ESD)、Fuld 物体记忆测验(FOM)等。它们各自有其特点。实际应用中可以根据不同的需要来选择，如 ESD 测试范围广，耗时较长，对增龄的改变敏感，是老化研究的良好工具。

2. *诊断量表* 包括特异性检查法、成套测验法、功能检查法。特异性检查法用于某种特殊类型的认知障碍，成套测验法用于认知功能较全面的定量测量，功能检查法通过直接观察患者从事日常生活活动的情况来评定相关认知功能障碍的程度。

(1) 韦氏智力量表(WAIS)和韦氏记忆量表(WMS)：包含 11 个分测验，分为文字和非文字两部分。总分以离差智商表示，可以计算言语智商、操作智商和总智商。

(2) 剑桥老年人精神疾病检查法(CAMDEX)：包括现病史、查体等 8 个部分，剑桥认知功能检查(CAMCOG)是其中的认知功能检查部分。此量表信度和效度均较高，可以将轻度认知功能障碍与正常人区别开来。

(3) Alzheimer 病联合登记研究量表(CERAD)：建立了一整套临床与神经心理的标准化评价方法，并包括神经病理学、神经影像学等检查的方法与评判标准。

其他诊断量表包括痴呆问卷(dementia questionnaire，DQ)、瑞文标准推理测验、HalsteAD-Reitan 神经心理学成套测验、Luria-Nebraska 神经心理学成套测验、洛文思顿作业疗法认知成套测验(LOTCA)、Arnadottir 作业疗法—日常生活活动神经行为评定(Arnadottir OT-ADL neurobehavioral evaluation，A-ONE)等。

3. *鉴别诊断量表* 主要用来鉴别痴呆的类型。

(1) Hachinski 缺血记分法(HIS)：包括起病及进程、高血压史、脑卒中史、动脉硬化的证据、局灶神经系统症状和体征。评分越高，多发脑梗死性痴呆的可能性越大。总分 7 分为多发脑梗死性痴呆，5 分或 6 分为混合型痴呆，≤4 分为 AD。

(2) Alzheimer 型痴呆临床特征调查表(IDCF-DAT)：含有 10 个项目，5 个测定智力，5 个测定运动功能，每项评定为 0，1，2 分。评分越高说明越具有典型 AD 的特征，评分越低与 AD 偏离越大。

(三) 精神行为症状评定

痴呆的核心症状除了认知症状以外，还包括幻觉、妄想、焦虑、抑郁、各种行为障碍和社会功能障碍等非认知症状，即痴呆的行为和心理症状。

痴呆行为评定量表(behavior rating scale for dementia，BRSD)是美国 Alzheimer 病登记联盟编制的，由 48 个项目组成，采用半定式检查方法，通过询问照料者或知情人对患者最近一个月的情况进行评定。根据症状持续的时间，大部分项目为 6 级评分。其中兴趣减退、不愿做事、睡眠规律改变、性欲改变、纠缠家属或照料者为2级评分，食欲改变、体重变化为3级评分，意识模糊根据一天中出现的频率作4级评分。量表分为五个因子：焦虑5项，抑郁16项，行为异常12项，幻觉妄想10项，意识障碍5项。此外，还有痴呆行为和情绪活动量表、Cohen-Mansfield激惹性问卷、Alzheimer病行为病理学评定量表等，这些量表明确设计用来评定痴呆患者的特殊行为症状，可用于治疗疗效的评定。

(四) 日常生活活动能力评定

Barthel指数和FIM评定是常用的功能评定方法。改良Barthel指数可用于评价神经和肌肉骨骼残疾患者的功能水平。Barthel指数的运用很方便，其分数与住院时间对应良好，组内和组间可信度高。FIM评定以Barthel指数为基础，能有效而敏感地评定老年人功能水平。它评价18个功能活动，每个活动按独立性分为1～7分，涉及自我料理、括约肌控制移动、运动、交流及社会认知6个方面。

居住环境的评定通常在开始计划出院时进行，主要内容包括两大部分。住宅的外部结构和内部结构，主要考察入口、楼梯、地面、家用电器的安全性、浴室的安全性、电源插座的位置、电话及紧急出口等。住宅内、外环境的评定，主要包括住宅类型、入口、进入住宅的通道、户内入口和通道、客厅、卧室、餐厅、盥洗室、厨房、洗衣、打扫卫生、应付紧急情况等12项内容。

(五) 生活质量评定

对于老年痴呆患者的生活质量的研究始于1994年，由于疾病的特殊性，使得研究变得复杂。国外已开发出多种测量痴呆患者生活质量的特异性量表，并进行了影响因素的分析。如Alzheimer病生活质量量表(QOL in Alzheimer's Disease ,QOL-AD)等。

三、康复治疗

康复治疗除运动功能训练外，主要进行认知功能训练，还有必要的行为矫正、心理支持、生活环境适应等。需要早期进行作业训练以巩固其原有的良好日常生活习惯，强化其认知功能。提倡集体活动，增加社会接触，将再学习、再教育的原理融合于一些娱乐活动中，通过反复强化，以恢复和增强失去的功能。着重教育及辅导家属如何护理这类患者，根据痴呆的不同阶段选择针对性的康复治疗手段，把握家庭参与、耐心、简单法则、提供适当的帮助、以患者为中心的康复治疗原则。

【康复目标】

老年痴呆是慢性器质性综合征，除少数病例外，均是不可逆的，因此康复的目标是在增强患者体质的前提下，促进大脑功能的代偿能力，以期延缓疾病进程的发展，防止躯体并发症和智能以及个性方面的进一步衰退。通过早期诊断和早期康复治疗，以减轻痴呆的症状、控制痴呆发展。当病情严重时，要设法延缓病情进展，防治并发症、降低致残率和病死率，提高患者的生活能力。

【康复治疗】

(一) 运动疗法

运动疗法主要是通过运动提高个人的活动能力，增强社会参与的适应性，改善患者的生活质量。针对运动功能障碍的训练主要是平衡训练和步态训练，且可进行关节活动度训练、增强肌力训练等。运动疗法还包括步行、慢跑、游泳、骑自行车、滑雪、滑冰，各种体育运动、园艺、不对称运动游戏、家务劳动等活动。但对年老体衰者，力所能及的日常生活活动同样可产生有益的作用，如整理床铺、收拾房间、打扫卫生等。老年痴呆患者运动一定要注意安全第一，要有家属或陪护在旁看护或一起进行。

1. 平衡功能的训练　通常将训练分为坐位平衡训练、站立平衡训练、坐位起立平衡训练、步行平衡训练4步。

2. 步态的训练　是在步态分析的基础上，根据分析结果，针对异常步态的姿势而采取相应的措施。步态的训练是在坐位和立位平衡的基础上进行的训练，包括训练前准备、平行杠内训练、室内行走训练、活动平板上练习行走等训练活动，以纠正患者的异常步态，帮助患者恢复走路姿势的平衡。

3. 其他训练

(1) 身心功能活性运动疗法：这是集医学、心理学、运动学于一体的运动疗法，通过科学、正确、有规律的运动，将老人自身的意欲激发出来，并在快乐、愉悦的气氛中完成系统性的康复运动，从而达到"从照护走向自立"的康复目的。由温热运动、手指棒运动、健康环运动、高尔槌球运动训练、高尔宾果投掷训练、回想运动六部分组成。整个治疗过程使患者经历"我想动"的意欲、"我在动"的意识、感觉"动的活力"和"是主动，不是被动；是我动，不是他动"的体验，通过运动改善患者精神、身体功能，在良好的氛围中自然完成会话和恢复记忆训练。

(2) 太极拳：从中医学角度讲，太极拳有利于健脑益智。现代医学证明，练太极拳时，达到精神贯注、意守丹田、排除杂念的意识境界，并结合身体运动，使大脑相应的皮质功能区形成一个特殊兴奋灶，而其他无关区域则处于抑制状态，这有利于修复和改善高级神经中枢的功能，起到健脑强身作用。练太极拳还有利于提高人体动作的平衡性与协调性；对自主神经系统产生良性影响，从而使自主神经系统活动紊乱得到调整和改善；并对心血管系统、呼吸系统和消化系统等都可产生积极影响。

(二) 作业疗法

作业治疗主要是加强手的精细、协调、控制能力的练习，激发患者兴趣，增加关节活动度，改善手功能，最大限度地改善与提高自理、工作及休闲娱乐等日常生活能力，提高生活质量。

1. 功能性作业疗法　为了改善和预防身体的功能障碍，针对患者的运动障碍、认知功能障碍如失认和失用等的程度、心理状态和兴趣爱好，设计和选择相应的作业活动和训练，如捏橡皮泥、做实物模型、编织、工艺、木工、雕刻、游戏等，患者通过完成治疗师精心设计的某项感兴趣的活动，达到治疗的目的。如共济失调症状可以让患者在睁眼和闭眼时用手指鼻，由慢到快，由睁眼到闭眼，反复不断的练习，还可进行两手互相对指、鼓掌、画图写字、搭积木、翻纸牌等协调功能训练活动。

2. 心理性作业疗法　痴呆患者在出现身体功能障碍时，往往伴随着继发性心理障碍。可根据其心理异常的不同阶段，设计相应的作业活动，帮助患者摆脱否认、愤怒、抑郁、失望等不安的状态，向心理适应期过渡。对具有情绪异常的患者，可以设计陶艺、金工、木工等活动，通过敲敲打打进行宣泄。

3. 日常生活活动能力训练　日常生活活动是人在社会生活中必不可少的活动，日常生活活动能力对于保持自理能力非常重要。要对患者的能力进行全面的评价，确定患者不能独立完成哪些动作，需要多少帮助，这种量化的评价是确定训练目标和训练计划的重要环节。

老年痴呆患者学习新知识较困难,同时伴有失用、失认症,不能进行复杂的运动,因此早期要以简单的日常生活习惯,明确顺序逐项地反复进行,并予以适当的指导和帮助。在痴呆患者的康复护理中要细心照顾患者的日常生活起居,训练患者自己进餐、穿衣、洗漱、入厕等自理能力,应该让痴呆患者尽可能自己完成力所能及的家务劳动。这些训练可以每日重复几次训练,最好是以集体带有娱乐性的训练,增加患者的乐趣。

随着痴呆的进展,主要采用代偿方法进行康复,维持日常生活功能的训练要有针对性,不要仅仅提供一般的帮助,因为痴呆患者难以理解和灵活应用复杂的技巧。例如,痴呆患者丧失用筷子吃饭的能力后,可以用勺子代替。训练痴呆患者保持用勺子吃饭的能力,训练的过程要从易到难,分步进行。先是训练痴呆患者用特制的大饭勺捞起大块的东西。训练完成后,再用普通的饭勺捞起大小适中的东西。训练熟练以后,再练习盛米饭,最后练习盛汤喝。衣服要宽松舒适,可以用黏扣代替纽扣,方便穿脱。鞋子可以选择没有鞋带的紧口鞋。如果有困难可以给予适当的提示或者帮助,而提供的帮助尽量控制在最低水平。还可以采用行为矫正疗法,定时催促痴呆患者排便,可以有效减少尿便失禁。此外,如果进食、更衣、梳洗和修饰、如厕、家务劳动等项目难度较大,在功能难以改善时还要进行环境控制、改造和自助具的设计与制作等。

(三) 认知功能训练

康复训练之前,应根据认知康复评定的结果,先对认知功能障碍进行分析和分类,然后再有针对性地制订康复计划。一般将认知功能障碍分为:智力障碍、记忆障碍、注意障碍、视觉空间障碍、言语功能障碍和情感反应障碍等几类,由于各种认知功能障碍的发生机制和表现形式不同,故所选择的康复模式也大相径庭。一些认知功能测试的量表或软件本身也可以作为康复训练的内容和模板,应用于康复训练中,各种方法要根据痴呆患者的不同情况灵活应用。

1. *智力训练* 智力活动涉及的内容广泛,包括常识、社会适应能力、计算力、分析和综合能力、逻辑联想能力、思维的灵活性等多个方面。智力训练的内容应当根据痴呆患者认知功能的情况来选择难度,每次时间不易太长,贵在经常、反复操练,对于延缓智力的下降会有较好的作用。

(1) 逻辑联想、思维灵活性训练:根据痴呆患者智力评定结果,选择难易程度适当的智力拼图进行训练。患者需要运用逻辑联想力,通过反复尝试,将各种形状的碎片拼成一幅图画,可培养丰富的想像力,并改善思维的灵活性。

(2) 分析和综合能力训练:训练内容是对许多单词卡片、物体图片和实物进行归纳和分类。例如,让痴呆患者从许多图片或实物中挑选出动物类、食品类或工具类的东西;如果痴呆患者有改善或能力较好,可做更细致的分类,如从动物中再可细分出哺乳动物、飞禽类、鱼类等。

(3) 理解和表达能力训练:通过听故事或阅读进行语言理解能力训练,通过讲述故事情节或写故事片段或心得等进行语言表达能力训练。例如,给痴呆患者讲述一些故事(可以是生活中发生的事,也可以是电影、电视、小说中的内容),讲完后可以让患者复述故事概要,或通过提问题的方式让患者回答。

(4) 社会适应能力训练:鼓励痴呆患者尽量多与他人接触和交流。通过参与各种社交活动,改善社会适应能力。例如,可以在社区通过开设棋牌室、提供文体娱乐活动场所、举办各种健康保健讲座或者召开各种联谊会等方式,营造各种社交氛围,增进其与他人进行交往的兴趣。

(5) 常识训练:所谓常识是指人们在日常生活中需要经常使用的知识,如日期和时间等概念是生活中必需掌握的常识。有关常识的内容是痴呆患者曾经知道并储存在记忆库里的东西,由于记忆损害或其他认知功能减退而逐渐丢失。通过对一些常识性知识的反复提问和提醒,或经常与实际生活相结合进行运用,可以增强痴呆患者对常识的提取和再储存过程,从而使遗忘速度减慢。

(6) 数字概念和计算能力训练:痴呆患者对于抽象数字的运用能力都有不同程度受损,需对数字概念和计算能力进行相应的练习,计算能力较好的患者可以计算日常生活开支费用,较差的可以通过计算物品的数量进行训练等。

2. 记忆训练　对于记忆受损的老年人,根据记忆损害的类型和程度,有针对性地进行记忆训练非常重要,可以采取不同的训练方式和内容,每次时间不宜过长,30～60 min 为宜,最好每日 1 次,每周至少 5 次,难易程度应循序渐进,并要在训练过程中经常予以指导和鼓励等言语反馈。

(1) 瞬时记忆训练:因瞬时记忆与注意力密切相关,对于注意力不能集中的痴呆患者训练比较困难。训练前,可先了解痴呆患者的记忆广度,方法是让患者复述一串随机数字,从三位数开始,如能正确复述,就依次增加数字的长度,如多次复述不能超越某一位数,即可考虑为记忆广度的极限位数。将患者记忆广度变化作为一个参照点,在此基础上进行练习,一串数字中的每个数字依次用 1 秒钟的速度均匀连续念出或背出,熟练后还可以将数字进行倒背以增加训练难度。

(2) 短时记忆训练:给痴呆患者看几件物品或图片,令其记忆,然后请他回忆出刚才看过的东西,可以根据痴呆患者的情况调整物品的数量、识记的时间及记忆保持的时间。也可以用积木摆些图形给痴呆患者看,然后弄乱后让痴呆患者按原样摆好。

(3) 长时记忆训练:让痴呆患者回忆最近到家里来过的亲戚朋友的姓名,前几天看过的电视内容,家中发生的事情。如果痴呆患者记忆损害较轻,也可通过背诵简短的诗歌、谜语等进行训练。

除上述治疗师或家属与痴呆患者一对一人工训练方法之外,可以在计算机上通过软件进行记忆训练,可根据痴呆患者的程度选择合适的难度级别进行训练,治疗师应在旁边指导,并及时调整训练内容和难度。

(4) 无错误学习技术:由于大部分记忆障碍的老年痴呆患者矫正错误的能力明显降低,故广泛的一般刺激对认知功能提高的作用有限。痴呆患者虽然能获得新的信息,但难以保持学习训练得来的记忆,不能回忆起学习的情景,也常常不能在日常生活中灵活地应用。获得信息有赖于内隐性学习过程,而这个过程特别容易受到初始错误的干扰,故在早期学习时就要养成避免出现错误的好习惯,这样可以促进记忆障碍的改善。记忆障碍的痴呆患者对应用无错误学习方法获得的信息记忆较深,如记住姓名和其他日常生活中有重要作用的一般信息。这一技术能保证学习和记忆的正确性。

如果针对某一点认知功能高度集中地进行训练,可以通过不同形式的反复强化来改善这些认知功能。例如,姓名联想学习、物体命名训练、记忆物体位置练习,可以帮助学习特定的人物或功能,促进记忆力的改善。其他的练习方法如重复一串数字、将东西归入某个类别、说同一个字开头的东西、读一段文章写出摘要，对于轻度认知功能障碍痴呆患者有一定的效果。如能将这种记忆策略个体化，在痴呆患者具体的实际生活中灵活应用，并与痴呆患者的生活环境密切结合，更有现实意义。因此，康复训练结合实际日常生活功能非常重要。

(5) 取消提示技术：该技术是指在训练和学习过程初期，通常提供部分信息作为提示，随着学习进展，逐渐取消这个提示，这种取消提示的方法被认为是引入了尚保存的内隐性记忆过程。操作性条件反射的研究证明，痴呆患者具有保持语言信息的能力。在帮助编码的同时，给予提示线索可帮助信息的再现。例如，在记忆苹果时，告知是一种水果，当回忆再现苹果时，通过提示"水果"这一线索，可加快患者的再忆。研究显示，痴呆患者自己想的提示线索比他人提供的线索效果还要好。因此，将康复过程个体化，可以通过增加痴呆患者的主动性和参与能力，取得更好的效果。

(6) 3R 智力激发法：往事回忆(reminiscence)、实物定位(reality orientation)和再激发(re-motivation)组成 3R 方案，其目的是提高痴呆患者初始衰退的认知能力。1R 训练是指往事回忆，用过去事件和相关物体通过回忆激发远期记忆。也就是说与老人一起回忆他(她)生命中意义重大的事情，或者与家人、好友共同经历的事，最好同时能够看着与这件事相关的物件回忆，如说着、看着照片回忆。做这样的训练时，亲友最好与老人在一起，可以请老人讲讲发生的故事，既令老人感到亲情的温暖，又能取得良好的训练效果。2R 训练是指激发对与其有关的时间、地点、人物、环境的记忆。训练前可以带老人外出，如去逛逛公园、买菜、去邮局交电话费等，回来后请老人回忆外出去干什么了、去了什么地方、碰见什么人、当时周围环境怎样。可以回家后即让老人回忆，也可以过两天再回忆。3R 训练是指通过讨论、思考和推论，激发患者智力和认知能力。可以就老人感兴趣的话题进行讨论，引导老人对问题的思考和推理。

此外，打麻将、配对游戏、骨牌游戏、拼图活动、问答活动及教授记忆力策略等活动也可作为记忆训练的内容。

3. 失用症的训练　失用症即运用不能，是指在无运动或感觉障碍时，在做出有目的或精细动作时表现无能为力的状况，有时也意味着不能在全身动作的配合下，正确地使用一部分肢体去做已形成习惯的动作。

(1) 意念性失用症(ideationalapraxia，IA)：选择日常生活中一些由一系列分解动作组成的完整动作来进行训练，如泡茶后喝茶、洗菜后切菜、摆放餐具后吃饭等。由于患者次序常混乱，治疗师除将分解的动作一个一个地训练以外，还要对一个步骤后的下一个步骤给予提醒，或用手帮助痴呆患者进行下一个运动，直到有改善或基本正常为止。如已知痴呆患者的整个认知功能已不可能改善时，可集中改善其中某单项的功能。

(2) 结构性失用症(contructional apraxia，CA)：选用的作业要确保对痴呆患者有目的和意义，治疗中要用暗示和提醒。可让痴呆患者复制治疗师事先示范的平面图形或立体构造，让痴呆患者复制，起初给予较多的暗示、提醒，有进步后再逐步减少暗示和提醒的数量，并增加图形或构造的复杂性。平面图形如裁衣的纸样、重新布置家庭用的家具小样等，立体构造有常用物品的排列、堆放和有次序的堆积等。

(3) 运动性失用症(motor apraxia，MA)：是最简单的失用，要加强练习，大量给予暗示、提醒或用治疗师的手教痴呆患者进行。改善后再减少暗示、提醒等，并加入复杂的动作。

(4) 穿衣失用症(dressing apraxia，DA)：治疗师可用暗示、提醒，甚至一步步地在用言语指示的同时用手教痴呆患者进行，最好在上下衣和衣服的左右做上明显的记号或贴上特别的标签以引起注意。而辅之以结构失用的训练方法常可增加治疗的效果。

(5) 步行失用症：由于痴呆患者不能发起步行动作，但遇到障碍物能越过，越过后即能开始行走，故可给痴呆患者一根"L"形拐棍，当不能迈步时，将"L"棍的水平部横在足前，形成障碍诱发迈步。此外，开始行走后可用喊口令配合行走，加大手的摆动以帮助行走。

4. *失认症的训练*　主要采取功能适应的康复方法，克服失认带来的后果，而非失认症本身怎样康复。如利用未被损害的视觉、听觉或触觉来补偿某一认识上的缺陷。

5. *空间性再现技术*　又称为再学习技术，要求痴呆患者利用残存的记忆力，对记忆信息进行反复训练，并逐渐增加时间间隔，可使不同病因和不同严重程度的记忆障碍痴呆患者都能学会一些特殊的信息，如记住人名。这种方法可能涉及完好的内隐性记忆系统，可在痴呆患者面前放置 3～5 件日常生活中熟悉的物品，让痴呆患者分辨一遍，并记住它们的名称，然后撤除所有物品，让痴呆患者回忆刚才面前的物品。反复数次完全记住后，应逐渐增加物品的数目和内容的难度，从而使认知功能越来越提高。这种方法强调反复训练和记忆的有效性、正确性。

6. *真实定向方法*　传统认知康复方法侧重于记忆力康复，往往忽略了与痴呆患者日常生活的密切结合。很多老年痴呆患者有定向力障碍，不能与现实世界有效地接触而远离现实生活。真实定向方法是一种以恢复定向力为中心的综合认知功能康复方法，又称为真实定向技术。利用真实定向训练板作为康复训练中用具，每天记录和学习当天的信息，不断地用正确的方法反复提示定向信息，使痴呆患者的大脑不断地接受刺激信息，使他们的定向能力提高。训练板可以是黑板或其他写字板等，可以随时擦写，但必须每天更新真实定向训练板的内容，保持它的正确性。

真实定向的核心就是用正确的方法反复提醒，其主要训练原则有以下几点：①尊重痴呆患者，同痴呆患者讲话时尽量让他听明白，如有不明白的地方，要耐心解释。②通过检查或评定以了解痴呆患者的认知功能水平，不要像跟小孩子讲话一样对待痴呆患者。③尽量多谈论熟悉的人或事，也可以谈当天的日期，而反复地谈论对定向障碍的痴呆患者会有帮助。④鼓励痴呆患者尽量自己完成饮食起居等日常生活活动，以保持同现实生活的接触和日常生活能力。⑤当痴呆患者训练答题正确或成绩提高时，要及时给予反馈信息，进行奖励、言语鼓励，也可以用点头或微笑表示称赞。

7. *确认疗法*　这是一种以痴呆患者的情感行为异常为中心的疗法，认为痴呆患者的异常行为有一定的意义或者功能，应尊重痴呆患者错误的情感反应和感觉，并通过逐渐诱导的方法加以摆脱。严重认知障碍的痴呆患者，定向力丧失，自控能力下降，内心深处产生压抑的情感。如果这些情感得不到释放，就会产生挫折感，使自尊心和正常思维受到伤害。

确认疗法强调，当痴呆患者压抑的情感释放时，用尊重的态度对待痴呆患者，通过语言和非语言的方法与痴呆患者沟通，进入痴呆患者想像的世界，弄清楚痴呆患者的主观世界。不要纠正痴呆患者对人物和事件的错误的观点，让痴呆患者通过诉说和发泄来治疗异常行为，治疗师通过倾听和接受痴呆患者的情感并给予确认，使痴呆患者将这些情感能够充分释放出来。

语言确认疗法适用于具有语言沟通能力、多数情况下有定向力的痴呆患者。当其反复诉说不真实的事情或者老是谴责别人时，这反映其受到了挫折，患者用变换时间和对象的方式表达以前受到的压抑情感。

8. *其他* 环境改造也是代偿损失功能的一种方式，对于改善记忆障碍是有用处的。例如，给私人用品提供带有标签的容器分类放置，在痴呆患者的房间内放置醒目的日历和时钟，在房间门口放置醒目的标志，这样可以帮助痴呆患者保持定向力。此外，电子装置在国外也有应用，发音的电子表、计时器可以帮助痴呆患者记住时间。居住环境要舒适，没有危险的物品。浴室可以专门改造，简单易用，要有防滑设计。室内保持适当的刺激，光线要柔和，尽量用自然光。放患者喜欢的音乐，减少噪声，可以减少行为异常。多做户外活动、散步，保持与大自然的接触。还可以采用宠物疗法，调动痴呆患者的积极性，减少退缩行为。

(四) 非认知功能的康复

70%～90%的痴呆患者在其疾病的一定时间内至少一次会出现痴呆的行为和心理症状(BPSD)，这些行为症状决定着患者和照料者的生活质量。

1. *行为与心理治疗* 行为治疗以强调靶行为作为基础，靶行为可包括徘徊倾向、睡眠日夜颠倒、进食障碍等。治疗主要是调整刺激与行为之间的关系，常用的做法是改变激发患者异常行为的刺激因素以及这种异常行为带来的后果。如对刺激因素和对应行为之间的连带关系以及整个过程中的相关因素进行细致的分析，尽力减少这类刺激因素，降低患者异常行为反应的发生频率，减轻其不良后果。如亮光疗法治疗睡眠与行为障碍，每日上午9～11时，采用全光谱荧光灯照射，灯距1 m，持续4周，可提高警觉水平，减少白天睡眠时间，使夜间睡眠得以整合，减少引起的异常行为。

常用的心理治疗包括支持性心理治疗、回忆治疗、确认治疗、扮演治疗、技能训练等。对于老年性痴呆患者，其心理治疗应着眼于现在，着眼于现实问题的解决，帮助患者适应目前的生活，并从中找到快乐，就是老年性痴呆患者心理治疗的目标。

2. *环境治疗* 环境治疗主要是改造患者生活的环境，一方面减少可能诱发患者不良情绪反应、异常行为或运用困难的环境设置或其他刺激因素，如某种颜色的物体、难以使用的工具等，而持续的高温气候环境也可以明显诱发BPSD发生。另一方面则是增加有利于患者保持功能、诱发正性情感反应、减少挫折感、方便生活、增进安全的设施，如有自动冲洗装置的便盆、自动开关的水龙头、加盖的电器插座、隐蔽的门锁、黑暗环境中的无阴影照明等。音乐治疗可采取让患者听能唤起愉快体验的熟悉音乐、歌曲，亦可辅导患者以卡拉OK的方式哼唱青年时代喜好的歌曲，在患者生活环境中放舒缓的背景音乐来增加患者情绪稳定性。采用香味或光线治疗也可以有效减少BPSD的激越行为的发生率。

(五) 言语康复

言语功能障碍可由多种疾病引起，由于言语交流产生障碍，使患者在生活、工作中受到严重的影响。所以，对于言语功能障碍的患者，要根据患者不同的失语类型采取不同的康复方法进行言语康复训练。

(六) 中医治疗

中医学对痴呆的认识散见于健忘、眩晕、郁证、癫证、脑空虚、脑髓消、情志病等论述中，认为是人脑功能逐渐衰退的疾病。证候与脑主思维、记忆、感觉、五志等功能失调相关，表现为神志失调、智能衰退、行为异常，患者起病隐匿，渐行加重。

1. *中药疗法* 本病病机为本虚标实，即脏腑气血虚损为本，痰瘀闭塞清窍为标，而气血失衡导致神明失用为重要病机。治以补肾健脾、益气活血、填精益髓、化痰开窍为主，多选用补精气、安魂魄、开清窍、通神明药物，方用二仙汤加味、调心方加减、芍药当归汤、黄连解毒汤、抑郁散、抑郁散加陈皮半夏汤、钩藤散及三黄泻心汤等。中药人参、刺五加、银杏、石杉等均具有一定的益智和提高记忆效果。

2. 针灸疗法

(1) 毫针法：常选用百会、风府、风池、神门、太溪、大钟、肾俞、内关、三阴交、足三里、丰隆，间使、大椎、水沟等穴，一般强调辨证选穴。

(2) 耳针法：取心、脑、皮质下及内分泌穴。

[附1]　老年聋的康复

随着人们寿命的增长，老年人口的增多，老年聋患病率逐年增加。听力损失对老人的认知功能、情绪行为、社交活动均有影响，可成为发生老年痴呆的诱因之一，也给家人和亲友生活带来不便。近年来关心老年人听力康复，提高老年人的生活质量，已日益受到人们关注。

一、概述

(一) 定义

老年聋(presbycusis)是指因年龄的增长，听觉器官随同机体其他组织器官一起所发生的缓慢进行性老化过程，并出现听力减退的生理现象。Pearlman 提出的老年聋的临床定义为：双耳对称性感音神经性听力损失，没有重振或呈不全重振，无噪声接触史，言语辨别率与纯音听阈不成比例。

(二) 流行病学

随着世界人口的逐渐老龄化，老年聋已经成为感音神经性听力损失最常见的原因之一。WHO 在江苏省进行的一项大规模流行病学调查显示，≥60 岁人群中 60.9% 患不同程度的听力损失，其中轻度 33.1%、中度 17.8%、重度 5.9%、极重度 1.3%，据此推测全国老年性听力损失标准化患病率为 59.5%。其他国家老年性听力损失患病率也大多介于 50%～60% 之间，与我国相当。

(三) 病理生理

老年聋的发生主要与耳部微血管和全身功能退化有关，其病理改变主要在耳蜗及蜗后。老年聋既是生理性的，也是病理性的，发生的年龄与发展速度存在明显的个体差异，受内在机体和外在环境的多种因素的影响。一些老年性疾病(如糖尿病、高血压、高脂血症、冠心病、动脉硬化症等)以及遗传(如听力损失家族史)、环境(如噪声接触史)、饮食营养、精神压力、代谢异常(如全身代谢性疾病)等因素，均可能与老年聋的发生和发展密切相关。

与一般的感音神经性听力损失相比，老年聋的病理变化不仅限于耳蜗毛细胞、血管纹等结构，而且还涉及传入、传出神经纤维以及各级中枢传导通路上神经核团的退变。根据病理改变的不同，Schuknecht 等将老年聋分为 6 种类型。①感觉型：病理上以毛细胞损失为主。②神经型：突出表现为耳蜗神经元数目的减少。③血管纹型：血管纹萎缩为主要病理改变。④耳蜗传导型：耳蜗基底膜上存在玻璃样变性、钙盐沉积、脂质沉积和纤维组织增生，导致基底膜变硬和弹性减退，而感觉细胞、神经元和血管纹的退变均较轻。⑤混合型：多种病理改变并存。⑥未确定型：病理变化不固定，耳蜗结构改变未达到显著水平。

(四) 临床特征

老年聋患者的个体间听力变异较大，由于进展缓慢，早期易被忽视。日常生活中主要表现为小声音听不到，大声音又怕吵的听觉重振现象，与人交谈有时能够听到声音但听不清讲话内容的音素衰退现象，而在嘈杂的环境中对语言的理解更差。60%的老年聋患者伴高音调耳鸣，常开始于30～40岁；其出现率随年龄增加而增加，60～65岁达到顶点，此后可逐渐减轻甚至自动消失。老年聋本身无眩晕，如前庭随全身老化而功能衰退，可出现平衡功能障碍。此外，生病或生气后的一段时间内听力损失容易加重等也是老年聋常见的表现。

老年聋的听力学特点为：听力减退常从高频开始，逐渐向低频区扩展。纯音测听显示双耳对称的感音神经性听力损失，听力图构型可有变异，以渐降型、陡降型和平坦型曲线多见。阈上功能测试半数以上患者有重振现象。言语听力的减退程度比纯音听力大，言语识别率下降明显。声导抗鼓室图为A型，镫骨肌反射通常可引出。听性脑干反应(ABR)显示各波潜伏期延长，阈值升高。诱发性耳声发射(EOAE)存在或消失。

二、康复评定

对于老年聋的患者，首先进行听功能评定，还要进行ADL、QOL等评定。

(一) 听力损失程度的评定

由于人耳的听觉主要是气导径路，故根据气导曲线可以确定听力的损失程度。常用的计算方法是将语音频段500 Hz、1 000 Hz、2 000 Hz的气导听阈相加再除以3，即得出语音频段的听力损失程度，即平均听阈。根据听力的平均听阈值，可将耳聋分为4级。①1级(轻度聋)：远距离谈话或近距离低声谈话困难，听阈在25～45 dB。②2级(中度聋)：近距离低声谈话困难，听阈在45～60 dB。③3级(重度聋)：听不到谈话但可闻及耳边呼喊，听阈在60～90 dB。④4级(全聋)：听不到大声呼喊，听阈超过90 dB。

(二) 听力残疾的评定

听力残疾是指由于各种原因导致双耳不同程度的听力丧失，听不到或听不清周围环境声及言语声(经过一年以上不愈者)。听力残疾包括听力完全丧失和有残留听力但辨音不清、不能进行听说交往两类，分类见表5-2。

表5-2 听力残疾的分类

级别	平均听力损失(Db,HL)	言语识别率(%)
1级	>90(好耳)	<15
2级	71～90(好耳)	15～30
3级	61～70(好耳)	31～60
4级	51～60(好耳)	61～70

言语识别率检查：用听话识图法识别双音节词，测试者在受试者好耳侧并排而坐，间距半米，测试者用正常言语发音，注意应避开受试者视觉，通过观察受试者对双音节词的正确识别率，确定其言语识别率。言语识别率(%)指受试者正确回答数与测试总数之比。

(三) 助听器的临床测试评估

临床测试的目的是通过助听器使用者的日常经历来评估被测助听器性能的优劣，评价其有效性及安全性。使用经过科学论证的言语测试方法，对每台助听器在噪声环境下进行言语识别率的测试。每一位受试者应根据要求回答问题来完成对助听器的主观评价，这些问题可以通过提问或问卷的形式进行。

三、康复治疗

因为老年聋是不可逆的退行性变，属自然衰老的过程，临床上目前还没有任何药物能够制止或逆转这一过程，即不能治愈。因此，对老年聋的处理也应当实施早期干预的原则，也就是早期诊断，早期验配助听器和早期康复，以保持现有的言语交流能力，并防止言语分辨功能继续衰退。

(一) 听力康复

对老年聋的患者应尽早验配助听器，以尽可能地保护其中枢神经系统的言语识别功能。为老年聋患者进行助听器的选配，既要考虑到助听效果、隐蔽程度，也要顾及其经济承受能力。助听器种类较多，就个体应用者讲，就有盒式、耳背式、耳内式、耳道式、完全耳道式、单耳与双耳交联等。在经济条件允许的前提下，建议将定制式全数字助听器作为老人听力康复的首选。一般而言，语频平均听力损失 35～80 dB 者均可使用，听力损失在 60 dB 左右者效果最好。单侧耳聋一般不需配用助听器。若两耳听力损失程度区别较大，但都未超过 50 dB 者，宜给听力较差耳配用。若有一耳听力损失超过 50 dB，则应给听力较好耳佩戴。初用助听器者要经过调试和适应过程，否则难获得满意效果。多数患者都可通过配戴助听器达到恢复听力的目的，部分重度和极重度耳聋患者，如果配戴助听器效果不理想，还可以通过人工耳蜗来恢复听力。应该指出的是验配助听器只是听力康复的开始，而不是终结。

1. 康复内容　听力康复包括视觉训练、听觉训练、讲话感知训练、听觉视觉训练、聆听和交流的技巧与策略；如何运用助听器及助听器的正确使用、保养和使用技巧；处理因听力减退而产生的心理、社会问题。

2. 计划实施　建立执行计划的程序、时间进程和组织协调、质量控制、反馈信息系统，按程序实施康复计划，并在实施的过程中不断完善康复计划。其中，组织协调和质量控制是资料科学性和可靠性的保证。

3. 效果评价　主要是评价计划实施过程中，各种康复内容是否达到预期的结果，达到的程度，资源消费状况及时间安排是否适合。对助听器的使用情况，分别进行近期、中期、远期影响的评价。

计算机化康复训练与评价系统，能将大量的听力康复训练文本、声音资源有机结合，针对不同听力损失和训练水平患者建立一套完整的听力康复训练系统，使大量的康复训练工作科学化、标准化，以提高训练水平，简化听力康复训练的工作量，并可对听力康复进行效果的评价。

我国已开发完成成人听力康复汉语计算机化及评价系统。系统根据汉语语音学的特点编写康复训练及评价素材，并运用编程技术将其制成基于计算机的软件系统。各项训练内容均按照从易到难的顺序，以适应和满足不同听力损失程度和训练水平的耳聋患者。在训练过程中，为了避免对患者记忆效应的影响，测试词和陪衬词以随机的次序出现，系统根据患者的答案选择情况自动统计分数，用以评价训练效果。

(二) 康复预防

老年聋的发生发展有早有迟，有快有慢，受多种因素的影响。在工作生活中尽量减少激发因素，则可推迟耳聋的发生发展过程，降低耳聋的程度。如降低环境噪声，以免损伤耳膜和内耳细胞；养成良好的生活方式，节制脂肪摄入、多食用含纤维素的食物、忌酒戒烟等；坚持体质锻炼,劳逸结合,提高免疫功能,降低体内的自由基;多听音乐,促进听觉神经的功能;保持心理健康,避免情绪紧张和情绪激动;积极治疗体内潜在病灶(龋齿、化脓性鼻窦炎、扁桃体炎等);积极治疗老年病如高血压、高血脂、脑动脉硬化及糖尿病,防止微循环障碍,延缓老年人听力减退;忌用耳毒性药物如链霉素、庆大霉素、卡那霉素等;坚持按摩耳郭,增加耳郭供血供氧。

在药物预防上,抗氧化剂如维生素 E、营养神经药物如 ATP、辅酶 A、能量合剂等和血管扩张药物、维生素及微量元素如维生素 D、微量元素锌等对老年听力改善有一定的作用。此外,肝素、维生素 A、地塞米松、生物碱类药物、山莨菪碱等西药,黄芪、葛根、骨碎补、黄柏、丹参、炙甘草、山萸肉、熟地等中药对改善听力有一定的临床价值。

自我听力检测是老年人一项很重要的基本功,就如测定血压、血糖、血脂、心脏功能一样要注意听功能。自我听力检测可以从以下几个方面判定是否有听力下降,如果有其中一种或几种情况,应去听力中心做专业的检查,并尽早补偿。①看电视时是否需要放很大音量,以致于家人对此有抱怨。②谈话时要求对方重复第一句,然后面对面才可以进行交谈。③别人反映你说话声音"大"。④几个人一齐谈话时,分辨很困难,听不懂他们在说什么。⑤有耳鸣。⑥说话打岔。

(三) 中医疗法

老年聋中医学属"耳聋、耳鸣"范畴,肾虚为其根本,年老肾精渐衰,髓海空虚,耳失精髓所养,或久则精损及阴,精衰及阳,阴阳互损,而出现不同病理症状。中医中药治疗老年聋从滋肾补肾入手,进行整体辨证,精损填精,阴亏补阴,阳衰助阳或阴阳互补,用传统的耳聋左慈丸、景岳大补元煎、右归丸等方药。在临床中,还要考虑到老年人的特点和心血管退行性变,病证多"虚"和"瘀"的特点,在益肾的基础上,加入活血通络、开窍益聪之品,以改善老年人的血液流变状况和局部微循环功能,从而可取得较好的治疗效果。

[附 2]　老年性白内障的康复

白内障是目前世界上主要致盲眼病之一,但又是一种可治性眼病,已被列为我国"三项康复"对象之首。我国有 500 多万失明者,其中 400 万人因白内障而致盲,绝大部分是老年白内障患者,居各种致盲眼病的首位。老年性白内障不仅严重影响老年人视力和生活质量,还可能成为社会问题。

一、概述

(一) 定义

老年性白内障又称年龄相关性白内障(age-related cataract, ARC),是晶状体老化过程中逐渐出现的变性浑浊。广义指晶状体的任何混浊,狭义指晶状体混浊导致视力下降,具有临床意义的定义是指晶状体混浊导致视力下降而影响生活、工作的。

(二) 流行病学

老年性白内障 50～60 岁发病率约为 35%,60～70 岁约为 80%,80 岁以上几乎人人都有白内障。中国(1997 年)6 个城市(北京、上海、广州、成都、西安、沈阳)60 岁以上人群患病率为 46.8%,中国台湾地区(2003 年)65 岁以上人群患病率为 59.2%。此外,通过比较新加坡、澳大利亚、冰岛等国家白内障患病率发现,新加坡因更靠近赤道地区,白内障患病率明显高于其他两个国家。同时,相关调查表明,我国西藏地区白内障发病率高于其他地区。可见,老年性白内障的发病具有明显的地区分布特征。此外,老年性白内障有一定的高危因素,包括女性、社会经济条件差、糖尿病、吸烟和低体重指数等。

(三) 病理生理

老年性白内障的发生、发展是多种易感因素与年龄因素综合作用的结果。氧化损伤、营养代谢障碍、内分泌变化、紫外线照射、药物与中毒以及糖尿病、高血压、遗传等均对白内障的形成有影响,再加上年龄增长导致的体内脏器组织发生的生理老化和新陈代谢改变等因素以及社会个人因素等共同作用,其发生机制比较复杂。

引起晶状体混浊的因素有晶状体纤维吸收水分发生膨胀和晶状体囊膜上皮细胞在形态及性质上发生改变两种。在老年性白内障时,先在晶状体核及皮质间开始。初为晶状体纤维间出现狭长裂隙及空泡,继之晶状体纤维本身肿胀,改变体积,发生混浊如细沙状。由上皮细胞演变成的晶状体纤维高度肿胀而变成一个大泡,内中有一核,此称为泡状细胞。这种纤维最后变性,形成许多大小不等的球体称髓磷脂小球,即马氏小球(Morgagnisgloules)。囊膜上皮细胞失去正常排列,部分消失及增生,晚期皮质内变性物质失去水分致晶状体缩小。临床上见囊膜上白色斑,为部分囊膜上皮的增生。

临床上按裂隙灯所见初发浑浊的位置,将老年性白内障分为皮质型、核型两大类型。其中皮质型最多见,约占 70%;核型约占 20%;其余为混合型。皮质型白内障按其发展过程分为四期:初发期,晶状体皮质内出现空泡、水裂和板层分离,常见楔形浑浊。瞳孔区的晶状体未累及,一般不影响视力。晶状体浑浊发展缓慢,可经数年进入下一期。膨胀期,晶状体浑浊加重,渗透压改变,晶状体体积变大,将虹膜向前推移,前房变浅,可诱发急性闭角型青光眼。患者视力明显减退,眼底难以看清。成熟期,晶状体全部浑浊,患眼视力降至眼前手动或光感,眼底不能窥入。从初发期到成熟期可经过 10 多个月至数十年不等。过熟期,晶状体内水分继续丢失,分解液化,体积缩小,囊膜皱缩,出现不规则的白色斑点及胆固醇结晶,前房加深,虹膜震颤。此时容易诱发晶状体过敏性葡萄膜炎、晶体溶解性青光眼,复明困难。

(四) 临床特征

老年性白内障多是从中年开始起病,只是到了老年症状更加明显。因此,中年以后一旦出现视物不清,应早做专科检查,做到早发现、早治疗。老年性白内障一般为双侧性,但双眼发病时间、浑浊程度与发展速度有差异。根据晶状体浑浊的不同情况,患者可以无症状,如晶状体周边的皮质浑浊。如果已经产生瞳孔区的浑浊可以出现各种相应的症状,包括视力下降、近视、畏光等,还可有飞蚊症、眼前黑影、视物弯曲、单眼复视或多视等。视力随病程发展逐步下降,甚至仅有光感,或失明。在白内障的发展过程中,可因晶状体膨胀引发青光眼或伴发视网膜出血、变性、脱离等,如不及时治疗,常可丧失治疗时机,终致不可逆失明。

凡年龄 50 岁左右发生视力逐渐减退直至障碍,并有多视或单眼复视及屈光改变者,裂隙灯检查发现晶状体皮质或核部发生浑浊而无先天、外伤等特殊因素,就可作出老年性白内障的诊断。

二、康复评定

视力和视野评定是指由于各种原因导致双眼视力低下而不能矫正或视野缩小,以致影响日常生活和社会参与,包括盲和低视力。双眼盲指双眼最佳矫正视力均低于 0.05;单眼盲指一眼最佳矫正视力均低于0.05，另一眼最佳矫正视力等于或高于0.05。双眼低视力是指双眼最佳矫正视力均在<0.3，但≥0.05之间；单眼低视力指一眼最佳矫正视力≥0.3，另一眼最佳矫正视力在<0.3，但≥0.05之间。根据世界卫生组织提出的诊断标准，盲和低视力均指双眼，若双眼视力不同，以视力较好眼为准（表5-3）。

表5-3 WHO视力损伤的分类与标准

视力损伤	最好矫正视力			视野半径
类别	级别	较好眼小于	较差眼大于或等于	
低视力	1	0.3	0.1	
	2	0.1	0.05	
盲	3	0.05	0.02	不论视力，≤10°而>5°
	4	0.02	光感	不论视力，≤5°
	5	无光感		

其他评定可根据个体情况，进行环境、低视力功能状态、助视器效果、ADL、QOL等评定。

三、康复治疗

老年性白内障的康复，早期康复预防以药物控制为主，发展到成熟期或近成熟期时可进行手术治疗，手术效果不理想或无条件手术者采用康复工程手段。

（一）术后康复

手术治疗是白内障唯一、确实、有效的治疗方法。白内障手术方法由过去的白内障囊内摘除术发展到白内障囊外摘除联合人工晶状体植入术、超声乳化白内障吸出术联合人工晶状体植入术和白内障激光摘除术，手术时机需根据晶状体浑浊程度、视力情况、患者全身情况和患者的工作对视力的要求等因素来决定。

白内障术后要对患者进行必要的康复指导，针对患者各种不良心理状态，实施以个体化、人性化的心理疏导，以期达到最佳的手术效果。

术后患者宜进食营养丰富、易消化的软食，多食纤维素丰富的食物，禁烟，禁酒，忌辛辣、刺激性食物。便秘者给予缓泻剂，不可用力排便，以免腹压增加，致眼压升高，使伤口裂开。饮水量在5 min内不能大于500 ml，以防角膜内皮发生水肿。勿用手揉搓术眼，勿提重物，尽量避免低头弯腰的动作、大声说笑、头部振动、咳嗽、打喷嚏等，以防引起切口裂开、人工晶状体脱位、眼内出血等。术后勿直视光源，早期避免看电视及强光照射，以防损伤视网膜，患者如有头痛、眼胀、眼痛、恶心、呕吐时应及时告诉医护人员进行处理。术后滴扩瞳剂后，患者平卧2～4 h，等药物作用消失，瞳孔回缩后才能下床活动，以免发生意外。患者每周门诊复查1次，连续3个月，如有不适应及时就诊。

（二）视力康复

由于白内障手术普及率低及手术质量并非十分满意，视力残疾的康复工作任务艰巨。老年低视力者的康复训练包括日常生活能力的训练、定向活动的训练、助视器的使用与保养、帮助患者在心理上适应低视力等方面。视残患者戴助视器即是康复训练的开始，须进行助视器的使用训练、职业训练和必要的心理咨询。定期的康复评价以了解视残患者康复训练、心理、社会和其他临床医疗方面的情况，及时为视残者提供帮助和调整康复计划。康复训练的目的是增强老人的自信心，使其能独立生活，并享受生活的乐趣。

老年低视力患者主要通过验光配镜和配戴助视器进行康复训练。验光配镜就是通过镜片提高视力，不仅包括看远用的眼镜，还要有看近用的“老花镜”。助视器包括远用助视器、近用助视器和闭路电视。远用助视器有眼镜式望远镜、单筒手持式望远镜、卡式望远镜和双焦望远镜等，用来观看远处物体，如站牌、文体比赛、电影、电视等。近用助视器分为眼镜式助视器、立式放大镜、手持式放大镜、悬挂式放大镜、近用望远镜等，用来看近处物体，如阅读、作画、择菜、编织毛衣等。闭路电视用于视力严重损害的患者(低于 0.02)，阅读各种读物和观看标本、地图、画册、邮票等。非光学助视器包括大号字的印刷品、照明改善、阅读用的支架等，也有助于改善患者视觉活动能力。许多低视力患者诉说对比度差和眩光，戴用浅灰色的滤光镜可减少光的强度，戴用琥珀色或黄色的滤光镜片有助于改善对光的敏感度。

老年低视力患者的康复，应得到患者本人及家属的重视。康复训练的内容包括正确使用和保养自己的助视器，按时到医院检查；家居环境简单、整洁、对比度好，并有一定空间；地面防滑，并随时清理杂物，照明充分，以防老人摔倒，造成骨折；学会自己打电话，以便与外界保持联系和紧急时呼救。还可通过增加外环境物体的对比度来提高患者的分辨能力，如在楼梯的台阶上漆个“白边”。对家庭的改造，如去掉台阶、门槛，增加必要的扶手等。对严重的视力丧失的老年人，应像对待盲人一样，在社区中为其准备便于行走的盲道；利用听力和其他感官(如触觉)实现必要的交流和获取新的知识，如在电话键盘的“5”上加个突起，老人就容易找到其他几个数字。

定向行走是盲人克服视功能障碍实现顺利行走，达到生活自立，重返社会的最基本的需要之一。定向行走训练包括感觉训练、概念数字、行走前的训练准备和掌握行走技巧等多方面的内容和方法。

用导盲犬引路和用盲杖探路是盲人广泛使用的有效的助行方法。现代科学技术的进步会给盲人带来方便，声呐眼镜、障碍感应发生器、激光手杖、字声机、触觉助视器等虽然不能让盲人获得像正常人那样的影像，但明显提高了他们的生活质量。人工视觉的研究有可能使盲人重建视觉。

音乐教育是一项眼、耳、脑、口、手、足多部位的综合性活动，通过一系列的音乐教育活动，既对大脑起到不同程度的连续刺激作用，又可以调动全身各器官的功能，帮助患者发展敏锐的触觉和听觉，训练其他感觉以代替视觉作用，实现生理补偿的作用。

(三) 康复预防

由于白内障的发病机制不够明确，目前尚无预防的特殊方法。针对白内障的种种可能病因，采取相应的预防措施，对预防老年性白内障将有很重要的帮助。

保持精神愉快，少饮茶忌烟酒；经常参加适当的体育锻炼，坚持做眼周穴位按摩等眼保健操；避免长时间在光线昏暗的环境下看书写字，避免紫外线对眼睛的刺激；严格控制糖尿病、高血压病情；加强营养，补充蛋白质，经常食用含维生素和锌、镉、钼、硒等多的食物，如新鲜蔬菜、水果、鸡蛋、鱼类、豆类、乳类、动物内脏、牛肉、花生、萝卜、玉米等；避免机体缺水，水分在晶状体代谢和保持透明过程中起着重要作用，注意防止腹泻、呕吐、大量出汗；依据医嘱，适当服用阿司匹林。药物方面，如谷胱甘肽、吡诺克辛、卡林 U、麝珠明目液、明目地黄丸和维生素 B_2、C、E 等。这些药物可增加眼内营养，改善晶状体的新陈代谢，延缓晶状体的浑浊进程，但尚无一种药物能有效阻止或逆转晶状体的浑浊。

(四) 中医疗法

本病属中医学的“圆翳内障”、“如银内障”范畴，其发生主要是由肝、脾、肾功能失调，气血不足，不能上荣于目所致。根据临床病证，分为肝肾阴虚、脾肾阳虚、气血两虚、阴虚湿热四型，分别予杞菊地黄丸、右归丸、八珍汤、甘露饮等治疗。目前，中成药有视明露、吡诺克辛、珍珠明目滴眼液等滴眼药，磁珠丸、治障丹、障眼明、石斛夜光丸、杞菊地黄丸等口服药。中医中药治疗对于早、中期白内障患者，从调节脏腑功能入手，对于延缓病情有一定的作用。

值得注意的是，19 世纪 60 年代，我国学者在继承金针开内障八法的基础上，改进成白内障针拨术。该手术是用拨障针将晶状体悬韧带断离，将晶状体固定于玻璃体腔的下方。对于年老体弱、患有全身严重疾病不宜进行常规手术的白内障患者，由于此手术切口小、手术时间短、术后恢复快、护理方便以及能保持正常瞳孔、术后矫正视力较好而较适合。但由于白内障手术的迅猛发展，以及白内障针拨术术后易发生一些并发症，因而白内障针拨术不列为常规手术。

（何宗宝）

第三节　烧伤的康复

烧伤在我们日常生活多发常见，常常导致毁容和机体功能上的障碍，严重影响患者以后的工作和生活。在烧伤救治的过程中有三次飞跃：第一是补液公式的应用大大降低了病死率；第二是抗生素的应用使感染局限化，也降低了病死率，但大面积的烧伤致残率极高；第三是康复治疗的介入，不仅促进创面的早期愈合，而且缓解肥厚性瘢痕的形成和关节的挛缩，减少或减轻并发症的发生，使患者的生活质量和社会价值大大提高，因此烧伤康复成为康复医学的重要内容。

一、概述

（一）定义

烧伤是以火焰、热水、热蒸汽、热油、电流、激光、放射线、酸、碱、磷等因子，作用于人体皮肤、黏膜、肌肉等造成的组织损伤。临床通常所称的烧伤，是指单纯由高温所造成的热烧伤。

（二）流行病学调查

我国烧伤年发生率为总人口的 5‰～10‰，美国烧伤年发生率为 1.5～2/100 万，其中 7%～10% 需要住院治疗，3.5%～5% 有暂时或永久的功能损害。烧伤中以热烧伤最常见，占 85%～90% 以上。烧伤发生的男女比率为 3∶1，夏季多发，中、小面积烧伤占多数，头颈、四肢等部位多见。

（三）病理生理

根据烧伤病理生理的特点，病程大致分为三期。

1. 急性体液渗出期（休克期）　组织烧伤后的即刻反应是局部组胺释放，引起强烈的血管收缩，数小时后血管舒张，血管通透性增高，血浆渗透到伤口周围，受损细胞肿胀，血小板和白细胞聚集，导致局部栓塞缺血和进一步损伤。小面积烧伤，体液渗出量有限，通过人体的代偿，不致影响全身的有效循环血量。烧伤面积大而深者，由于体液的大量渗出和其他血流动力学的变化，导致急性血容量不足，发生休克。

2. 感染期　烧伤水肿回收期一开始，感染就上升为主要矛盾。浅度烧伤如早期创面处理不当，此时可出现创周炎症（如蜂窝织炎）。严重烧伤由于经历休克的打击，全身免疫功能处于低迷状态，对病原菌的易感性很高，早期暴发全身性感染的几率也高，且预后也最严重。我国救治烧伤的一条重要经验，即及时纠正休克，就有抗感染的含义。

3. 修复期　组织烧伤后，在炎症反应的同时，组织修复也已开始。浅度烧伤多能自行修复，深二度依靠残存的皮肤附件再生上皮修复，三度依烧伤靠皮肤移植修复。

切除烧伤坏死组织和皮肤移植的工作，目前多数已在感染期进行，修复期实际只对一些残余、零星小创面的补遗性的修复，并对一些关节、功能部位进行防挛缩、畸形的措施与锻炼。

(四) 临床特征

烧伤所致的功能障碍主要有：皮肤挛缩和关节活动障碍、肌肉萎缩和肌力下降、褥疮、心肺功能障碍、瘢痕、日常生活活动能力和职业能力障碍、心理障碍。

二、康复评定

(一) 烧伤面积

以烧伤区占全身体表面积的百分率来计算。中国人体表面积的计算常用中国新九分法和手掌法，既简单实用、又便于记忆，两者常结合应用。

1. 新九分法　主要适用于成人，是将人体各部分别定为若干个 9%；儿童因头部较大而下肢较少，应稍加修改。具体方法见（表 5－4），并可绘制成图（图 5－1）附于病历以标明。

2. 手掌法　五指并拢，手掌面积即占全身体表面积的 1%，此法不论年龄大小与性别，均以患者自己手掌面积的大小来估计。对小面积的烧伤直接以手掌法来计算，大面积烧伤则以手掌法减去未烧伤的面积，使用更为方便。

(二) 烧伤深度

目前普遍采用“三度四分法”，即根据烧伤的深度分为一度、浅二度、深二度和三度，各度的临床表现、鉴别方法和转归见表 5－5。

表 5－4　烧伤面积九分法

部　位	占成人体表%			占儿童体表%
头颈部	发部 面部 颈部	3 3 3	1×9＝9	9＋(12－年龄)
双上肢	双上臂 双前臂 双手	7 6 5	2×9＝18	2×9＝18
躯干	躯干前(胸腹) 躯干后(背部) 会阴	13 13 1	3×9＝27	3×9＝27
双下肢 (包括臀部)	双臀 双大腿 双小腿 双足	5 21 13 7	5×9＋1	5×9＋1－(12－年龄)

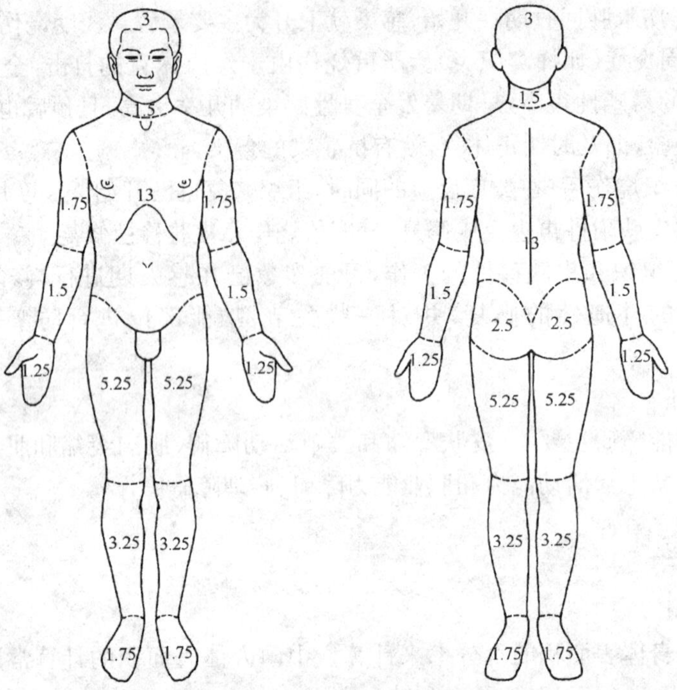

图 5-1　成人体表各部所占%示意图

表 5-5　烧伤深度及表现

深　度	损　伤　程　度	外　观　特　点	感　觉	皮　温	拔毛试验	创　面　愈　合　过　程
一度(红斑性烧伤)	伤及表皮角质层,生发层大部健在	局部似红斑,轻度红肿,表面干燥	疼痛和烧灼感	稍高	痛	3～5 d 可痊愈,脱屑,不留瘢痕
浅二度(水疱性烧伤)	伤及生发层,甚至真皮乳头层	水疱较大,渗出较多,去表皮后创面红肿、湿润	剧痛,感觉过敏	温度增高	痛	不并发感染者 2 周可痊愈,不留瘢痕
深二度(水疱性烧伤)	伤及真皮深层,尚存留皮肤附件	水疱较小,去表皮后创面微湿,浅红或红白相间,可见网状栓塞血管	感觉较迟钝	局部温度略低	微痛	不合并感染者 3 至 4 周可痊愈,愈后留有瘢痕,基本保存了皮肤功能
三度(焦痂性烧伤)	伤及皮肤全层,甚至皮下、肌肉、骨骼	创面无水疱,蜡白或焦黄,干燥,皮革样,可见树枝状栓塞血管	感觉消失	局部发凉	不痛,易拔	愈合缓慢,创面修复依靠植皮或周围健康皮肤长入,愈合遗留瘢痕或畸形

(三) 烧伤严重程度

1970 年全国烧伤会议提出的标准:

轻度烧伤:二度烧伤,总面积 9% 以下。

中度烧伤:二度烧伤,总面积 10% ～29% ;或三度烧伤面积不足 10% 。

重度烧伤:总面积 30% ～49% ;或三度烧伤面积 10% ～19% ;或二度、三度烧伤面积虽不达上述百分比,但全身情况较重或已发生休克等并发症,以及呼吸道烧伤或有较重的复合伤。

特重烧伤:总面积 50% 以上;或三度烧伤 20% 以上;或已有严重并发症。

(四) 烧伤后肥厚性瘢痕的评定

肥厚性瘢痕(hypertrophic scar)是烧伤后遗症,处于关节部位的肥厚性瘢痕发生挛缩,造成患者关节活动受限,甚至关节强直。肥厚性瘢痕评定可分为临床评定和仪器评定两方面。

1. 临床评定　包括肉眼观察和照相比较肥厚性瘢痕的颜色、厚度、弹性质地、面积，是否伴随有痛、痒等症状。

颜色：分为稍红、粉红、红、紫红、深紫红。

弹性：分为很软、软、稍硬、硬、坚硬。

厚度：分为很薄、薄、稍厚、厚、很厚。

痛痒：分为无、偶有、需药物控制 3 个等级。

此外，弹性可以用弹力计测定，并记载受伤的时间。还可以采用 Vancouver 烧伤瘢痕评估表（表 5-6）。

表 5-6　Vancouver 烧伤瘢痕评估表

项　目	评　分　标　准	
色素沉着	M 0 正常：与身体其他部分颜色相似 2 混合色泽	1 较浅色素 3 色素沉着
血供	V 0 正常：与身体其他部分颜色相似 2 红色	1 粉红色 3 紫色
柔顺性	P 0 正常 1 柔软：很小外力作用即变形 2 较软：压力作用下即变形 3 坚硬：外力作用下不变形，不易被推动或呈块状移动 4 带状：绳索样，伸展瘢痕时，组织变白 5 挛缩：瘢痕永久性缩短，导致畸形	
瘢痕厚度	H 0 正常：平坦 1 $0\ \text{mm}<H\leqslant 1\ \text{mm}$　2 $1\ \text{mm}<H\leqslant 2\ \text{mm}$ 3 $2\ \text{mm}<H\leqslant 4\ \text{mm}$　4 $H>4\ \text{mm}$	

2. 仪器测定

(1) 超声波测定：高分辨率脉冲超声波的分辨率达 0.05 mm，频率在 10～15 MHz 之间，根据两个主要峰之间的距离计算出瘢痕的厚度。

(2) 激光多普勒测定：根据激光多普勒原理测量组织的血流量，可以反映肥厚性瘢痕的进程，预测其发生，并有评价治疗效果的作用。使用功率 5 mW、波长 632.8 nm 的氦-氖激光测量瘢痕区域，穿透深度为 0.7～1.5 mm，每次测定约 1 mm^2 大小面积的皮肤，探头停留在测定区 30 s，肥厚性瘢痕的血流指数明显高于正常瘢痕和正常皮肤，治疗后血流指数明显降低。

(3) 经皮氧分压（$TCPO_2$）测定：可反映肥厚性瘢痕的代谢状况。用血氧测量计测定瘢痕的 $TCPO_2$，肥厚性瘢痕的 $TCPO_2$ 明显高于正常瘢痕和正常皮肤，治疗后其 $TCPO_2$ 明显下降。

(4) 血、尿羟脯氨酸含量的测定：可反映肥厚性瘢痕的胶原代谢情况。瘢痕面积与血、尿中羟脯氨酸含量成正比，与病程无明显关系。

三、康复治疗

烧伤的康复治疗应从烧伤早期就开始，横贯烧伤治疗的整个过程。早期的康复不仅能减轻疼痛，预防和控制感染，促进创面愈合，更有利于预防关节挛缩畸形和瘢痕增生，促进肢体功能恢复。后期的积极康复治疗，可以控制瘢痕增生，恢复肢体功能，促进患者重返家庭和社会。

（一）早期

【康复目标】

烧伤患者早期康复的目标主要是减轻疼痛，预防和控制感染，预防关节挛缩畸形和瘢痕增生。

【康复治疗】

1. 运动疗法

(1) 保持关节活动度的运动：运动的目的是维持关节活动度，防止关节挛缩，保持肌肉力量和功能。运动应在入院后尽早开始，尽可能进行主动或辅助主动运动，只有患者不能主动运动时才进行被动运动，但休克、心肾功能衰竭、发热时（体温超过 38℃）不宜运动。运动应包括未烧伤的部位，在物理治疗师或作业治疗师的指导协助下每日进行 2 次，其余时间由护士、家属协助和患者自己进行。在运动治疗时应注意观察心率、血压、呼吸，锻炼时患者的心率每分钟不能超过 170－患者的年龄的次数。运动治疗时当患者的收缩压＞180 mmHg（24 kPa）或舒张压＞120 mmHg（16 kPa）时则应立即中止训练，当舒张压突然升高 20 mmHg（2.66 kPa）则提示已超出患者的心储备量。训练时患者出现呼吸困难、面色苍白、皮肤冰凉，也应立即终止训练。未烧伤的耳郭由粉红色转变为苍白色，为终止训练的临床指标之一。患者感觉明显疲劳时和心电图有心肌缺血表现时应终止训练。

若无禁忌证，躯体运动在急性期就应开始，以防形成 Robot 体位畸形，躯体前面部位烧伤可能形成胸部下陷和肩部抬高，使躯体旋转活动受到限制，早期开展强有力的躯体屈曲—伸展—旋转运动及两肩的水平外展运动，可防止上述畸形的发生。

总之，烧伤患者若无禁忌证则越早运动越好。烧伤患者尽早运动，可防止呼吸系统淤血、肺栓塞、肌力减退和关节僵硬的发生。下肢烧伤患者尽早下地行走，可促进静脉回流，减少血栓性静脉炎和褥疮的发生。但有下列情况时功能锻炼受到限制：①手背部烧伤，无论是深二度烧伤，还是三度烧伤，运动疗法均受到限制，应立即用夹板固定，在治疗师的指导和监督下锻炼。②穿着弹力衣治疗时，治疗师不能直接观察创面张力变化，容易造成创面撕裂。③关节或肌腱暴露时，不能进行运动，即使轻柔的关节活动也应避免，否则可能导致肌腱或关节囊的断裂或关节结构的移位。因此，任何一个开放的关节或肌腱应立即用夹板固定于松弛位，而非功能位。④关节深部疼痛，提示关节存在病理性变化，查出原因前停止关节运动。⑤皮肤移植术后 5～7 d 内，禁止被动关节运动。

(2) 改善肌力的运动：烧伤患者早期，因全身条件差或其他原因制动，可进行按摩治疗。肌力在 0～1 级的患者可予被动运动、传递冲动训练。被动运动时先进行单关节运动，然后给予多关节的多方向运动。传递冲动训练，即主观努力收缩肌肉，使运动冲动沿神经向肌肉传递。肌力在 2～3 级以上的患者可进行辅助自动运动和主动运动，辅助主动运动是在治疗师或患者健肢的帮助下进行的运动，应根据患者的具体情况逐步减少辅助力量。免荷运动是采用悬挂肢体或水疗浮力的方式使肢体在减免重力影响的条件下进行主动运动。肌力在 4 级以上的患者予抗阻力运动，具体方法有以下几种。①渐进性抗阻力练习：一种方式为轻负载，多次重复，主要用于增加肌耐力。另一种为重负载、少重复，主要用于增加肌力。训练时先从轻负载开始逐渐增量，使肌肉组织逐步适应。治疗时先测定某一待锻炼肌群完成重复 10 次的最大负载量（10 RM），取其为基数，分 3 级进行，首先取 10 RM 的 1/2 量，重复 10 次，然后取其 3/4 量，重复

10 次，最后取全量，重复 10 次，每级间休息 1 min，每日治疗 1 次，一周内完成此 3 级训练。第二周测定新的 10 RM 量，同上法进行训练。若为增加耐力训练则采用 10 RM 的 60% 为负载做 25 次运动为一组，每次练习重复 3 组，每日 1～2 次。②短暂最大负载等长收缩练习：让患者做抗阻力等长收缩练习后维持最大等长收缩 5～10 s，然后放松，重复 10 次，每次增加 0.5 kg 负载，直到最大量，每日 1 次。③等速练习：应用专门仪器，控制身体某一部位在关节活动度练习中的角速度，防止加速度的出现，使在运动幅度内的任一角度均可取得最佳锻炼效果。此练习适用于具备 3 级及以上肌力的患者。

（3）呼吸练习：通过胸廓的活动，协调各种呼吸肌的功能，增大肺活量，增加吸氧量，改善全身情况，配合体位引流，促进排痰，达到保持肺活量、提高呼吸的有效性、预防或减少呼吸系统并发症的目的。

2. 作业疗法　进行功能性的作业活动可以维护关节活动度与灵活性，保持一定的肌肉力量与耐力，减轻肢体水肿。日常生活能力的训练有助于提高患者的生活自理能力，对于完成活动有困难者，可提供改良或辅助用具并训练其正确使用，鼓励患者早日实现日常生活活动的全面独立。职业训练可根据患者就业方面的现有和潜在功能，判断患者有无重回原工作岗位的可能，以及帮助患者重新选择适当职业，进行针对性的职业训练，并模拟实际工作环境，使患者成功回归社会。

3. 物理因子疗法　烧伤创面愈合以前，物理治疗的目的主要是预防和控制感染，促进肉芽和上皮生长，加速创面愈合，为早日进行功能训练奠定坚实的基础。

（1）水疗法：可根据患者的具体情况，采用盆浴或淋浴，以清除坏死组织和分泌物，保持创面的清洁，水中可加入 1∶5 000 高锰酸钾溶液或 1∶1 000 苯扎溴铵溶液起到消毒的作用，水温以 37～39℃，时间 15～20 min，每日或隔日 1 次。

（2）光疗法：①电光浴、红外线照射疗法。主要作用是使创面干燥结痂，减少血浆渗出，预防和控制感染。大面积烧伤用全身或局部电光浴，每日 1～2 次，持续 30～60 min，必要时可进行较长时间治疗。小面积烧伤用红外线照射，每次 30～60 min，每日 1～4 次，照射时要经常询问和观察皮肤反应情况，防止烫伤。②紫外线疗法。创面的坏死组织或脓性分泌物较多，肉芽生长不良，用中或强红斑量照射；当分泌物减少或者脱痂露出新鲜肉芽组织时，应减量至阈红斑量。浅平而新鲜的创面，可用亚红斑量紫外线照射，每日 1 次。

（3）短波及超短波疗法：用于局部烧伤的治疗，短波、超短波穿透较深，能穿透敷料，可以促进坏死组织分离、脱落，有消炎、镇痛和促进组织再生的作用。采用并置法或对置法，微热量，每日 1～2 次，每次 15 min。若创面并发有蜂窝织炎，则用并置法或对置法，无热量，起到消炎、消肿的作用，每次 10 min，每日 1 次。由于超短波治疗电极大小有限，不适用于大面积烧伤创面的治疗。

（4）蜡疗法：蜡疗具有较强、较持久的温热作用，可减轻疼痛，加速组织的修复生长，松解粘连，软化瘢痕，促进炎症消散，消肿，以及润滑皮肤。蜡疗一般每次治疗 20～30 min，每日或隔日 1 次，20～30 次为 1 个疗程。但此法不适用于肥厚性瘢痕增殖期。应用于创面的石蜡必须严格消毒，不得重复使用。

4. 早期烧伤患者的体位保持　大面积烧伤患者每隔 2 h 换体位一次，以防褥疮和肺部感染，摆放正确的体位对预防关节挛缩很有帮助，必须用绷带、布垫、夹板、矫形器等维持肢体在正确的位置上，各部位正确体位如下。

头：仰卧位时使头颅正中位，避免耳部受压。俯卧位时使头居中，吊带悬吊前额以支持头重，颅、面悬空。侧卧位时则每半小时左右交换一次，以免面肌萎缩。

颈：后伸位，不用枕头，必要时使用夹板，以预防颈屈挛缩。

肩：用枕头或夹板使肩保持外展 90°和外旋位。

肘：一般情况或者肘屈侧烧伤时均使肘保持伸直位，伸侧烧伤时保持屈肘 90°。

腕与手：手背烧伤时，用夹板使腕关节处于掌屈位 20°～30°，掌指关节屈曲 50°～70°，指骨间关节伸直，拇外展。掌侧烧伤时，用夹板使腕指关节背伸 30°～49°，掌指、指骨间关节均保持伸直位，拇指水平外展。全手烧伤时，腕置微背伸位，掌指关节屈曲 80°～90°，使侧副韧带保持在最长位置，指骨间关节屈曲 5°～10°，以免伸肌腱损伤和紧张。平常以夹板固定，活动时取下，出现挛缩时以动力夹板牵引。当皮肤愈合，患者主动运动时去除夹板。

髋：以枕头保持仰卧伸直，防止内外旋。

膝：以夹板或制动器保持伸直位或轻微屈曲（膝下垫一小枕）。

踝：以夹板或足托保持旋中背伸位。

以上体位需持续至下床后的一段时间，出现挛缩时予持续牵引。瘢痕涉及两个关节时，应该两个关节同时牵引。

5. *矫形器治疗*　为了对抗创面的收缩，正确体位的保持常常需要借助于夹板。例如，预防颈前部皮肤烧伤引起的屈曲挛缩畸形，可采用热塑材料制成的颈部成型夹板帮助颈部处于伸展位（图 5－2）。手背部烧伤需要使用图 5－3 所示夹板以防止“鹰爪”畸形。烧伤累及腋窝，上肢应取外展外旋位，可采用“飞机夹板”防止出现肩内收、内旋挛缩畸形（图 5－4）。

夹板可用肥皂水或乙醇进行清洗和消毒以保持清洁和干燥。根据创面的愈合情况，随时调整和修改夹板的外形。

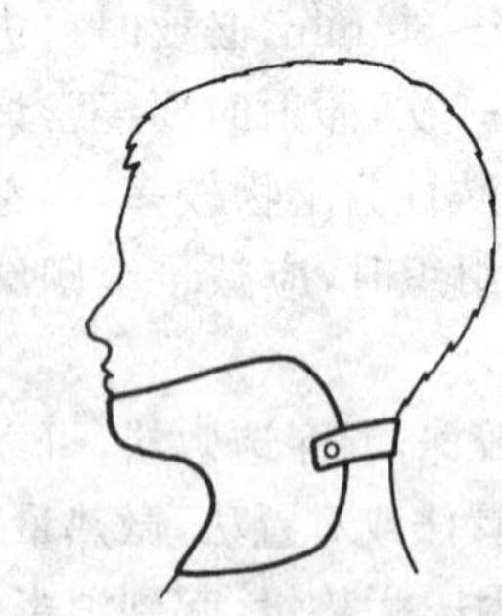

图 5－2　预防颈部屈曲挛缩畸形的夹板

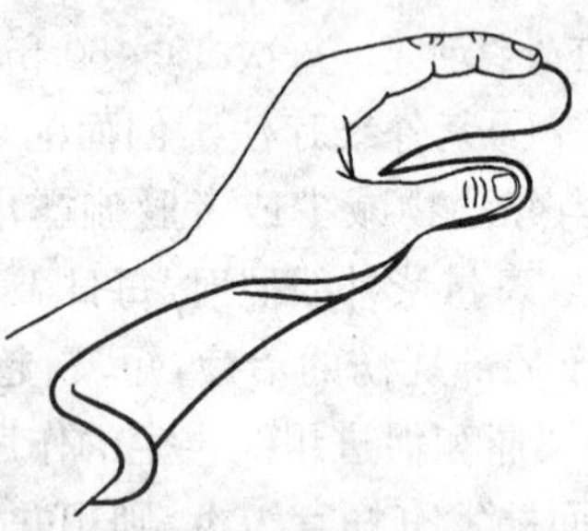

图 5－3　预防“鹰爪”畸形的夹板

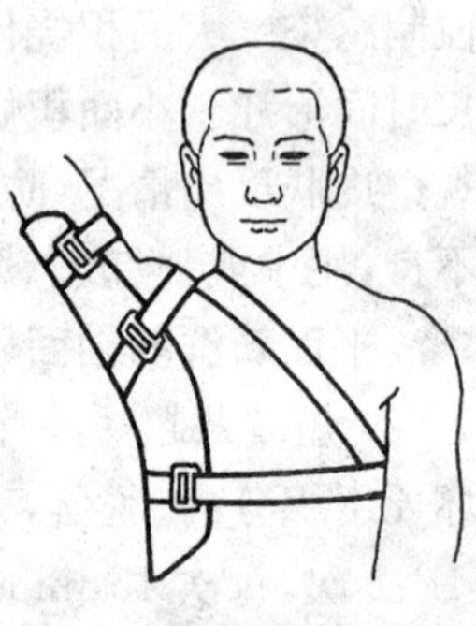

图 5－4　预防肩内收、内旋挛缩畸形夹板

6. *压力治疗*　以弹性织物对伤口愈合部位持续压迫而达到预防和治疗瘢痕增生的方法，称为压力疗法。目的在于软化和消除瘢痕，预防或控制瘢痕增生。常用环型弹力套、弹力绑带直接加压，或用片状弹力材料根据加压部位量体裁剪。作用机制可能为一定压力下瘢痕组织中增生的毛细血管栓塞，数量减少，造成瘢痕组织缺氧，使成纤维细胞合成胶原的速度下降，胶原降解过程加速并接近正常皮肤胶原排列样式。对水肿肢体应用压力治疗，还可以促进体液回流，减轻水肿。对于面部烧伤患者，可在面部用石膏取模后制作透明面罩，用于新移植和新愈合的皮肤上，可预防严重的颜面畸形。

7. 心理疗法　由于突然的不良刺激，使患者产生焦虑，恐惧等不良心理，进行及时的心理治疗，可改善患者的心理状态，树立对康复治疗的信心，充分配合治疗，促进功能恢复。烧伤后由于瘢痕增生，肢体畸形，功能障碍等，患者易产生悲观，厌世等情绪，促进安抚，疏导，行为矫正等治疗，使其达到最佳心理状态，早日返回家庭和社会。安慰开导患者稳定情绪，克服急躁心理，向患者及家人介绍烧伤康复的有关知识，鼓励患者积极配合治疗。

（二）后期

【康复目标】

烧伤后期主要是治疗肥厚性瘢痕和挛缩。肥厚性瘢痕可依赖各种康复手段来预防和减轻其发展，而挛缩的防治需从受伤开始，即予康复医学的全面介入。

【康复治疗】

1. 挛缩　严重烧伤的患者必然长期卧床，身体不能自由活动，同时疼痛、创面未愈等因素也导致患者不敢活动，加上不正确的体位（多表现为肢体的屈曲，内收松弛位）的摆放，久之必然造成关节痉挛。而一度和三度烧伤容易产生肥厚性瘢痕，位于关节附近肥厚性瘢痕收缩，也会造成关节挛缩。

（1）牵引：包括牵伸、滑车训练和起立矫正台、足关节背伸训练及矫形器。

（2）支具（夹板）：目前多使用低温热塑夹板制作，除去固定作用外，尚可置敷料于表面加压包扎。夹板固定于抗痉挛位，每日做主动活动时除去夹板。

（3）被动运动：对已经发生挛缩的患者，越早开始运动疗法效果越好，主动运动和被动运动结合，以被动运动为主。为改善软组织的延伸性，可在运动前进行温热治疗，以改善结缔组织的粘弹性，增加牵伸的效果。

（4）手术治疗：对严重影响关节活动功能而保守治疗无效的挛缩部位，可以选择手术治疗，手术可采用局部松解、皮片移植、皮瓣修复等方法修复重建，手术后配合康复治疗可以提高和巩固手术效果。

2. 肥厚性瘢痕　肥厚性瘢痕是皮肤真皮层损伤后形成的色红、质硬、高出周围皮肤的病理结构肥厚，以结缔组织过度增生、胶原过度沉积为其病理特征。其影响主要是毁容和挛缩。

（1）压力治疗：是目前公认的预防和治疗肥厚性瘢痕最有效的方法。持续施以与毛细血管压力 3.33 kPa(25 mmHg)相等或更大的压力，可以减少局部的血液供给和组织水分，阻碍胶原纤维的合成、毛细血管的增生和肌成纤维的收缩，并能使胶原纤维重新排列。

预防性加压时机原则上是创面愈合后越早开始越好，必须每日维持加压包扎 23 h 以上，每次脱下不超过 30 min，直到瘢痕成熟（变薄，变白，变软）为止。压力治疗的方法主要有弹性包裹、管形加压绷带、紧身服（套）。对于高低不平的部位需使用轻薄而可塑的弹性物，塑成体表形态，支具下的缝隙部位可垫弹性物，或注入可迅速固化的硅酮凝胶，以保持均匀耐久压力。

压力治疗的效果取决于压力的合适与否和患者的合作态度，两者缺一不可。压力治疗效果肯定，但也有不足之处：费用较高，部分患者难以承受；有一定并发症，如手部长期压力治疗可破坏手掌弓形结构，影响手的功能，儿童长期使用可影响其局部生理发育。

（2）支具（夹板）：合适的夹板配合压力治疗对烧伤后瘢痕，特别是手部瘢痕有明显的预防和治疗效果，既能控制瘢痕的发展，又能减少手指畸形的发生。

(3) 硅胶治疗：硅胶治疗能使肥厚性瘢痕在短时间变薄、变软，目前已广泛使用。硅胶治疗宜早期使用，一般采用硅胶膜贴敷的方法，需持续使用，疗程大于 3 个月，直到瘢痕消褪为止。硅胶还可作为皮肤与夹板间的连接，使其固定在充分的伸展位，且有润滑皮肤、防止瘢痕发展的作用。硅胶填充在脸部面具内，可作为压力治疗的衬垫，使凹凸不平的区域也能获得充分的压力。硅胶治疗具有周期短、可作用于人体任何部位、价格相对较低、副作用较少的优点，但其治疗原理尚不清楚。

(4) 手术治疗：手术切除对皮肤造成二次创伤，单纯的手术治疗肥厚性瘢痕复发率较高，只适用于严重影响功能者。大面积的肥厚性瘢痕发生挛缩时，只能行切开或部分切开以松解挛缩。在手术同时于切口边缘注射激素，术后配合压力治疗或放疗，则可减少瘢痕复发。

(5) 放射治疗：浅层 X 射线和 β 射线均能破坏细胞的分裂，减少肥厚性瘢痕的形成，故在瘢痕形成早期有一定的效果。单独的放射治疗效果不肯定，结合手术治疗则效果较肯定。但此法不宜治疗大面积肥厚性瘢痕，否则可能产生全身性副作用及诱发恶性肿瘤。

(6) 药物治疗：糖皮质激素类是目前最常用的药物治疗，临床一般用曲安西龙注射于瘢痕区，每次用量在 20 mg 以内，每周 1 次，4 次为 1 个疗程。

(7) 激光治疗：激光可使组织中的直径＜0.5 mm 的血管闭塞，产生周围组织局灶性坏死，并有直接和间接增加胶原酶的作用，达到治疗肥厚性瘢痕的目的。

（严　振）

第四节　恶性肿瘤的康复

随着现代生活方式的改变和生活环境的变化，以及现代诊疗技术的发展，恶性肿瘤的发生率和发现率均有所提高，恶性肿瘤患者的痊愈率得到提高，存活期延长，但其病死率、致残率仍较高。该类患者常发生心理障碍、躯体功能障碍、疼痛、健康状况减退，迫切需要改善身心功能障碍，增进身体健康，提高生活质量，重返社会。

一、概述

(一) 定义

肿瘤是机体在不同致癌因素长期作用下发生过度增生及分化异常而形成的新生物，其外形通常表现为肿块。一般所说的癌症即指恶性肿瘤而言。

(二) 流行病学

我国恶性肿瘤发病率估计为 100/10 万以上，估计每年新增恶性肿瘤患者 100 万～120 万人，现有恶性肿瘤患者约 300 万人，恶性肿瘤的病死率在城市为 128.03/10 万，在农村为 112.36/10 万。恶性肿瘤在各种疾病病死原因中，在 20 世纪 50 年代为第 9 位，70 年代上升为第 3 位。到 90 年代在城市中占第 1 位，在农村中占第 2 位。由于社会的不良生活习惯和环境污染，估计在今后 20～30 年内恶性肿瘤的发病率和病死率还将继续上升。我国常见的恶性肿瘤有肺癌、胃癌、食管癌、肠癌、肝癌、宫颈癌、乳腺癌、白血病、恶性淋巴瘤、鼻咽癌等十大肿瘤，其中以肺癌、胃癌、食管癌、肝癌、乳腺癌、宫颈癌最为多见，占全部恶性肿瘤的 70%～80%。

(三) 病理生理

恶性肿瘤的病因不明，目前认为有多种可能致癌的因素。但常不是必然的直接致癌因素，外源性的化学性、物理性、生物性因素刺激，内源性的机体内部结构改变和功能的失调，以及遗传因素、社会因素、精神心理因素等，在某种条件下和一定强度下与恶性肿瘤的发生、发展有一定关系。WHO 的一项报告显示，恶性肿瘤患者中“生活方式癌”所占比例高达 80%。

原癌基因(Proto-oncogene)广泛存在于生物界各物种 DNA 内。原癌基因被激活，转化为癌基因，使细胞过度增生，形成肿瘤。恶性肿瘤的组织结构与其来源的组织不同，肿瘤细胞的分化程度与正常细胞不一致；肿瘤多呈浸润性生长或膨胀性生长，中央区常坏死；无包膜形成，破坏周围组织，界线不清楚，不与周围组织粘连；生长迅速，无休止地增殖长大；手术切除后常复发，容易转移；晚期患者常发生远处转移，出现恶病质、衰竭、死亡。

(四) 临床特征

恶性肿瘤对机体的影响严重可引起局部压迫阻塞，常进行性加重，引起溃疡形成、穿孔、瘘、大出血、继发感染。由于恶性肿瘤生长速度快，代谢旺盛，特别是消化道恶性肿瘤影响消化吸收，到晚期出现极度消瘦、无力、贫血、全身衰竭，称恶病质。一些非内分泌性肿瘤产生激素或激素类物质，引起内分泌紊乱。到了晚期，肿瘤侵犯神经，或转移到骨或其他器官引起顽固性疼痛。由于恶性肿瘤呈浸润性生长，难以完全切除，术后容易复发，且肿瘤常常转移到局部淋巴结或向全身播散，难以彻底治愈，最终可导致患者死亡。

临床治疗有手术治疗、放射治疗、化学治疗、生物免疫治疗及自体干细胞移植，而手术治疗、放射治疗、化学治疗等也不可避免产生一些并发症和副作用。如临床化疗过程中常出现免疫功能下降、骨髓抑制、身体衰弱、消化障碍等；手术切除是对直肠癌治疗效果最明确的方法，由于直肠位于狭窄的盆腔，在手术中常涉及到周围组织，易造成对排便、排尿及性功能的影响；放射疗法是鼻咽癌的首选疗法，由于放射剂量大，放疗时间长，可引起持续性口干、张口困难等放射性反应。

此外，恶性肿瘤患者从疑诊时开始，到确诊后、治疗前后都可能发生与其他重症患者、严重残疾者相类似的或更严重的剧烈心理变化和心理反应过程，出现震惊、恐惧、否认、淡漠、抑郁、焦虑、悲伤等情绪。有的患者会出现某种精神综合征，称肿瘤精神综合征。

二、康复评定

恶性肿瘤患者在接受手术、放疗、化疗等综合性专科治疗后，病情稳定，进入康复期。康复期患者恢复的好坏对预后具有重要作用，每阶段康复治疗的前、中、后均应进行康复评定，为制订、修改康复治疗计划和判定康复治疗效果提供依据。

(一) 躯体功能的评定

1. *全身活动功能的评定* 恶性肿瘤患者全身活动功能的评定常采用 Karnofsky 评定量表，本法简便易行，主要根据患者自理生活的程度进行评定(表 5－7)。此外，也可以采用常用的日常生活活动能力 Barthel 指数(BI)与功能独立评定量表(FIM)进行评定。

2. *各系统、器官功能的评定* 恶性肿瘤患者各系统器官功能的评定与一般伤病患者相应的评定方法相同。根据恶性肿瘤与恶性肿瘤治疗副作用的特点，恶性肿瘤患者各系统器官功能的评定，多着重于关节活动度、肌力、步行能力、肢体围径、骨转移、骨折；中枢神经功能、周围神经功能、疼痛；心功能、肺功能；外周血细胞计数；言语功能、吞咽功能等方面。

表 5-7 Karnofsky 活动状况量表

总体功能	表现	计分
能进行正常活动，不需要特殊照顾	正常，无症状，无疾病的表现	100
	能进行正常活动，症状与体征很轻	90
	经努力能正常活动，有些症状和体征	80
不能工作，生活需不同程度的协助	能自我照料，但不能进行正常活动或工作	70
	偶需他人协助，但尚能自理多数的个人需要	60
	需他人较多的帮助，常需医疗护理	50
不能自理生活，需特殊照顾，病情发展加重	致残，需特殊照顾与协助	40
	严重致残，应住院，无死亡危险	30
	病重，需住院，必须积极的支持性治疗	20
	濒临死亡	10
	死亡	0

(二) 癌痛的评定

1. *通用的疼痛评定法*　如目测类比测痛法(VAS)、McGill 疼痛问卷法。其中以目测类比测痛法较为简便，让患者根据自觉的疼痛程度，用笔在一条 10 cm 长的线上画一个点，线的左端为无痛 0 分，线的右端为极痛 100 分，疼痛越重，分数越高。

2. *癌痛的五级评定法*　针对癌痛的评定法有多种，其中以癌痛的五级评定法为最简便易行，根据用药的种类和方法将癌痛分为五级，0 级不需任何镇痛剂，1 级需非麻醉镇痛剂，2～4 级分别需口服、肌内注射、静脉注射麻醉剂。

(三) 心理评定

恶性肿瘤患者心理评定的原则和方法与一般心理评定相同，常用有症状自评量表(SCL-90)、焦虑自评量表(SAS)和抑郁自评量表(SDS)、Rutter 儿童行为问卷、老年抑郁量表(GDS)和社会支持评定量表(SSRS)等。

(四) 营养评定

营养评定可分营养筛选和综合评定两个步骤。营养筛选使用较广泛的粗筛量表是主观整体营养评量表(scored patient- generate subjective global assessment，PG-SGA)，应用于肿瘤患者可以评估营养不良的程度，以及发现可能发生营养不良的高危患者。其他营养筛选的方法还有由 Reilly 设计的营养危险性评分(NRS)。综合评定经过营养不良粗筛，进一步了解病史、体格检查、利用一些客观指标如血浆蛋白水平、机体测量如动态的体重身高变化及机体组成测定等，与主观评定相结合来完成营养评估。

(五) 生活质量评定

生活质量是一个多维的、主观的、动态的概念，包括生理功能、疾病和治疗相关症状、心理功能、社会功能等维度。普适性量表常用的有健康调查简表(SF-36)、世界卫生组织生活质量问卷(WHOQOL-100)等；专用量表主要有美国研制的恶性肿瘤治疗功能评价系统(Functional Assessment of Cancer Therapy，FACT)和欧洲恶性肿瘤研究与治疗组织研制的恶性肿瘤患者生活质量测定量表 QLQ 系列，均有中文版本。

FACT 和 QLQ 系列均由一个测量恶性肿瘤患者生命质量共性部分的共性模块和一些特定恶性肿瘤的子量表(特异模块)构成的量表群。我国学者在借鉴外国各种评定量表的基础上，设计了具有中国文化特色的恶性肿瘤患者通用生命质量量表以及宫颈癌、乳腺癌、肺癌等专用量表。但就总体而言，恶性肿瘤的生命质量评定做得还不够普遍，有待加强。

三、康复治疗

恶性肿瘤患者的康复是在肿瘤患者的整个疾病的过程中预防、维持、恢复、再教育的过程，贯穿于恶性肿瘤患者的诊断、治疗、治疗后、终末期临终关怀的全过程。要把握全面康复、综合措施、早期开始、长期坚持和多专业多部门密切配合的康复原则。

【康复目标】

恶性肿瘤患者康复的目标是改善功能状况、提高生活质量。由于在肿瘤发生发展的不同阶段，不同肿瘤及其不同程度功能障碍的康复目的不同，将肿瘤患者的康复目的分为以下 4 种。

1. 预防性康复　在肿瘤患者治疗前及治疗(手术、放疗、化疗等)过程中进行康复的目的是尽可能减轻恶性肿瘤病症及其可能引起的功能障碍对患者精神上造成的冲击，预防残疾的发生，减轻可能发生的功能障碍及残疾的程度。

2. 恢复性康复　通过治疗，肿瘤得到治愈或控制时进行康复的目的是促进患者恢复健康，使其功能障碍减轻至最低程度，以便能自理生活，参加力所能及的工作，回归社会。

3. 支持性康复　在患者治疗过程中或肿瘤仍存在并有进展时进行康复的目的是减缓肿瘤的发展，改善患者的身体健康和功能，提高其自理生活的能力，预防继发性残疾和并发症的发生，延长生存期。

4. 姑息性康复　晚期肿瘤患者肿瘤继续恶化时进行康复的目的是尽可能改善患者的一般情况，控制疼痛，预防或减轻继发性残疾和并发症的发生和发展，使患者得到精神上的支持和安慰。

【康复治疗】

(一) 躯体康复

恶性肿瘤患者因体力下降可致活动受限。在进行康复治疗时，随着运动负荷增加，可出现不少问题。要通过提高疾病的危险处理水平及日常活动障碍的处理水平，才能使恶性肿瘤患者成为康复治疗的对象。因此，准确预测危险与运动和活动障碍的关系，使之不出现，是康复治疗的原则之一。

1. 功能性康复　恶性肿瘤患者可进行适合自己体力的运动和作业活动，以不产生明显疲劳和症状加重为度，活动时一般要避免涉及肿瘤侵犯的部位和手术切口。能下地活动者可进行日常生活活动及健身跑、步行、上下楼、自行车等较低强度的有氧运动，以增强肌力，保持或改善关节活动度，提高心肺功能与耐力。长期卧床后，在开始恢复运动时，要注意防止直立性低血压，必要时可以用起立床过渡。对于不能下床的患者，至少要在床上进行肢体的活动，并尽可能自理个人生活活动，如吃饭、穿衣、洗漱等。

某器官或局部功能障碍时需进行有针对性的功能训练。如乳癌根治术后术侧肩关节活动受限，需坚持肩关节的活动功能训练；骨肿瘤截肢配备假肢后需进行假肢的活动功能训练；肺癌肺部术后需进行患侧呼吸训练，改善肺功能；喉癌全喉切除术后患者不能发声，需进行食管言语的训练，发声重建术后需进行发声、言语的训练；颌面肿瘤根治术后需进行张口、咀嚼、吞咽、言语的功能性训练。恶性肿瘤患者进行运动疗法时，需特别注意贫血；心肺功能低下者应控制有氧活动的强度，注意监测疲劳水平，防止过劳；血小板计数 $200\times10^9/L\sim500\times10^9/L$ 者宜谨慎运动，低于 $200\times10^9/L$ 者禁忌运动；白细胞计数低于 $2\times10^9/L$ 者只能作轻度活动，并应适当隔离；有骨转移癌或严重骨质疏松者宜极谨慎运动，限制负重或提供适当的辅助用具；发生病理性骨折者禁忌运动。

2. *形体康复* 恶性肿瘤本身和恶性肿瘤手术，尤其是根治性手术往往对组织器官造成严重破坏，形成心理与功能的缺陷，需进行形体康复。如骨肿瘤截肢后常需配用假肢；颌面肿瘤根治术后常需安装假体以改善面容；喉切除术后为掩饰气管造口者的缺陷，患者不宜穿圆领袒胸的衣服，可用低领适当掩盖颈前造口，但不可妨碍造口通气呼吸；肩下垂者可穿有垫肩的衣服；女性患者在乳房切除后可使用外部假体，年轻女患者可考虑进行乳房重建术。

（二）癌痛康复

恶性肿瘤疼痛主要由于肿瘤长大、坏死压迫邻近神经、血管、脏器可引起压迫性疼痛；肿瘤局部浸润或远处转移至骨可引起浸润性疼痛，以晚期癌转移疼痛最多见、最严重。而手术、放疗、化疗损伤了神经等组织也可引起治疗性疼痛。恶性肿瘤引起的疼痛可以是躯体内脏或器官神经病理性的，甚至可以是心理性的。

1. *药物疗法* 这是癌痛最常用的治疗方法。可根据世界卫生组织推荐的癌痛三级阶梯治疗方案进行。按患者疼痛的程度分别以不同的给药途径和合理剂量采用非阿片类镇痛剂、弱阿片类镇痛剂与强阿片类镇痛剂，并适当辅以非甾类消炎镇痛剂、三环类抗抑郁剂、抗组胺剂、抗痉挛剂、肌肉松弛剂以及破坏神经的药物和激素药物。联合用药可增强镇痛效果，减少麻醉性镇痛剂的剂量和等级。药物一般需要持续应用，长效制剂和缓释剂效果较好。药物以口服和皮下注射为主。埋置式微量注射泵可以降低药物用量，取得良好效果。

2. *物理因子疗法* 热敷可以促进血运，使肌肉松弛，减轻疼痛、紧张和焦虑。用布包裹温水袋敷于痛处 30 min 可减轻疼痛，应注意避免烫伤，但放疗区域组织禁忌热敷，肿瘤病变区域不宜用透热治疗或超声波理疗。冷敷可减轻炎症，缓解神经传导速度，使冷的感觉居于支配地位，而减轻疼痛，每次持续时间不超过 15 min，不宜用于外周血管性病变区域或放射治疗损伤区域。与热敷相比，冷敷止痛作用持续的时间较长。还可采用冷冻、经皮神经电刺激、夹板固定等物理疗法减轻疼痛，电极植入椎管内的脊髓电刺激疗法也有较好的控制癌痛的效果。

3. *放射疗法* 放射疗法对恶性肿瘤本身有一定的控制和治疗作用，对癌痛（尤以骨转移的癌痛）有较好、较快的止痛效果。

4. *神经阻断和神经外科疗法* 对药物镇痛效果欠佳的患者可在局部痛点、外周神经、自主神经、硬膜外和蛛网膜下腔、肿瘤组织中注入乙醇或石炭酸进行神经阻断。对顽固性疼痛，可在硬膜外或脑室内放置导管或进行神经松解、神经切断、脊神经根后支切断、脊髓前柱切断等神经外科手术。

5. *心理疗法* 患者的精神紧张和焦虑常使痛阈降低，疼痛加强，因此要做耐心细致的说服工作，使患者认识到这点，并通过患者所喜欢的生活方式分散患者的注意力，减轻或消除烦躁和忧虑。癌痛严重时，可指导患者放松，如采用屈膝屈髋放松腹肌，或采用腹式呼吸，缓慢呼气，并注意训练患者的意志和毅力。晚期癌痛患者往往因疼痛难忍不能控制自己，更应对其关怀体贴备至，给予精神支持，绝不能对其厌烦训斥。放松练习也可以作为减缓疼痛的补充方法。

6. *耐力训练* 中等强度的耐力性锻炼有助于增加体内内啡肽的含量，改善情绪，从而起着缓解疼痛的作用，同时也有利于增加身体活动能力。骨关节和脊柱肿瘤所产生的疼痛往往与局部活动有关，如果能够采用支具进行局部制动，则可有效地止痛，并可进行运动锻炼。

(三) 心理康复

心理康复治疗不仅可以改善不良情绪，缓解疼痛，减轻治疗的副作用，抗疲劳，而且可以延长生存时间，提高生活质量，提高恶性肿瘤患者的免疫功能，提高自我功能，减少治疗费用，改善睡眠，改善认知功能等。

1. *阶段性康复* 心理康复应贯穿于恶性肿瘤治疗的各个阶段。

(1) 确诊前后：对能正确对待恶性肿瘤、接受恶性肿瘤治疗和康复的患者，要加强支持和指导。有不少患者误以为患了恶性肿瘤就等于死亡，往往产生震惊、恐惧、抑郁、悲观等异常情绪，有的患者出现否认、淡漠等异常表现，处于心理障碍的休克期和冲突期，因而延误或不能很好地接受治疗与康复。这时应针对患者的心理障碍进行分析、引导，使其能正确了解有关知识，纠正错误认识，正视自己的疾病，从而进入适应期，积极主动地配合治疗。同时，动员患者家属和单位，配合医务人员，稳定其情绪，并适当解决其在经济、家庭、工作等方面的实际困难和问题，以利患者的心理康复。

(2) 治疗前后：有些患者对恶性肿瘤手术、放疗、化疗的治疗作用、副作用及其康复措施不够了解，常出现疑惑、恐惧等心理障碍。因此在恶性肿瘤治疗前应使患者对恶性肿瘤治疗有充分的了解，达到心理状况稳定、适应，能主动配合治疗，学习和掌握康复治疗技术。对残疾严重、毁形毁容者，适时配用假体，进行整形整容手术，不但会有利于心理康复，也有利于功能康复。

(3) 终末期：能正确对待恶性肿瘤与死亡的患者在进入恶性肿瘤晚期后仍能坚持与疾病作斗争，并尽力利用自己的余生为病前未能完成的任务作最后的努力拼搏。对这些患者应予最大的帮助和支持，使其在可能的情况下完成最后的心愿。有些晚期恶性肿瘤患者因可能即将结束生命而表现出个性的改变、极大的悲观与绝望，对这些患者应安排安静舒适的环境，细致周到的护理，给予充分的精神支持和关怀，对有些患者不必将真实病情全部告诉他自己，以尽量减轻其悲观情绪，使之平静渡过终末期。

2. *康复方法* 心理疗法既可个别实施，也可集体实施。个别治疗的优点是可洞察到患者深层的心理内容，并随时依患者心理行为反应的变化，灵活地采用各种心理行为干预手段，以达到较好的干预效果。集体疗法的优点是可通过集体内的相互助长，帮助患者树立战胜疾病的信心，迅速掌握行为治疗技术，并能在同病相怜的病友集体中充分表达、发泄内心痛苦等。

(1) 行为训练：行为干预能减轻与侵袭性治疗有关的焦虑和紧张，有效控制化疗恶性肿瘤患者预期的恶心、呕吐，减轻恶性肿瘤患者的疼痛，特别是催眠之类的方法，如松弛、暗示、想像等。渐进性松弛训练(progressive relaxation training)是用于癌症康复较多的一种行为疗法，它是一种使肌肉逐渐放松的自我训练技术，要求受试者首先学会体验肌肉紧张和肌肉松弛之间个人感觉上的差别，从而使自己主动掌握松弛过程，然后进一步加深松弛训练，直至能自如地放松全身肌肉，形成全身心的放松。松弛训练不仅能显著改善抑郁、焦虑、敌意、紧张、疲劳等情绪状态，而且还能有效治疗恶心、呕吐、疼痛等副作用。与其疗效相关的因素有治疗者与患者接触的总时间(干预强度)、干预的形式(单独或合并药物治疗)等。

(2) 音乐治疗：音乐能影响大脑半球，并使垂体分泌具有止痛作用的内啡呔，使儿茶酚胺水平降低，从而导致血压和心率下降。音乐疗法实施时间为 25～90 min 不等，配合其他治疗措施则效果更好。音乐疗法包括聆听法、主动法等,较常用的是聆听法。

(3) 认知疗法:患者和家人对恶性肿瘤的看法通常具有情绪的和行为的后果,影响对诊断和治疗的应对能力。认知疗法是以问题解决为出发点的、简短的心理干预,它可帮助患者及其家人以一种客观的、适应性的方式看待恶性肿瘤。

(4) 艺术治疗:它是集躯体、情绪、精神护理于一体,使患者通过美术室和画室探究其对恶性肿瘤经历的个人情感,并用视觉化的途径表达他们的恶性肿瘤体验的一种治疗性艺术。主要的途径是画画,有协助者参与。协助者是一个受过训练的艺术治疗者,作用是帮助解释参与者的画,从而揭示其中的意义。艺术疗法能加强患者的积极感情、减轻痛苦、澄清存在的精神问题,而其中的非言语途径对面临情感冲突或生死选择的患者尤为有利,因为它可以帮助患者面对和接受死亡,这对过有意义的生活是必要的。

(四) 物理因子疗法

近年高频电、激光、超声波、冷冻、直流电、磁等多种物理因子被应用于恶性肿瘤的治疗,有体外治疗、腔内治疗或组织间治疗,多数与放疗、化疗、手术相结合,也有不少一次性单独治疗,还探索了全身性治疗,取得了较好的效果。如利用 915 MHz 的分米波治疗鼻咽癌,超声波配合放疗治疗皮肤恶性肿瘤,高能聚焦超声热疗治疗胰腺癌。对癌性疼痛,也试行了高频电高热、冷疗、经皮电神经刺激等物理因子配合放疗与药物止痛。

放疗、化疗后出现骨髓抑制时,除进行药物治疗与加强营养外,可进行穴位的毫米波治疗,有促进白细胞计数回升的作用。乳癌术后淋巴水肿可进行加压法,静力加压法主要是梯度压力的服装和绷带或缠裹,动力加压法主要方式是气动的泵装置和向心性按摩。

(五) 营养疗法

膳食结构和饮食习惯的不合理与某些恶性肿瘤的发生也有密切关系,营养成分的缺乏和过多也是肿瘤发病因素之一。肿瘤恶病质可导致患者内脏和躯体蛋白质消耗,损害机体组织结构和器官功能,减弱机体免疫力,增加宿主易感性,直接影响手术和放疗与化疗的效果。因此,合理的营养成分和膳食结构、良好的饮食习惯、有效的营养支持、药物或非药物治疗以及适当的有氧运动有助于肿瘤恶病质、放化疗患者改善其营养状况,提高生活质量和对放化疗的耐受性。

一般恶性肿瘤患者热量需求为 104.6～146.4 kJ/(kg · d),蛋白质为 1～2 g/(kg · d),营养配餐应根据患者的所需和嗜好,做到个体化。增加食物中热量和蛋白质的比重。尽量使患者在不过多增加进食量的同时,摄食更多的营养素。由于肿瘤患者的异常代谢和治疗活动导致热量额外消耗,补充热量和氮量应高于正常,需要热氮比也可高于正常状态。实际能量消耗应参照活动量、年龄、体温、应激情况校正。非蛋白热量中脂肪乳剂来源热量应占 50% 左右,这有利于补充必须脂肪酸,降低营养液的渗透压。肿瘤患者中能经口吸收者,除蛋白质摄入量较多外,脂肪、矿物质、维生素、微量元素摄入减少,糖类尤其不足,要补充静脉液体和多种维生素,化疗期间患者的微量元素可参照禁食患者的生理量和额外丧失补充、调整,一般每日补给量为微量元素 1 支,水溶性维生素 2 支。通过补充中性氨基酸与色氨酸,能显著改善癌性厌食。必要时给予全肠外营养(total parenteral nutrition,TPN)。

(六) 康复教育

对恶性肿瘤患者实施健康教育极其重要。大量事实证明,许多恶性肿瘤患者之所以很快死亡,并非恶性肿瘤本身,而是因缺乏癌病康复知识所导致的意志薄弱或精神崩溃。因此,通过对患者心理的、生理的、社会的以及与恶性肿瘤康复密切相关的知识教育，使其改变“恶性肿瘤性格”和不利于恶性肿瘤康复的各种行为心理，树立战胜恶性肿瘤的信心，了解恶性肿瘤治疗的具体方法和措施，变被动为主动治疗，积极参与康复教育和康复锻炼。康复期是患者重建健康生活方式的最佳时期，通过健康教育，使患者建立健康生活方式，对于恶性肿瘤患者的预后十分有利。

而广泛宣传有关肿瘤防治和康复的知识，也可使家属和患者身边的人都能正确认识肿瘤，正确对待肿瘤患者，从各方面关心他们，使他们得到早日康复。

（七）中医疗法

在中医学中对肿瘤的康复疗法可以弥补手术治疗、放射治疗、化学治疗的不足，既能巩固放疗、化疗的效果，又能消除放化疗的毒副作用，在恶性肿瘤患者的康复中起着非常重要的治疗作用。

1. *中药疗法* 肿瘤患者手术后、放化疗后主要以虚证为主，临床常见的证型有气血两虚、气阴两虚、肝胃不和。气血两虚者，宜补气养血，健脾和胃，方用八珍汤加减。气阴两虚者，宜益气养阴，健脾开胃，方用益胃汤加减。肝胃不和者，宜疏肝理气，和胃降逆，方用柴胡疏肝散加减。

2. *针灸疗法* 取穴关元、气海、足三里，以灸法为主，每次 10～20 min，隔日 1 次。

3. *传统体育疗法* 气功可练习静功，太极拳可练简单式。根据自身情况如乳腺癌术后加强上肢活动、肺癌术后加强胸部活动等，选用简单易学的动作进行锻炼，讲究松静柔和，防止动作僵硬、紧张、拘束。

（何宗宝）

第五节 疼痛的康复

随着社会经济的发展，人们对健康要求的提高，疼痛日益引起人们的注意，消除疼痛已成为医学上一个丞待解决的问题。目前疼痛已列为康复医学的主要病种之一，在美国、加拿大、澳大利亚、日本等发达国家及部分发展中国家的医院、康复中心和社区，广泛建立了疼痛门诊，在解决患者痛苦方面卓有成效，大大提高了复工率，减轻了社会的负担。我国近年来也逐渐兴起了疼痛医学和疼痛门诊，出现了以现代康复治疗技术配合药物、调整感觉输入、心理疗法等综合疗法来解除疼痛的发展趋势。

一、概述

（一）定义

疼痛是指与现存或潜在的组织损伤有关或可用损伤来描述的一种不愉快的感觉和情绪体验（IASP，1986 年）。本节主要介绍慢性疼痛的康复治疗。

（二）流行病学

疼痛是人群中比较常见的问题，是人们就医最常见的原因之一。由于没有统一的关于疼痛的定义及确定疼痛病例较困难，因此对疼痛的流行病学了解很有限。疼痛在普通人群中的发生率为 20%～45%，其中英国为 11%，加拿大为 11%，新西兰为 14%～24%，瑞典为 40%，美国为

2%～45%。Elliott 等随机调查了 5 036 人，疼痛的发生率为 46.5%。

(三) 病理生理

1. *痛感受器* 游离神经末梢是主要的痛感受器，广泛分布于皮肤、角膜、血管壁。痛觉由 Aδ(有髓鞘)和 C(无髓鞘)纤维传导。牙髓、肌腱、关节、骨膜及内脏中有 Aδ 纤维的游离神经末梢，称为高阈机械痛感受器(high threshold mechanociceptor)，Aδ 纤维传导速度快，兴奋阈较低，主要传导快痛。C 纤维的游离神经末梢，可被各种高强度的机械、化学、温热刺激兴奋，称为多型伤害性感受器(polymodal nociceptor)，C 纤维传导速度慢，兴奋阈较高，主要传导慢痛。疼痛感受器受邻近其他感受器状态的影响，受脑的下行性控制，其敏感性还受到局部血液供应和组织内理化变化的影响。

2. *疼痛传导通路*

(1) 新脊髓丘脑束：传导快痛的 Aδ 纤维由脊神经后根进入脊髓后角顶端的胶状质区(后角第Ⅰ板层)换元，其中一部分经前联合交叉至对侧，经脊髓丘脑侧束上行直达丘脑后腹核，然后经内囊投射到大脑皮质中央后回的第一感觉区，引起有定位特征的痛觉，这种长的直达纤维只在高等动物和人类的脊髓丘脑束中存在。

(2) 旧脊髓丘脑束：在新脊髓丘脑束内侧还有一些纤维经直接通路或网状结构的多突触通路上行，到达丘脑的髓板内核群，投射到大脑的边缘叶和第二感觉区，引起伴随痛觉的强烈情绪反应。这类纤维除人类外也见于低等动物，在种系上发生较早。

(3) 旁中央上行系统：来自 C 纤维的冲动进入脊髓第Ⅴ板层后，在脊髓灰质周围的固有束上行，经多次换元后到达网状结构和丘脑，这些短纤维多突触的通道与慢痛和情绪反应有关。

(4) 背索多突触系统：粗纤维、脊髓、内侧丘系系统中有少量突触后纤维仅对伤害性刺激反应，终止于背柱核更靠近吻端部位，在痛知觉和痛行为中有一定作用。

(5) 内脏痛的传导通路：内脏痛由交感神经中的 C 类纤维由后根进入脊髓，此后与躯体痛觉的走行相同，但食管、气管、直肠、外阴部痛觉纤维与副交感神经一起走行。来自盆腔器官的疼痛冲动经盆神经传入中枢，脊髓内脏二级纤维上行到皮质的径路较分散，经脊髓丘脑侧束深部上行，再经网状结构多次中继经下丘脑投射到嗅皮质或额叶、脑岛等部皮质。

3. *疼痛调控* 由新脊髓丘脑束构成的传导快痛的特异传导通路与由旧脊髓丘脑束构成的传导慢痛的非特异传导通路间在功能和作用上是相辅相成的。

(四) 临床特征

慢性疼痛多以弥散性剧痛为主诉，长期存在、反复发作的一种疾病。慢性疼痛常伴随抑郁，并对药物具有多重成瘾性，且诊断复杂，通常很难达到治愈。同时还伴有工作能力和适应能力下降。

二、康复评定

(一) 口述描绘评级法

口述描述评分法是将疼痛的程度分为无痛、轻微痛、中度痛、重度痛和极度疼痛，患者根据这几种疼痛程度来描述自己疼痛的程度。

(二) 视觉模拟评分法

最为简便，以视觉模拟评分(Visual Analogue Scale VAS)为代表。

(三) 调查表法(问卷法)

有通用和专用两种。莫克吉尔疼痛问卷(McGill Pain Question—naire，MPQ)、威斯康辛疼痛简明问卷(wisconsin Pain Index，wPI)等为通用问卷；专为某一种疼痛设计的问卷为专用问卷，如背痛功能障碍问卷、膝关节痛问卷等。

(四) 疼痛行为的评测

1. *评分法*　上述方法以评测痛体验为主，主观色彩较浓。对于痛行为的评定则比较客观，也可以用评分法评定。如 Richard 等使用疼痛行为评分法(UAB)，将口述诉痛、非言语的发声诉痛、躺卧时间、愁眉苦脸、站立姿势、活动度、体态语言、器械的使用、静态时的活动和药物的应用等 10 个疼痛行为的严重程度和频率进行三级评分，比较可靠。

2. *行为阶梯量表*　患者对疼痛的反应常表现在日常生活中的行为方式。因此，人们设计了许多行为阶梯量表，有助于对疼痛的定量及其治疗。法国的 Bourhi 和 Spitalier 提出的阶梯表在癌性痛和慢性疼痛的评测中具有较大的实用性。

三、康复治疗

【康复目标】

缩短病程，使疼痛在短时间内缓解，减轻患者的痛苦，降低对药物的耐受性与成瘾性，提高患者日常生活活动能力和生存质量，限制和减少残疾的发生，减轻家庭和社会的负担。

【康复治疗】

(一) 运动疗法

运动疗法和手法治疗的基础是生物力学，生物力学的基本观点之一是：一些骨骼肌疾患的慢性疼痛的发生主要是由于长期维持某一不良姿势或反复进行某一动作造成局部慢性劳损，致使骨骼肌的力量关系不平衡所引起。运动疗法中所用的体操及手法主要是纠正骨骼肌力量的紊乱关系以止痛。

(1) 医疗体操：如颈椎病多发于办公室工作人员，由于长期低头工作，颈椎长期前屈，造成生理屈度变直，颈椎前端因长期承受过大压力造成劳损，而后方压力相对较小，椎间盘在这样情况下易于向后方位移、脱出，压迫硬脊膜、肩袖，以至于压迫颈神经根造成疼痛，采用麦肯基(mckenzie)自我复位法可使上、下颈椎间力学关系逐步恢复，促使椎间盘自动回位。如能注意颈后部保温，调整好枕头高度和摆法，配合物理治疗、生物反馈及药物治疗，可取得很好疗效。

(2) 关节松动术：对颈、肩、腰、腿痛的手法治疗主要是关节松动术，即在痛重时采用手法促进肌肉、骨骼、关节正常生物力学关系的恢复，待有一定恢复后再教给患者专门的医疗体操，采用特定的体位、姿势进行主动训练以达到镇痛的目的。康复治疗的特点是强调主动参与，在慢性疼痛的治疗中，一般也认为主动疗法的效果优于被动疗法。

(3) 治疗性锻炼：在骨骼、肌肉系统的急性损伤中，由于对疼痛的保护性反射，肌肉可能缩短，常规采用固定、配合压迫和冷冻疗法。疼痛逐渐好转后，运动的灵活性可逐渐恢复。如果不能达到运动的正常范围，肌肉可能变成慢性缩短而导致疼痛。治疗性锻炼的基本目标是帮助患者控制疼痛，可以通过恢复正常的肌肉色调、肌肉长度、肌力和最佳的关节活动度来控制疼痛。在正规的治疗结束后，应继续进行家庭治疗计划。

在疼痛的慢性治疗阶段，最佳的治疗方法是在理疗（冷敷、热敷）基础上的综合逐步拉伸运动和按摩。应该教育患者学习正确的机体力学，执行正规治疗的治疗性锻炼处方。治疗性锻炼由被动运动、辅助主动运动、主动运动、拉伸和放松训练组成，要达到预期的效果，可以单独使用一种方式或综合使用。治疗性拉伸锻炼在治疗慢性下腰痛时非常有效。

（二）物理因子疗法

1. *经皮神经电刺激方法*（transeutaneous electric nerlve stimulation，TENS）　以特定的低频脉冲电作用于皮肤，刺激感觉神经而达到镇痛，是 Melzack 等大力提倡的治疗疼痛的有效方法。刺激电极可放于疼痛部位或邻近部位，或神经干、神经丛的投影区，刺激参数为波宽 100～500 μs，频率 2～160 Hz，波形常用单向或双向不对称方波，多用连续脉冲。

目前认为，不同频率可引起体内不同肽类物质的释放。高频刺激（100 Hz 左右）使脑脊液中强啡肽释放增加，低频刺激（2 Hz 左右）使脑脊液中脑啡肽释放增加，15 Hz 刺激可使体内两种以上阿片肽都有轻度升高。刺激还可兴奋粗纤维传入，使闸门关闭而起到镇痛作用。TENS 的频率、波宽及电压均可调，可通过不同的刺激参数使体内粗纤维兴奋，并释放内源性阿片类物质，避免耐受现象，而取得较强且作用时间较长的镇痛效果。TENS 还具有扩张血管、促进血液循环的作用，并可加速局部致痛物质的排除。

（1）常用类型

1）通用型 TENS：频率为 50～100 Hz，波宽 40～75 μs，电流强度 10～30 mA，镇痛作用发生快，后作用较短，很舒适，既使痛区获得有效镇痛效果，又不引起局部肌肉明显收缩。

2）针刺型 TENS：频率 1～4 Hz，波宽 150～250 μs，电流 30～80 mA，缓解疼痛的后作用长，且引起相应脊髓段的肌肉收缩，治疗部位为双侧“合谷”和脊柱背侧，有较好的镇痛及按摩作用。

（2）用法：将表面电极用导电胶黏合在触发点、有关穴位、运动点或病灶相应神经节段上，用不干胶固定，每次治疗 30 min 至 1 h，每日 1～2 次，每周 3～6 次。对术后痛，在术后 3 日内可每次治疗 2 h，休息 2 h，反复进行；治疗骨折后骨不连接时电极在病灶外对置或交叉，有石膏时则应置于石膏的远近端，每日 3～4 次，每次 30～60 min，连续治数月。对风湿性关节炎多采用 70～100 Hz 的刺激频率，平均痛缓解可持续 18 h。对神经源性疼痛采用 2～15 Hz 或低、高频率交替使用，可取得较满意疗效。

2. *其他电刺激疗法*

（1）刺激脊髓白质后索：在后索埋藏刺激电极，患者自己控制刺激器，主要治疗灼痛。

（2）刺激与镇痛相关的脑区：将刺激电极埋藏在中脑导水管周围灰质、丘脑腹后外侧核、尾状核等有关区域，患者自己控制刺激器，可以缓解晚期癌痛。

3. *热敷*　在疾病过程的亚急性和慢性阶段，采取热疗法是最好的。热产生的生理反应可以增加胶原物质的延展，增加血流和代谢率，减少关节僵硬、肌痉挛和疼痛。热疗法可以直接降低肌梭的敏感性，皮肤的表浅热疗可以间接减少肌梭的兴奋性，热的直接和间接作用可以提高痛阈，延展性牵拉中使用的深部热疗对于治疗骨骼肌挛缩也有好处。浅表热疗还对慢性炎性疾病造成的关节僵直（尤其是影响肢体的僵直），有减轻疼痛、增加运动范围、提高功能的作用。热疗对亚急性和慢性黏液囊炎、腱鞘炎和肱骨上髁炎也可以减轻疼痛。

（三）药物疗法

在慢性疼痛的临床处理中可遇到两种患者。一种是由于慢性疾病造成的重复发生疼痛的患者，如风湿性关节炎、癌症和烧伤。基本治疗通常是直接指向疼痛原因，当对疾病的治疗成功时，疼痛一般也趋于缓解。另一种是没有器质性病变的慢性疼痛，其治疗药物可分为：非类固醇消炎药、麻醉止痛药和辅助药物三类。

非类固醇消炎药包括阿司匹林（治疗慢性疼痛很好）、对乙酰氨基酚等，对皮肤、肌肉、关节和骨骼的疼痛疗效较好，是最好的间歇性使用药物。

在对没有器质性病变的慢性疼痛的治疗中，应避免使用麻醉类药物，长期使用麻醉类药物常常产生行为并发症，而后者比最初的疼痛问题更难处理。

阿片类药物如吗啡对慢性持续性疼痛和反复性疼痛有明显镇痛作用。要注意开始使用时在安全剂量范围内用足量，使其作用及早、有效地发挥，这样既可取得较好的镇痛效果又可防止成瘾。其中盐酸吗啡为阿片受体激动剂，有强大的镇痛作用，对治疗持续性钝痛比间断性锐痛及内脏绞痛的效果更好。止痛维持时间4～6 h。口服一次5～15 mg，一日15～60 mg；极量一次30 mg，一日100 mg。一般疼痛使用药物的原则是先用非阿片类药物（非类固醇消炎药），疗效不佳再采用阿片类药。

在对所有疼痛的治疗中，口服药物是最好的。对于止痛药物，全天控制用量情况下的随时使用要比仅按常规应用要好得多，后者会导致药物依赖、成瘾和焦虑。在慢性疼痛的处理中，通常首选作用期长的药物，应按每个患者具体情况决定药的剂量。

在慢性疼痛综合征的治疗中多使用三环类抗抑郁药，如阿密替林、多塞平和丙咪嗪。三环类化合物能够阻止中枢神经系统内神经递质的重吸收，经由背外侧通道抑制疼痛。此外，阿密替林也是一种有力的镇静药，可用于慢性疼痛患者催眠。

在处理影响中枢神经系统的疼痛综合征时也使用抗癫痫药，如苯妥英钠和卡马西平应用于三叉神经痛、术后神经痛、灼痛和幻痛综合征，其可能有稳定易兴奋的细胞膜，从而减少和去除传入二级神经元活动的作用。其他抗癫痫药有丙戊酸钠等，可增强突触前后系统γ氨基丁酸诱导抑制的作用，对于治疗神经痛有效。

此外，还可选择解热镇痛药、抗精神病药、抗组胺药和激素。

总之，对于慢性疼痛综合征应有恰当的诊断和治疗，治疗比不治疗或安慰剂治疗有效。

（四）外科疗法

可采用化学药品永久性地阻断或破坏周围神经、脊神经根、交感神经系统，有多种手术方法如神经切断术、神经根切断术、交感链切除术及皮质毁损术等。但总的来讲术后疼痛有短期缓解，随后会出现新的顽固性疼痛。因此，现在总的趋势是不主张使用手术，而倾向于在不同部位给予电刺激以镇痛。

（五）心理疗法

1. 生物反馈疗法和放松疗法　其核心都是分散注意力、松弛肌肉，使心情逐渐放松，并降低中枢神经系统的敏感状态，解除大脑对疼痛的注意及焦虑。

(1) 生物反馈疗法：由仪器显示一定视觉或听觉的指标，指导患者放松，使特定肌肉的肌电图或皮肤温度逐步接近限定的目标，以转移注意力、降低感觉传入和觉醒水平、减少对疼痛的感受。

(2) 放松疗法：主要是配合舒缓的音乐和录制好的指导语，指导患者依照一定次序逐块地放松肌肉，排除杂念，产生宁静的主观体验。也可分散对疼痛部位的注意，提高控制疼痛的信念。

对于紧张引起的头痛、背痛有一定疗效。

2. *操作性条件技术* 其认为疼痛是受别人强化或鼓励痛行为造成的，因此治疗“痛行为”的方法是停止鼓励，忽略患者对疼痛的诉说等行为，以微笑、赞扬和物质奖励来鼓励患者增加一切体力活动，将药物用量减到最低限度，以减轻痛行为和药物成瘾，改善患者的功能障碍和残疾。同时，教给患者放松训练方法，让其多想愉快的事情，用大声数数来分散对疼痛的注意力，并进行支持性心理治疗。

3. *认知技术和催眠术* 为了改变与疼痛经历相联系的认知结构和认知过程（自主思维、想像、内心对话），要进行认知行为的修正，以帮助患者学会解决问题的认识力，其技术包括对想像力疏忽的认知策略、疼痛的虚构改变、集中注意力和分裂行为中的躯体化，缓解紧张的放松方法有深部肌肉放松、深呼吸、沉思、瑜珈术和主动训练。也可教患者进行自我催眠，催眠可产生无副作用的放松，正常功能无减少。催眠术能够暗示痛觉丧失或麻醉，用另一种感觉替代疼痛，将疼痛的感觉转移到很少或几乎不受累的区域，改变疼痛的意义，增加疼痛的忍耐力，可以从部分患者的意识中将躯体的感觉分离出来。

对于以上心理疗法，也应采用多元化的综合治疗，而不是单一疗法。

（六）感觉性控制

自 R . Melzaek 和 P. D. waⅡ发表闸门学说以来，对疼痛的研究和治疗产生了极大影响。闸门学说强调兴奋性和抑制性影响的动态平衡，包括脊髓和脑水平的相互作用，是治疗疼痛的新概念性措施的基础，并由此提出新的治疗方式——调节感觉输入。主要的方法是局部神经阻滞，如采取喷雾、局部注射、硬膜外注射局麻药以在一段时间内消除疼痛。

我国已有埋藏导管后连续应用短效药物治疗术后及伤后剧痛、应用吗啡泵（PCA）治疗晚期癌痛的报道，均已取得显著疗效，但因为其往往阻断某区域内所有的神经传导，可引起该神经分布区域的完全麻木和运动麻痹，故应用受到一定的限制。尽管如此，由于局麻药消除疼痛达 1 h 或 1 h 以上，人们还是努力研究延长局麻药的作用方式。为避免这类药的毒性作用和损伤神经的作用，现常采用埋藏导管连续应用短效局麻药的方法，可连续几天甚至几十天取得镇痛的效果。若一旦发现并发症，须立即终止。

当患者需要参与物理治疗（尤其是腰部及以下部位的疼痛）来活动肌肉和关节时，参与前进行局部神经阻滞是必要的。如肩部不适、肩僵或其他病理性肩痛患者，可进行肩胛上神经阻滞。

（七）中医疗法

1. *针灸疗法* 针灸可减轻或缓解疼痛。针刺可以激活神经元的活动，从而释放 5 -羟色胺、内源性鸦片样物质、乙酰胆碱等神经递质，加强镇痛作用。若在触痛点进行针刺，对治疗肌肉疼痛有效。针灸治疗可以用体针、耳针，也可以用电针。

2. *推拿疗法* 推拿治疗有助于最大限度地牵伸肌肉，改善异常收缩，减轻活动时的疼痛。推拿和按摩可以帮助放松紧张的肌肉和减轻触痛点的疼痛。

目前国际上公认的慢性疼痛的治疗趋势是采用综合疗法，即在明确诊断后，一般是将药物、调节感觉输入、运动疗法和心理疗法结合起来同步进行，利用其协同作用，争取在最短的时间内使疼痛缓解。要避免轮番地试用各种疗法，致使患者对每一疗法依次出现抗药性、耐受性而迁延不愈，使疼痛加剧，残疾加重，患者对治疗的信心丧失。应采用综合疗法进行“总攻”，以发挥多种疗法的协同作用，防止耐受与成瘾，其整体性的作用远远大于各疗法的简单相加，对于缩短病程，减轻患者的痛苦，限制和减少残疾的发生，减轻家庭和社会的负担，具有重要意义。

（冯晓东）

第六章
临床康复中常见问题的处理

导学

本章重点介绍临床康复中常见问题的处理，这些常见问题主要包括痉挛、挛缩、神经源性膀胱、神经源性大肠、褥疮、言语功能障碍、吞咽功能障碍、失认症、性功能障碍。通过学习，要求掌握痉挛、挛缩、神经源性膀胱、褥疮、言语功能障碍、吞咽功能障碍产生的原因、预防及治疗方法；熟悉神经源性大肠、失认症的康复治疗；了解性功能障碍康复治疗。

第一节 痉 挛

一、概述

(一) 定义

痉挛(spasticity)是上运动神经元损伤后，由于脊髓和脑干反射亢进而出现的肌张力异常增高的综合征。

脑或脊髓损伤后，由于上运动神经元损伤引起中枢神经系统调节运动的能力下降，牵张反射兴奋性增强，结果导致骨骼肌张力升高，其特点是肌张力随牵张速度的增加而升高，常见于脑卒中、脊髓损伤、脊髓病、脑瘫、多发性硬化和脊髓侧索硬化症等多种中枢神经系统疾病中。

(二) 病理生理

传统理论认为肌痉挛是在上运动神经元损害后，肌梭 Ia 类纤维敏感度和支配肌梭的 γ 运动纤维活力增加所导致的牵张反射亢进所引起的，这与 α 运动神经元的兴奋性增高和各种抑制的减弱有关。各种抑制是指对拮抗肌运动神经元交替性的 Ia 类纤维抑制、Ia 类纤维终板的突触前抑制和非交替性的 Ib 类纤维抑制而言，肌痉挛是三重抑制减弱的结果。对拮抗肌运动神经元交替性的 Ia 类纤维抑制是受兴奋性下行通路的控制，上运动神经元损害可导致这种抑制减弱；屈肌反射传入纤维和中间神经元或屈、伸肌运动神经元之间存在少突触或多突触的联系，通过中间神经元可以整合伤害性刺激反射，这种中间神经元整合突触前的抑制受下行通路的控制，而上运动神经元的损害亦导致该抑制的减弱；在有痉挛性肌张力异常或腱反射过分活跃的痉挛性瘫痪的患者中，可见非交替性的 Ib 类纤维抑制的减弱，而脊髓神经元过度兴奋又可导致非交替反射的过分活跃。此外，由于下行抑制的减弱，使 α 运动神经元冲动发放过分活跃，影响了正常的下运动神经元兴奋-抑制水平，导致肌痉挛。

二、痉挛的预防及治疗

痉挛的表现在不同患者之间差异很大，制订治疗方案时必须因人而异，应针对每个特定患者来判断问题的特殊所在，以患者功能状态决定是否治疗和如何积极实施治疗。

痉挛可以影响患者日常生活活动和康复训练，严重痉挛是患者功能恢复的主要障碍，应给予积极有效的综合治疗。

（一）痉挛的预防

主要是减少产生痉挛的外界刺激。

1. *抗痉挛模式* 脑外伤、脑卒中、脊髓损伤等患者从急性期开始即应采取良姿体位，对于严重脑外伤、去皮质强直者采取俯卧位，去脑强直者宜取半坐卧位，使异常增高的肌力得到抑制。早期进行斜板站立和负重练习，避免不当刺激。

2. *消除加重痉挛的危险因素* 褥疮、便秘或泌尿道感染等各种原因引起的疼痛（如并发骨折、足嵌甲、关节疼痛），都可使痉挛加重。

3. *慎用某些抗抑郁药* 用于抗抑郁的某些药物可对痉挛产生不良影响，甚至加重痉挛，应慎用或不用。

（二）痉挛的治疗

1. *运动疗法* 保持软组织的伸展性和适当的训练，控制不必要的肌肉活动和避免不适当用力，将会有效控制痉挛的发展。常用方法包括：

（1）持续被动牵伸：关节活动应缓慢、稳定而达全范围。每日持续数小时的静力牵伸，可使亢进的反射降低。站立对髋关节屈肌、膝关节屈肌和踝关节屈肌是另一形式的静态牵伸，它可使早期的挛缩逆转和降低牵张反射的兴奋性。除良姿体位外（尽量不使用加重痉挛的仰卧位），应用充气夹板，使痉挛肢体得到持续缓慢的牵伸而暂时缓解。此外，还可利用上、下肢夹板和矫形器做持续的静态肌肉牵伸，保持软组织长度，伸展痉挛的肌肉及维持功能位。踝足矫形器可用于控制踝关节的痉挛性马蹄足畸形。

（2）放松疗法：对于全身性痉挛，放松是一种有效治疗手段。例如，脑卒中或脑瘫患者，让其仰卧并屈髋屈膝，治疗师固定其膝、踝关节并左右摇摆，或在不同体位下使用巴氏球，或多体位下被动旋转躯干等。

（3）抑制异常反射性模式：使用控制关键点等神经发育技术抑制异常反射性模式。通过日常活动训练使患者获得再适应和再学习的机会，如要求偏瘫患者使用双上肢促进身体从坐位站起，反复进行坐站训练，使患者学习掌握肌肉活动的时机。由于坐位升高减少了使用伸肌的力量，使其容易站起，并有助于抑制下肢屈曲异常模式，从而抑制了痉挛。此外，鼓励非卧床患者参加某种形式的功能活动如散步、游泳、踏车练习等，以减少肌肉僵直，治疗痉挛。

（4）物理因子疗法：许多物理因子均可使肌张力得到不同程度的暂时降低，从而缓解痉挛。

1）冷疗法：如冰敷、冰水浸泡，将屈曲痉挛的手放在冰水中浸泡 5～10 s 后取出，反复多次后手指即可比较容易被动松开。

2) 电刺激疗法:痉挛肌及其对抗肌的交替电刺激疗法,是利用交互抑制和神经腱梭兴奋引起抑制以对抗痉挛。其他还可运用脊髓通电疗法、痉挛肌电刺激疗法、直肠电极植入电刺激法。

3) 温热疗法:运用各种传导热(砂、泥、盐)、辐射热(红外线)、内生热(微波、超短波)等不同温热疗法。

4) 温水浴:患者在具有一定水温的游泳池或 Hubbard 槽中治疗,利用温度的作用和进行被动关节活动,也能缓解痉挛。

2. *药物疗法* 多选择巴氯芬、丹曲林等肌肉松弛剂,中枢神经抑制剂也可能降低过高的肌张力。开始每日 1 次,至每日 3～4 次。

3. *神经阻滞疗法* 局部注射药主要用于缓解靶肌肉或小肌群痉挛,其优点是使药物集中在关键肌肉,减少全身副作用。

(1) 肌内注射:目前国内外最常用的是肉毒毒素。其中 A 型肉毒梭菌毒素(botulinum toxin A,BTXA)是一种较强的肌肉松弛剂,肌内注射后在局部肌肉内弥散,与神经-肌肉接头的胆碱能受体结合,阻滞神经突触乙酰胆碱的释放,从而缓解肌肉的痉挛。该生物制剂可直接用于治疗肌张力异常的各种疾病,根据体重和靶肌肉的需要剂量,用生理盐水稀释 BTXA 制剂,注射点主要在肌肉运动点,深层靶肌肉注射前最好用肌电图检测定位。剂量一般按千克体重、靶肌肉的体积、痉挛严重程度计算临床治疗剂量。通常最大注射剂量每个注射位点 50 u,每次不超过 500 u,儿童为 6～8 u/kg。一般在注射后 3～10 d 出现药物的有效作用,药效可维持 3～4 个月或更长时间。

(2) 鞘内注射:常用巴氯芬。对常规口服药物反应不良或不能耐受的患者,或其他物理疗法如电刺激等不起作用的难治性痉挛,以及严重痉挛伴剧烈疼痛的患者可考虑鞘内注射。所需剂量仅为口服用药的 1%,主要副作用是药物过量可导致呼吸抑制。最近人们使用巴氯芬泵,有控制地向鞘内注药,对脊髓损伤后的严重痉挛效果良好,且没有不良反应和耐药现象。这种方法比其他方法都理想,因为它可逆、无破坏、可随时调整,非常适合那些既要控制痉挛又要保留残留运动或感觉功能的不完全性瘫痪的患者。

(3) 神经或运动点阻滞:应用乙醇、苯酚或局麻药进行神经阻滞,以溶解破坏神经轴索,降低或阻止神经冲动传递,从而减轻痉挛。注射部位可以是神经干或肌肉运动点,所产生的影响持续时间较长。

(4) 手术治疗:当痉挛不能用药物和其他方法缓解时,可考虑用手术治疗。通过破坏神经通路某些部分,而达到缓解痉挛的目的,包括神经切断、高选择性脊神经根切断、脊髓部分切断和肌腱延长术等。

第二节 挛 缩

一、概述

(一) 定义

各种原因导致的关节周围的软组织、韧带和关节囊的病理变化,使关节活动范围受限称为挛缩(contracture)。也有人将关节本身原因造成的活动范围受限称为强直,关节外原因造成的活动范围受限称为挛缩,本节不予区分,一律称为挛缩。导致挛缩的常见原因有关节创伤、关节炎症、关节制动、痉挛、关节周围的软组织创伤及病变等。

(二) 病理生理

挛缩由软组织、韧带、关节囊病变引起。主要原因可能是胶原纤维的结构和组合方式发生变化,造成结缔组织的性质改变所致,目前正处于研究阶段的有两种学说。

1. “胶原纤维网状支架”学说　在疏松结缔组织中,胶原纤维多以束的形式分支吻合成网,正常时分布是比较疏松的。当关节长期静止不动时,关节囊中的胶原纤维之间就出现了“桥样物质”,使“网”的密度加大,从而形成了“胶原纤维网状支架”。如果在损伤后能早期活动,这种变化可以预防,即“桥样物质”可以不出现,疏松结缔组织的结构仍然如常。如果已经出现了“桥样物质”,经过训练后还可消失,为“可逆的”。如果长期不运动,则这种变化不可改变,成为不可逆的现象。

2. “两种结缔组织相互转换”学说　疏松结缔组织纤维排列疏松,很柔软,当其发生创伤、水肿时,形成“胶原纤维网状支架”,从而转化为致密结缔组织,如果挛缩发生的早期能及时训练,则致密结缔组织还可由于“桥样物质”的消失,又转回为疏松结缔组织。

康复医学中早期采用运动疗法就是促进致密结缔组织逆转为疏松结缔组织的过程,从而治疗挛缩。

(三) 临床分类及特点

1. Hoffa 分类

(1) 皮肤组织挛缩:好发于手部,多见于烧伤。

(2) 结缔组织挛缩:皮下组织、韧带、肌腱的挛缩,如掌腱膜挛缩。

(3) 肌性挛缩:肌肉长期不活动,使肌膜弹性下降、硬化,肌肉的延展性的丧失,造成肌性挛缩。

(4) 神经性挛缩:①反射性挛缩,如疼痛引起的保护性反应。②痉挛性挛缩,好发于小儿大脑发育不全及脑外伤及脑中风患者。③弛缓性挛缩,好发于小儿麻痹症。

2. 根据有否动力因素分类

(1) 动力性挛缩:由于主动肌和拮抗肌之间力的不均衡所致,如小儿麻痹症所导致的挛缩。

(2) 静力性挛缩:是由习惯性的姿势所致,如长期卧床所导致的足下垂。

在临床上,以上两种类型多混合存在。

二、挛缩的预防及治疗

(一) 被动运动

被动运动是治疗挛缩的最基本最简单的手段,它具有预防作用,也有治疗作用。

1. 连续被动运动　应用下肢 CPM 机防治挛缩,使用时注意由慢到快,角度逐渐增加。一般每日持续 5～16 h,连续 2～4 周。对已能离床活动的患者来说,可中断下床活动,但不宜超过 2 d 以上。

2. 间歇性被动运动　间歇性被动运动为治疗师用手法进行,可以用于预防和治疗。用于预防时只需每日活动 2 次,每次活动 5 min,活动的强度则视病情而定。挛缩较轻的每次运动只需

10个反复，但每个反复运动均需在极限位置(屈或伸，内收或外展)停留 8～10 s，挛缩较重时每次被动运动需连续 20～30 min。对于有肌肉跨越两个关节的挛缩，应当同时牵伸两个联带关节。对于严重的挛缩，被动运动前应进行热疗，增加牵伸的效果。被动运动时需固定关节的一臂，通常是近心端，而活动另一臂。对于骨折愈合欠佳者，应固定骨折的近关节端，避免骨折断面受到剪力而造成变形或再骨折。被动活动前进行关节松动可以增加关节活动度，避免软组织的冲击、压迫或撕裂。

3. 夹板　动态夹板是一种持续牵引的夹板，利用黏弹性组织蠕变的原理，逐渐降低结缔组织的抵抗，增加其可塑性和关节活动度。此种夹板多有金属或塑料固定部分，附加橡胶带或弹簧牵引。其优点之一是有按照需要定向持续加力的作用，且在牵引的同时可以进行主动运动。但由于力量有限，只适于上肢的肘、腕、指关节。

静态夹板和矫形器，有时也带铰链和可调扩展装置，可以对抗成纤维细胞的收缩，防止瘢痕挛缩。

4. 系列塑型　适于阻力极大的膝踝挛缩。其方法是先行热疗以增加结缔组织的黏弹性，然后用力强制关节达到活动的限度，并在此极限位置予以石膏或低温热塑材料塑型。每 2～3 d 更换 1 次，更换时拆去原塑型，清洁并检查局部皮肤无破损后施以热疗，并在强力被动活动下重行石膏或塑料塑型。这样的系列塑型可以逐次增加关节的活动度，最后达到完全矫正挛缩。

5. 牵引　对于已经挛缩的关节，可以通过滑轮进行重力牵引。此法简单，作用力可以很强，适用于髋、膝等大关节。牵引一般可以持续较久，从 0.5 h 到 24 h 不等。必须注意牵引力的大小，牵引力过小为无效治疗，牵引力过大则可能造成骨关节的损伤。一般中度挛缩可以每日牵引 2 次，每次 20～30 min，严重者可以增加时间。牵引前在关节囊或肌肉肌腱结合部加热。

在进行被动运动时应注意的是，①被动运动力的大小：挛缩组织的弹性较小而脆性较大，故不可用力过大而造成新的损伤。对于预防性治疗一般不用大力，不要明显增加患者的疼痛。疼痛必然引起肌肉保护性痉挛，加重挛缩的发展。不能使疼痛持续到治疗后 2～3 h 以上，过久的疼痛说明有组织损伤，应当减轻运动量。②被动运动的时机：一般是越早越好，关节手术后第一日即可开始治疗，但是仍要考虑外伤修复的稳定性。一般肌腱缝合后的最初几日不能牵拉肌腱，但又必须被动滑动肌腱，即屈指肌腱缝合时被动屈指，但不使之伸展超过手术后固定的位置。骨折内固定的患者术后即可进行无剪力的被动活动，而外固定患者只能进行固定范围以外的关节活动。③个别对待：对于不同的关节应当根据其解剖生理特征进行相应的训练，包括运动的起始位、运动的轴向、范围和运动前的关节松动等。

(二) 主动运动

1. 徒手训练　包括步行、日常生活活动和防止个别关节挛缩的关节活动度训练，如关节体操。首先要设立训练的目的，然后示范并引导患者进行规定的动作，必要时予以保护或帮助，活动的时间视目的而定。

2. 阻力训练

(1) 人工阻力训练：可使用 PNF 技术中的主动抑制技术，常用以下三种技术。①保持——放松技术：在关节活动末端最大抗阻时收缩挛缩肌群，持续 10 s 后放松，牵伸挛缩肌群以增加关节活动度到新的范围。②保持——放松——拮抗肌收缩:在关节活动末端最大抗阻时收缩挛缩肌群,持续 10 s 后放松,再进行挛缩肌群的拮抗肌的最大收缩。③拮抗肌收缩:使挛缩肌群的拮抗肌在最大抗阻力收缩而使挛缩肌群放松的方法。以上训练由治疗师提供阻力,其大小、方向、次数根据病情和经验而定。

(2) 机械用力训练:包括带器械的训练和在器械上的训练,又分为等长、等张、等速训练以及向心与离心性训练,目的均为增加肌肉的收缩力、耐久力和做功的能力。

在进行主动运动时应注意的是,①对于心血管病患者和老年人为减少心血管负荷,防止屏气的危害,不做等长训练和阻力训练。②每次剧烈运动后应有充分的休息时间,以消除疲劳。③注意控制阻力训练的强度、时间和频率,定期检查肌肉功能是进步还是退步,防止过量。④注意合适的体位并稳定肢体位置,防止训练的不是所需的肌肉或关节,出现替代运动。⑤注意导致挛缩的病因往往也导致骨质疏松,而骨质疏松者易致病理性骨折,故阻力应适当控制。⑥防止肌肉疼痛。运动后肌肉立即疼痛多因血液和氧供应不足,乳酸和钾堆积,停止运动后恢复较快。运动后24～48 h 开始疼痛,延续 1 周后消退者,为迟发性疼痛,其原因可能是肌肉或结缔组织的撕裂伤,继以纤维的变性和坏死。为此,用力训练前应先牵伸被训练的肌肉,逐渐增加阻力,而有利于预防延迟性疼痛。⑦肌肉关节有炎症或肿胀时不宜进行阻力训练。

(三) 体位保持

有的情况下挛缩难以避免或在一定的疾病发展阶段难以避免,如严重烧伤的增殖性瘢痕形成早期或者侵及关节面的骨折。为了减轻挛缩,或减轻挛缩的后果,必须使关节保持在功能位。

1. 各关节的功能位　一般肩关节功能位为外展、前屈、内旋;肘关节屈曲 100°,前臂中立位;腕关节为背伸 30°,桡偏;掌指关节及近、远端指骨间关节为屈曲 45°～60°;拇指与小指为轻度对掌位。下肢各关节的功能位以便于行走为目标,髋关节为前屈 10°～15°,膝关节为屈 5°～10°,踝关节为足底与胫骨应成 90°位。

2. 保持功能位的方法　功能位的保持必须是 24 h 连续进行,卧位患者可以用枕头、毛毯等软性织物保持关节的固定。对于有明显挛缩倾向的患者可用石膏或塑料夹板矫形器,卧于硬床可以减少屈髋膝挛缩的机会,足底垫板或用踝托可以预防足下垂。

(四) 热疗

通常在主动或被动运动之前进行热疗,目的在于镇痛、松弛肌肉、减少胶原的黏弹性。几乎各种热疗法均可被采用,包括传导热的水疗、蜡疗、泥疗,辐射热的红外线与热空气浴,内生热的高频电疗与超声波。用分米波凹槽型辐射器的加热最深,宜于大关节。

研究表明,加温到 40～43℃可以减少胶原的黏弹性,增加其伸展性,减少运动的阻力。但是,加温到 65℃时可以使胶原晶态结构破坏,缩短 2/3。关节加热后关节液中透明质酸增加,软骨的破坏增加。故热疗对结缔组织的影响仍有不同意见,有待进一步研究。

(五) 药物疗法

挛缩的实质是新生胶原的异常,近年对胶原代谢的研究较多。许多药物通过干预胶原的合成、加速胶原的降解,以防治挛缩,但这些药物多属试验阶段,尚未得到公认和可以广泛使用。

(六) 手术疗法

对于严重的挛缩应进行手术治疗,正确的手术治疗效果快而可靠。但手术治疗前后应使用一切康复手段，以减小手术的规模，增加手术的效果。常用的手术有瘢痕切除与植皮术、粘连松解术、肌腱延长术等。

第三节　神经源性膀胱

一、概述

(一) 定义

神经源性膀胱(neurogenic bladder)是因多种神经系统疾病或外伤、药物、认知功能障碍、减少活动所引起的排尿功能减弱或丧失，最终表现为尿失禁或尿潴留。

(二) 分类

1. 传统的神经源性膀胱分类　分为感觉麻痹性膀胱、运动麻痹性膀胱、自主性膀胱、反射性膀胱、无抑制性膀胱。

2. 根据膀胱功能分类　分为逼尿肌反射亢进和逼尿肌无反射。

3. 根据尿流动力学和尿道功能分类(Wein 分类)　分为失禁型障碍、潴留型障碍和潴留失禁型障碍。Wein 分类法是一种较实用的方法，在临床上得到广泛的应用(表 6-1)。

表 6-1　尿流动力学和功能分类(Wein 分类)

障碍分型	功能分类
失禁型	A. 由膀胱引起 无抑制性收缩 容量减少 顺应性低 正常(因认知、运动等原因引起) B. 由流出道引起 膀胱颈压下降 外括约肌压下降
潴留型	A. 由膀胱引起 逼尿肌反射消失 容量大/顺应性高 正常(因认知、运动等原因引起) B. 由流出道引起 高排出压，伴低尿流率 内括约肌协调不良 外括约肌协调不良 括约肌过度活跃(括约肌或假性括约肌协调不良)
潴留失禁型	由膀胱引起，无抑制性收缩并发逼尿肌活动下降

二、神经源性膀胱的治疗

(一) 基本治疗方法

1. 留置导尿　留置导尿为神经源性膀胱尿潴留早期常用的方法，但容易引起感染，需每隔 1～2 周更换 1 次，应争取早日去除导尿管(2～4 周)。导尿管引流早期以持续引流为主，以后要注意夹放导尿管的时机，一般 1 周后按每 3～4 h 开放 1 次，每次排出的尿量在 300～400 ml，以有利于膀胱自主功能的恢复，防止膀胱挛缩。

2. *集尿器的使用*　集尿器适用于各种类型的尿失禁患者。尚需解决的问题是不易固定而滑脱，若使用不当可引起感染、溃疡、坏死及皮肤过敏等并发症。

3. *清洁间歇性导尿*　患者在膀胱残余尿量增多(>100 ml)或尿潴留时通过他人或自行导尿，然后拔除导尿管清洁后备用，这种导尿方式为间歇性导尿。采用此技术使得膀胱周期性扩张与排空，大大减少了感染的发生机会。

4. *膀胱训练*　通过各种手法或物理方法刺激，以提高膀胱排尿功能，达到自行排尿的常用方法。对神经源性膀胱尿道功能障碍的患者应争取及早进行训练，但对膀胱输尿管反流、肾积水、肾盂肾炎患者禁用，泌尿系感染、结石和高血压、糖尿病、冠心病患者慎用。训练时应采取循序渐进、逐渐增加的方法，每 2～5 h 训练 1 次，每次 10～15 min。常用的膀胱训练方法如下：①耻骨上区轻叩法。用手指轻叩耻骨上区，此法常用于逼尿肌反射亢进患者。②屏气法。患者身体前倾，快速呼吸 3～4 次后，做一次深吸气，然后屏住呼吸，向下用力做排便动作。用增加腹内压的方法增加膀胱压力，这样反复间断数次，直到没有尿液排出为止。但痔疮、疝气患者慎用此法，膀胱输尿管反流患者禁用此法。③扳机点法。在脊髓腰神经节段区找扳机点，通过反复挤捏阴茎(阴蒂)、牵拉阴毛，或在耻骨上区、会阴部和大腿内侧持续有节奏的轻敲等，诱导反射性膀胱排尿。此法常用于脊髓骶神经以上病变的患者。

5. *物理因子疗法*

(1) 电刺激疗法：可采用经皮电刺激或直肠内电刺激；或经外科手术将电极植入体内，通过电极直接刺激逼尿肌，诱导逼尿肌收缩。

(2) 超短波疗法：有缓解膀胱炎症、减轻膀胱痉挛的作用。

(3) 生物反馈疗法：采用肌电生物反馈可以改善膀胱和盆底部肌肉功能，放松痉挛肌肉，提高无力肌收缩。

6. *行为疗法*

(1) 建立适合于患者的生活习惯，建立良好的饮水、饮食习惯，一次饮水量适当，不要过饮或少饮。

(2) 排尿时采用 Crede 手法，即让患者取前倾坐位，用拳头由脐部深按压向耻骨方向并滚动，注意避免耻骨上加压使尿液反流引起肾盂积水。伴有认知功能障碍患者要建立定时排尿，每隔 2～5 d 排尿间隔时间增加 10～15 min，直至达到合理的间隔时间为止。

7. *心理疗法*　减轻患者由于排尿困难带来的精神压力，学会情绪的自我调控，配合治疗师顺利完成膀胱功能训练和一些相关的膀胱清洁护理。

8. *药物疗法*　抗胆碱能类药物(如羟丁酸钠)可抑制逼尿肌收缩增加膀胱容量；α 肾上腺素能药物或 β 肾上腺素能阻滞剂(麻黄素、丙米嗪)可增加膀胱括约肌收缩，提高尿道出口阻力；胆碱能制剂(溴吡斯的明)可加强逼尿肌收缩，增加膀胱内压，促进膀胱排空；α 肾上腺素能阻滞剂(酚苄明、特拉唑嗪等)可抑制膀胱括约肌收缩，减低尿道出口阻力；平滑肌松弛剂和骨骼肌松弛剂等药物可以降低尿道外括约肌张力。对膀胱外括约肌痉挛者还可以采用肉毒毒素注射，以缓解痉挛。

9. *外科手术*　经以上治疗无效者，可考虑外科手术治疗。

(二) 常见障碍的治疗

1. *尿失禁型障碍治疗*　其主要治疗原则是促进膀胱贮尿，有以下方法。①羟丁酸钠，10～

15 mg，口服。青光眼、肠梗阻、妊娠禁用。②麻黄素每日 25～100 mg，口服；丙米嗪，儿童睡前 25 mg，成人每日 100～200 mg，口服。高血压、心绞痛、甲亢禁用。③抗利尿激素扩容。④保持排尿通畅，包括持续性导尿、间歇性导尿和外部集尿器。⑤行为治疗。⑥生物反馈治疗。⑦手术治疗，如神经阻断或选择性骶神经根切断、尿流改道术、人工括约肌植入，需在发病至少半年后确定患者括约肌功能不能恢复时才能使用。

2. *潴留型障碍治疗*　其治疗原则是促进膀胱排空，有以下方法。①膀胱训练。②胆碱能制剂使用。③间歇或留置导尿管。④电刺激直接作用于膀胱及骶神经运动支，或采用经皮电刺激、直肠内刺激等。⑤阴部神经阻滞。⑥手术治疗，如尿道外括约肌处理中尿道扩张和尿道外括约肌切开术，或经尿道膀胱颈电刀切开术和 Y-V 膀胱颈成型术等。

第四节　神经源性大肠

一、概述

(一) 定义

神经源性大肠(neurogenic bowel)是因多种神经系统疾病或外伤、药物、认知功能障碍、减少活动所引起的排便功能减弱或丧失，最终表现为排便失控。大多数情况下膀胱、直肠括约肌功能障碍同时存在或以其中一种损害为主，如果康复和护理不当，使患者的生活质量严重下降，由此造成的感染等并发症会危及患者的生命。

(二) 分类

1. *反射性大肠*　$S_{2\sim4}$以上的脊髓损伤，即排便反射弧及中枢未受损伤的患者，因其排便反射存在，可通过反射自动排便。但缺乏主动控制能力，这种大肠功能状态称为反射性大肠。

2. *弛缓性大肠*　$S_{2\sim4}$以下的脊髓损伤(含 $S_{2\sim4}$)和马尾损伤，破坏了排便反射弧，无排便反射，这种大肠功能状态称为弛缓性大肠。

二、神经源性大肠的治疗

(一) 基本治疗方法

1. *肠道功能训练*　脊髓损伤患者在休克期过后，能接受指导和进食时，即可开始反射性排便的训练。指导患者饮食控制，以利大便成形。利用胃结肠反射，规定早餐或晚餐后 30～60 min 内排便，结合手法刺激直肠内壁，诱发肠道蠕动。卧床期间患者每日或隔日定时用手抠出大便，或坐位时从右至左按摩腹部，利用重力，帮助排便。此外，每日站立和肌肉活动非常重要，可增加肠道蠕动，防止便秘。但四肢瘫患者活动明显受限，对排便很不利。

2. *物理因子疗法*

(1) 电刺激法：可采用经皮电刺激或直肠内电刺激。

(2) 生物反馈治疗：采用肌电生物反馈改善直肠和盆底部肌肉功能，放松痉挛肌肉，提高无力肌收缩。

3. *直肠灌肠和排气*　在通便药效果不佳、大便干结、量大、排除困难时，可以用肥皂水灌肠。肠道淤积气体过多，可以插管排气，以缓解腹胀。

4. 行为疗法

(1) 建立适合于患者的生活习惯:包括建立良好的饮水、饮食习惯,一次饮水量适当,不要过饮或少饮。饮食上应注意患者每日所必需的热量,增加纤维素含量高的食物,减少高脂肪、高蛋白质食物的大量摄入,杜绝不良饮食习惯。此外,还应建立良好的排便习惯(排便时间、频率、排空量、排便体位、排便环境)。

(2) 注意调节粪便稠度:养成每日肠道排空(栓剂和手指刺激)的习惯,避免口服泻药。

5. 心理疗法　帮助患者克服由于排便困难所产生的精神压力,学会自我调控情绪,配合治疗师顺利完成直肠功能训练和一些相关的直肠清洁护理。

6. 药物疗法　神经性大肠出现便秘者可试服中西药缓泻剂,8～10 h 后再排便;大便干结可使用栓剂、润滑剂(开塞露)和手指合用;软化剂如磺琥辛酯钠、麻子仁丸,可防止大便干结。

第五节　褥　疮

一、概述

(一) 定义

褥疮是由于局部皮肤组织长时间受压,最终引起血流受阻,导致局部不同程度的缺血性溃疡和组织坏死,也称为压疮(pressure sores or bed sores)。

各种类型瘫痪、年老体弱、长期卧床和因疾病而制动等,均可导致皮肤受压发生褥疮,最多见于脊髓损伤患者。褥疮极大地阻碍了临床与康复治疗的进程与效果,因此在临床治疗、护理和康复过程中其预防尤其重要。

(二) 病理生理

褥疮的基本病理改变首先是患者受压部位的组织缺血,继之发生组织坏死。但发生褥疮的确切机制仍然不明。通常认为:

(1) 脊髓损伤后损伤平面以下感觉运动消失,皮肤受压部位无保护性反应,加之皮肤血管神经功能紊乱、营养失调,是产生褥疮的病理基础。

(2) 皮肤在骨突起部分长时间受压,造成局部毛细血管内血流障碍,当超过正常毛细血管压时,造成皮肤局部细胞代谢障碍而产生组织坏死,产生褥疮。

(三) 好发部位和分度

1. 好发部位　褥疮多发于骨突明显且对皮肤及皮下组织压力过大的部位,超过 95% 的褥疮发生在身体下部的骨突处,如骶骨、坐骨、股骨大转子和足跟。褥疮也可发生于身体软组织受压的任何部位,包括来自夹板、矫形器、矫形固定物的压迫。

2. 分度　褥疮根据其对组织破坏严重程度分为四度。

Ⅰ度:有红斑出现,但皮肤完整。

Ⅱ度:深层皮肤有破坏,累及表皮或真皮。

Ⅲ度:皮肤破坏深达皮肤全层,但未穿透皮下组织,在筋膜之上。

Ⅳ度:深达肌肉或骨。

二、褥疮的预防及治疗

(一) 褥疮的预防

褥疮的预防是基于对病因学的理解,因此着重强调避免引起患者损伤的危险因素,同时保持患者良好的卫生状况和皮肤护理。

1. 体位变换

(1) 定时翻身:正确体位的目标是使压力分布在最大体表面积上,避免骨突处受压,而过度肥胖、痉挛、挛缩、矫形器、牵引及疼痛会加大体位摆放的困难。对运动障碍者应定时变换姿势,对卧床患者应每 2 h 左右翻身 1 次,调整矫形器,或对有多处褥疮患者采取交替式充气床垫,避免持久受压,但应禁止使用橡皮圈,以免影响血流进而影响组织生长。体位姿势的改变主要有仰卧位、俯卧位、右侧和左侧卧位四种,可通过使用泡沫模型、物和枕头进行体位摆放。将患者抬离床面时,要尽量减少患者肢体与床面的摩擦力和剪切力。

(2) 观察皮肤:每次翻身时必须检查皮肤,一般持续压力 30 min,去除压力 1 h 后皮肤红才开始消退;如果持续压力 6～12 h,局部皮肤色泽变暗、坏死、皮肤破溃,继而出现褥疮,故及时观察皮肤变化有助于防止褥疮的发生。

2. 综合调养

(1) 改善全身营养状况:补充蛋白质、维生素及微量元素,贫血患者要纠正贫血状态。

(2) 保持皮肤卫生:经常洗澡,勤换内衣、床单,服装宜宽松肥大。

(3) 过度肥胖者要控制体重:体重过重是造成褥疮的原因之一。

(二) 褥疮的治疗

1. 保守疗法

(1) 减压:治疗褥疮最重要的措施是立即缓解皮肤的压力,即撤除对创面的任何压力。小面积的褥疮处应采用方垫支撑而“悬空”,以缓解褥疮局部的压力。褥疮的面积过大,可使用“离断”床垫,即使用 10 cm 的厚乳胶垫,在相应部位去掉 10 cm 左右横向离断褥垫,呈现条形中空,将褥疮部位完全悬空,以达到彻底减压的目的。

(2) 褥疮创面处理:清创是褥疮治疗的第一步,其目的是去除坏死组织,促进健康组织生长。对溃疡已经形成的创面坏死组织,可通过创口彻底清洗和使用机械性方法、激光、酶解法等来达到彻底清除。国际上不主张在创面使用任何药液,而是普遍采用等渗盐水敷料。创面须以敷料覆盖,以便保护创面,维持其内环境的稳定和生理完整性,加快创口愈合。

(3) 感染处理:局部一般不使用抗菌药物,以免影响肉芽组织生长。个别患者因伤口处理不当,已造成严重感染,出现全身症状时,应做伤口细菌培养和药敏试验,选择合适的抗生素全身用药。

(4) 加强营养:改善全身营养状况,纠正缺血和低蛋白血症,有助于褥疮创面的愈合。应该嘱患者多食高蛋白质、高热量、高维生素食品,必要时可以静脉输入脂肪乳剂、白蛋白、氨基酸或全血等。

(5) 局部理疗

1) 紫外线疗法:治疗前均应清洁创面,有坏死组织应先清除,不涂任何药物,以利于紫外线吸收。

2）红外线疗法：适用于各期溃疡创面、感染已完全控制、创口肉芽新鲜、无脓性分泌物的患者，每日 1～2 次，每次 20～25 min，15～20 次为 1 个疗程。

3）超短波疗法：早期皮肤损害尚未累及肌肉者采用无热量或微热量，累及肌肉或骨骼者采用微热量 5～15 min。治疗前均应清洁创面，尽量少用外用药。

4）超声波疗法：超声波能刺激巨噬细胞释放生长因子和趋化因子，可促进对损伤部位新生结缔组织的生长。超声波还能促进慢性缺血肌肉内毛细血管的生成，加快循环恢复。

（6）局部艾条熏烤：每次 15～30 min，有助于早期褥疮的恢复。

（7）局部按摩：早期皮肤仍然完整的褥疮，可以采用轻柔的局部按摩，改善组织代谢。

2. 手术治疗　褥疮较重，深达肌肉或更深的部位时，均应考虑手术清创。手术适应证主要有：①褥疮长时间保守治疗不愈。②创面肉芽老化，边缘形成大量瘢痕组织。③并发有骨、关节感染。④窦道形成，并存在滑囊和潜腔。⑤褥疮的存在影响患者的康复治疗。

褥疮的手术方法包括直接闭合、皮肤移植、皮瓣、肌皮瓣和游离瓣转移等，目前多采用肌皮瓣转移手术覆盖原伤口。剪除坏死组织，早期闭合创口可减少液体和营养物质的流失，改善患者的全身健康状况。术后确保手术区不受压迫，使用抗生素预防感染。

第六节　言语功能障碍

一、概述

（一）定义

言语是人类大脑所特有的高级功能，是音声语言（口语）形成的机械过程。为使口语表达声音响亮、发音清晰，需要有与言语产生有关的神经和肌肉参与活动。当这些神经或肌肉发生病变时，就会出现说话费力或发音不清，简称为言语功能障碍。局限于脑和周围神经的言语功能障碍可分为失语症和构音障碍

1. 失语症（aphasia）　为言语获得后的障碍，是由于大脑损伤所引起的言语功能受损或丧失，常常表现为听、说、读、写、计算等方面的障碍。失语症不是由于精神因素、感觉障碍或肌肉无力而致，患者能够听到言语声音和看见文字符号，但不能理解其所代表的意义，能够咀嚼、吞咽，手能够活动，但不能读字、写字等。常见的失语有运动性失语、感觉性失语、命名性失语、失写、失读、失用及失认等。

2. 构音障碍（dysarthria）　是因神经、肌肉系统器质损害所导致的发音器官肌肉麻痹、共济失调和肌张力异常等引起的构音困难，临床上表现为发音不准，咬字不清，声调、速度、节律、声响等异常，鼻音过重等。严重时言不分音，语不成句，使人难以理解。更重的患者甚至不能发音。这些患者的理解力正常，表达力也正常，而呼吸运动、共鸣、发音和韵律方面等发生变化。

（二）病因

1. 失语　常见于脑血管病、脑肿瘤及脑转移瘤、脑外伤、局部炎症等，或运动神经元疾病、多发性硬化、脑性瘫痪等。

2. 构音障碍　常见于脑血管意外、脑肿瘤、脑瘫，肌肉疾病如肌营养不良症中的面肩肱型、

多发性肌炎、肌萎缩性侧索硬化症、重症肌无力，脑神经病变如面神经麻痹、第Ⅸ和Ⅹ脑神经麻痹、延髓空洞症、吉兰-巴雷综合征颅神经型、颅后窝病变等，运动神经元病变如假性延髓麻痹，锥体外系疾病如帕金森病、风湿性舞蹈病、肝豆状核变性、遗传性舞蹈病等和小脑病变等。其病理基础主要为运动障碍，又称为运动性构音障碍，此种障碍可以单独发生，也可以与其他言语功能障碍同时存在，如失语症并发构音障碍。

(三) 言语功能障碍分类

1. 失语症的分类

(1) 西方失语症分类：一个多世纪以来，失语症的研究取得了很大发展。很多学者根据各自不同观点和研究目的，已提出几十种分类方法，所有分类均是相对的，到目前为止还没有一个公认的方法。1979 年 Benson 在"失语、失写、失读"中，开始应用"失语综合征"一词，即病灶在某一部位，患者较高频率地出现一组完全或不完全的临床症状。这一概念在后来的失语症研究和康复中，逐步得到广泛应用，而且被认为在全世界主要的语言上表现出共性，反映了人类大脑所具有的构造和功能上的特性。

(2) 汉语失语症分类：我国对失语症的分类是以 Benson 分类为基础的，汉语失语症主要类型有 Broca 失语、Wernicke 失语、完全性失语、传导性失语、经皮质性失语、命名性失语、皮质下失语。

(3) 典型与非典型失语分类：近些年来的研究证实，较为局限的皮质语言中枢损伤多表现出典型失语症状，广泛皮质损伤及皮质下损伤常表现出非典型失语症状。因此，又提出典型失语和非典型失语的分类方法(图 6-1)。

- 失语症
  - 典型失语组——皮质性失语
    - 非流畅性失语
      - Broca 失语
      - 经皮质运动性失语
      - 完全性失语
    - 流畅性失语
      - Wernicke 失语
      - 传导性失语
      - 经皮质感觉性失语
      - 命名性失语
  - 非典型失语组
    - 皮质下失语
    - 交叉性失语
    - 小儿失语

图 6-1　典型失语和非典型失语的分类方法

由于患者的病变部位不同，病程不同，其临床表现会有很大差异，故典型失语也是相对的，有些失语难以归类。根据国外 20 世纪 90 年代研究资料和国内学者的观察，约 30% 的失语无法明确归于哪一类。在 20 世纪 70 年代末，已产生将失语症分为非流畅性失语和流畅性失语的二分法，一般损伤部位在中央沟稍前方时，言语为非流畅性，处于后方时则言语为流畅性。这种分类方法强调患者言语功能障碍性质，在国外从事言语康复的人员应用比较广泛。

2. 构音障碍的分类　根据神经解剖和言语声学特点将运动性构音障碍分为以下 6 种类型(表 6-2)。

表 6-2　构音障碍的分类及主要言语表现

名称、损伤部位、病因	运动障碍的性质	言语症状
痉挛型构音障碍(中枢性运动障碍)：脑血管病、假性延髓麻痹、脑瘫、脑外伤、脑肿瘤、多发性硬化	自主运动出现异常模式，伴有其他异常运动，肌张力增强。反射亢进，无肌萎缩或废用性萎缩，病理反射阳性	说话费力，音拖长，不自然的中断，音量、音调急剧变化，粗糙音、费力音、元音和辅音歪曲，鼻音过重
弛缓型构音障碍(周围性构音障碍)：脑神经麻痹、延髓麻痹、肌肉本身障碍、进行性肌营养不良、外伤、感染、循环障碍、代谢和变性疾病	肌肉运动障碍，肌力低下，肌张力降低，腱反射降低，肌萎缩	不适宜的停顿，气息音、辅音错误，鼻音减弱
共济失调型构音障碍(小脑系统障碍)：肿瘤、多发性硬化、酒精中毒、外伤	运动不协调(力、范围、方向、时机)，肌张力低下，运动速度减慢，震颤	元音辅音歪曲较轻，主要以韵律失常为主，声音的高低强弱呆板震颤，初始发音困难，声音大，重音和语调异常，发音中断明显
运动过强型构音障碍(锥体外系障碍)：舞蹈病、肝豆状核变性、手足徐动	异常的不随意运动	构音器官的不随意运动破坏了有目的运动而造成元音和辅音的歪曲，失重音，不适宜的停顿，费力音，发音强弱急剧变化，鼻音过重
运动过弱型构音障碍(锥体外系障碍)：帕金森病	运动范围和速度受限，僵硬	由于运动范围和速度受限，发音为单一音量，单一音调，重音减少，有呼吸音或失声现象
混合型构音障碍(运动系统多重障碍)：威尔森病，多发性硬化，肌萎缩性侧索硬化症	多种运动障碍的混合或合并	各种症状的混合

构音障碍的病情取决于神经病学状态和进展情况，双侧皮质下和脑干损伤、退行性疾病如肌萎缩性侧索硬化症等预后最差。脑瘫患者如有频繁的吞咽困难和发音很差，预后亦较差。儿童患者比成人有更多的康复机会，随着他们的成长，症状常有所减轻。单纯构音障碍的患者比构音障碍并发失语症、听力障碍或智力障碍的患者预后好。

二、言语功能障碍的治疗

(一) 言语功能障碍的治疗途径

1. *训练和指导*　是言语治疗的中心，包括听觉的活用、促进言语的理解和口语表达、恢复或改善构音功能、提高语音清晰度等。

2. *手法介入*　对一些言语障碍的患者，可以利用传统医学的手法，帮助改善受限的与言语产生有关的运动功能，此方法适用于运动性构音障碍，特别是重症患者。

3. *辅助具*　为了补偿功能受限，有时需要装配辅助具，如重度运动性构音障碍腭咽肌闭合不全时，可以给患者戴上腭托，以改善鼻音化构音。

4. *替代方式*　当重度言语障碍很难达到正常的交流水平时，就要考虑使用替代交流方式，如手势、交流板和言语交流器等。

(二) 失语症的治疗

1. *以改善语言功能为目的的治疗方法*

(1) 阻断去除法：根据 Weigl 的理论，失语症患者基本上保留了语言能力，而语言的运用能力存在障碍，通过训练可使患者重新获得语言运用能力。

(2) Schuell 的刺激法：刺激训练法是多年失语症训练中摸索出的方法，20 世纪 70 年代该方法被应用到认知心理学的研究中并产生了新的理论。

(3) 程序介绍法：是将刺激的顺序分成若干个阶段，对刺激方法和反应严格强化限定，使之有再现性并定量测定正答率。

(4) 脱抑制法：利用患者本身可能保留的功能，如唱歌等来解除功能的抑制。

(5) 功能重组：通过对被抑制的通路和其他通路的训练使功能重新组合、开发，以达到语言运用的目的。

(6) 非自主性言语的自主控制：一些失语症患者的表达很困难，只残留下很少的词语或刻板言语，且这些言语又是在非自主状态下产生的，因此可以把这些自发产生的词语作为康复的基础。首先是自发性词语正确反应的建立，然后是这种反应的进一步扩展并达到自主控制水平，使患者的命名和交流水平得到改善。有文献报道此方法主要用于皮质下失语症患者。

2. 以改善日常生活交流能力为目的的治疗方法

(1) 交流效果促进法(promoting aphasics communication effectiveness，PACE)。

(2) 功能性交际治疗(functional communication therapy，FCT)。

(3) 小组治疗及交流板的应用。

虽然从理论上讲失语症治疗有改善语言功能和提高日常生活能力之分，但这并不是绝对的，治疗师在选择治疗方法时也要全面的考虑，在运用传统方法时要考虑到日常生活语言的需要，总之要相互促进，真正达到提高患者日常生活交流能力的目的。

(三) 构音障碍的治疗

1. 轻度至中度构音障碍的处理　轻度至中度病变时，有时听不懂或很难听懂和分辨患者的言语表达。虽然上面列举了不同类型的构音障碍，但是从治疗学的观点看，往往针对的是异常的言语表现而不是构音障碍的类型。言语的发生是受神经和肌肉影响的，姿势、肌张力、肌力和运动协调的异常都会影响到言语的质量。言语治疗应从改变这些状态开始，而这些状态的纠正会促进言语的改善。

康复生理的途径按喉、腭、腭咽区、舌体、舌尖、唇和下颌运动的顺序一个一个地解决。要分析这些结构与言语产生的关系，决定治疗从哪一步开始和先后的顺序。这种顺序是根据构音器官和构音评定的结果来确定的。构音器官评定所发现的异常部位便是构音训练的重点部位。构音评定可发现哪些音可以发、哪些音不能发、哪些音不清楚等，这就决定了构音训练时的发音顺序，一般来说应遵循由易到难的原则。

(1) 构音改善的训练

1) 舌唇运动训练：通过构音器官检查，可以发现几乎所有患者都存在舌唇的运动不良，它们的运动不良会使所发的音歪曲、置换或难以理解。所以，要训练患者唇的张开、闭合、前突、缩回，舌的前伸、后缩、上举、向两侧的运动等。训练时要面对镜子，这样会使患者便于模仿和纠正动作。对较重患者可以用压舌板和手法协助完成，并用冰块摩擦面部、唇，以促进运动，每次1～2 min，每日3～4次。

2) 发音的训练：待患者可以完成以上的动作后，要让其尽量长时间地保持这些动作，如双唇闭合、伸舌等，随后做无声的构音运动，最后轻声地引出靶音。原则是先训练发元音，如“a”、“u”，然后发辅音，辅音先由双唇音开始如“b”、“p”、“m”等。待能发辅音后，要训练将已掌握的辅音与元音相结合。这些音比较熟练后，就采取元音加辅音再加元音的形式，最后过渡到单词和句子的训练。在训练发音之前，一定要依据构音检查中构音类似运动的检查结果，让患者掌握了靶音构音类似运动后，才能进行此项训练。如构音检查时发现有明显的置换音，可以通过手法协助使音发准确后，再纠正其他音则效果较好。

3）减慢言语速度：轻至中度的患者可能表现为绝大多数音可以发，但由于痉挛或运动不协调而使多数音发成歪曲音或失韵律。这时可以利用节拍器控制速度，由慢开始逐渐变快，患者随节拍器的节拍发音可以增加理解度，节拍的速度根据患者的具体情况决定。如果没有节拍器，也可以由治疗师轻拍桌子，患者随着节律进行训练。但这种方法不适合重症肌无力的患者，因为会进一步使肌力减弱。

4）辨音训练：患者对音的分辨能力对正确发音很重要，故要训练患者对音的分辨。首先要能分辨出错音，可以通过口述或放录音，也可采取小组训练形式，由患者说一段话，让患者评议，最后由治疗师纠正，效果很好。

5）利用患者的视觉途径：如患者的理解能力很好，要充分利用其视觉能力，如可以通过画图让患者了解发音的部位和机制，指出其主要问题所在并告诉他准确的发音部位。此外，也可以结合手法促进准确的发音，首先是单音，然后是拼音、四声、词、短句。还可以给患者录音、录像，让患者一起对构音错误进行分析。

（2）克服鼻音化的训练：鼻音化是由于软腭运动不充分，腭咽不能适当闭合，将鼻音以外的音发成鼻音。治疗的目的是加强软腭肌肉的强度。

1）“推撑”疗法：具体的做法是患者两手掌放在桌面上向下推时、两手掌由下向上推时、两手掌相对推时或两手掌同时向下推时发“a”、“u”的声音。随着一组肌肉的突然收缩，其他肌肉也趋向收缩，以增加腭肌的功能。这种疗法可以与打哈欠和叹息疗法结合应用，效果更好。此外，训练发舌后部音如“k”、“a”和“k”、“e”、“i”等也用来加强软腭肌力。

2）引导气流法：这种方法是引导气流通过口腔，减少鼻漏气。如吹吸管、吹乒乓球、吹喇叭、吹哨子、吹奏乐器、吹蜡烛、吹羽毛、吹纸张，都可以用来集中和引导气流。如用一张中心有洞或画有靶心的纸，用手拿着接近患者的嘴唇，让患者通过发“u”声去吹洞或靶心，当患者持续发音时，将纸慢慢向远处移，这一方面可以引导气流，另一方面可以训练患者延长吹气。

3）使用腭托：当软腭下垂所致重度鼻音化构音且训练无效时，可以采用腭托来改善鼻音化构音。

（3）克服费力音的训练：这种音是由于声带过分内收所致，听起来喉部充满力量，声音好似从其中挤出来似的。因此，主要的治疗目的是获得容易的发音方式，打哈欠的方法很有效。其法是让患者处在一种很轻的打哈欠状态时发声，理论上打哈欠可以完全打开声带而停止声带的过分内收。开始时让患者打哈欠并伴随有呼气，当成功时，在打哈欠的呼气相再教他发出词和短句。另一种方法是训练患者随着“h”发音，由于此音是由声带的外展产生，也可以用来克服费力音。此外，头颈部为中心的放松训练也可以应用。方法是让患者设想其头是空铁球，让头“掉进”胸腔然后从前到后慢慢旋转，同时发声。这种头颈部放松可以产生较容易的发声方式。头颈、喉的松弛性生物反馈也有良好作用，既可以减轻费力音，也可以减轻鼻音化构音。此外，咀嚼训练可以使声带放松和产生适当的肌张力，训练患者咀嚼时发声，利用这些运动使患者发出单词、短句和对话。

（4）克服气息音的训练：气息音的产生是由于声门闭合不充分引起的，因此主要克服途径是在发声时关闭声门。前面所述的“推撑”方法可以促进声门闭合；另一种方法是用一个元音或双元音结合辅音和另一个元音发音，如“a”、“m”、“a”和“e”、“i”、“m”、“a”等，再用这种元音和双元音诱导发音的方法来产生词、词组和句子。对单侧声带麻痹的患者，注射硅可用来增加声带的体积，当声带接近中线时，可能会产生较好的声带震动。

(5) 语调训练：通过构音检查可以发现患者的音调特征，多数患者表现为音调低或单一音调，训练时要指出患者的音调问题。治疗师可以发音由低到高，或用乐器的音阶变化来克服单一的音调。此外，也可以用可视语言音量训练器(visi-pitch)帮助训练，患者可以通过仪器监视器上的曲线升降来调节音调。

(6) 音量训练：呼吸是发音的动力，自主的呼吸控制对音量的控制和调节也极为重要。因此，要训练患者强有力的呼吸并延长呼气的时间。此外，对儿童可以利用声控的玩具训练，玩具有控制音量的开关，可将音量由高至低进行调节，以有效地改善患儿的音量。成人可使用具有监视器的语言训练器，患者在发音时观看监视器的图形变化以训练和调节发音的音量。

2. *重度构音障碍的处理*　重度构音障碍是由于严重的肌肉麻痹使运动功能严重障碍而难以发声，在构音检查的项目中只能完成个别音节的复述和个别音节的部分构音类似运动，而且不充分，绝大多数的项目均不能完成。这类患者多见于两种情况，一种是处于急性期的患者；另一种见于病程长、病情重并已形成后遗症或病情逐渐加重的退行性病变的患者，如肌萎缩性侧索硬化症和多发性硬化症等。前一种情况适合使用言语辅助装置，在确保进行交流的同时，利用手法辅助进行呼吸和构音训练。后一种情况往往适合使用各种类型的交流辅助系统以保证交流，构音改善的训练常难以收效。

(1) 手法：适合于重度构音障碍无法进行主动运动或自主运动控制很差的患者，通过手法可以使患者逐步自主完成构音运动。

1) 呼吸：这类患者往往呼吸很差，特别是呼气较短而弱，很难在声门下和口腔形成一定的压力，呼吸的训练应视为首要训练项目。训练时可以采用卧位和坐位进行。采取仰卧位时双下肢屈曲，腹部放松。患者要放松并平稳地呼吸，治疗师的手平放在患者的上腹部，在呼气末时，随着患者的呼气动作平稳地施加压力，通过横膈的上升运动使呼气相延长，并逐步让患者结合“f”和“x”、“a”等发音进行。如患者可以坐稳则采用坐位，鼓励患者放松，治疗师站在患者前方，两手置放于患者胸廓的下部，在患者呼气末轻轻挤压使其呼气逐渐延长。注意力量不要过大，老年人或伴有骨质疏松患者不宜采用此法。

2) 舌训练：重度患者舌的运动严重受限，无法完成前伸、后缩、上举、侧方运动等。在上运动神经元损伤患者，舌为僵硬状态；在下运动神经元损伤患者，舌表现为软瘫并存在舌肌的萎缩。治疗时在手法的应用上不同，上运动神经元损伤的训练要适当，避免过度训练，否则会出现运动功能下降的现象，而下运动神经损伤则可加大训练量。两者具体方法是治疗师戴上指套或用压舌板协助患者做舌的各种运动。

3) 唇训练：唇的运动对构音很重要，大部分患者都存在严重的唇运动障碍，通过手法可以帮助患者做双唇展开、缩拢、前突运动并进行吹吸及爆破音的训练。下颌肌麻痹的患者可能会出现下颌的下垂或偏移而使唇不能闭合，治疗师可以把左手放在颌下，右手放在患者的头部，帮助其做下颌上举和下拉的运动，使双唇闭合。唇的训练不仅为患者发双唇音做好准备，也可以使流涎逐渐减轻或消失。

(2) 增强或替换交流系统的应用：替换或增强交流系统(alternative or augmentative com-

munication system, ACS)包括很多种类，最简单的包括图片板、词板和句子结构板。经过训练，患者可通过交流板上的内容表达各种意思。近些年来，随着电子工业的高速发展，许多发达国家已研制出体积小、便于携带和操作的交流器，有的装置还可以合成声音，这在我国还是有待开发的领域。可以使用各种类型的交流板，也可根据患者的情况设计交流板，这种方法简单而可行，可以发挥促进交流的作用。在为患者设计交流板时，关键要对患者的运动功能、智力、语言能力等进行全面的评定，充分利用残余能力来进行设计。例如，患者是高位四肢瘫，采用的控制方法就可以是利用"眼指示"(eye pointing)或"头棒"(head stick)选择交流板上的内容来进行交流。总之，要选择能充分发挥患者的残余功能和最简单易行的交流手段。随着患者训练水平的提高，要调整和增加交流板上的内容，最终使患者能使用现代的交流辅助系统来补偿重度运动障碍所造成的言语交流障碍。

第七节　吞咽功能障碍

一、概述

(一) 定义

吞咽功能障碍是指由多种原因引起的，临床常见吞咽时出现不同部位的咽下困难。吞咽困难可影响摄食及营养吸收，如果食物误吸入气管可导致吸入性肺炎，重者危及生命。康复训练是改善神经源性吞咽困难的必要措施。

(二) 生理病理及分型

1. 生理机制　正常生理性吞咽动作是由中枢神经系统和Ⅴ、Ⅶ、Ⅸ、Ⅺ、Ⅻ脑神经及颈丛共同参与完成。吞咽分为：

(1) 制备相：食物由唇、齿、颌、舌、颊肌、硬腭、软腭分别嚼碎和操纵。

(2) 口腔相：此期舌上的食物被主动送至口腔后部，舌将食物压入咽部。

(3) 咽相：食物由咽部运送至食管。

(4) 食管相：食团因重力及食管蠕动顺食管进入胃中。

2. 分型　各种影响正常吞咽生理的因素均可导致吞咽困难，按照病因可分为：

(1) 精神性吞咽困难：即功能性吞咽困难，吞咽机制一般正常。

(2) 病理性吞咽困难：指吞咽通道出现病理改变，患者常诉吞咽时疼痛，很难吞咽，或食物卡在嗓子里，并常能指出具体部位。

(3) 神经源性吞咽困难：指因神经系统疾病引起的与吞咽功能有关的肌肉无力、不协调、瘫痪或运动不精确造成的吞咽困难。根据吞咽时发生的时相不同，可分为口腔时相神经源性吞咽困难、咽时相神经源性吞咽困难、食管时相神经源性吞咽困难。

本节主要介绍康复工作中较常见到的神经系统疾病引起的吞咽困难，表现为口控制能力和食物咀嚼能力减弱；吞咽反射出现延迟；吞咽后，咽部遗有残留食物；在吞咽过程中，残留食物可被吸入气管。

神经系统疾病引起的吞咽功能障碍分为上运动神经元性和下运动神经元性两大类(表6-3)。

表 6-3　上运动神经元性和下运动神经元性吞咽功能障碍的区别

类　型	上运动神经元性	下运动神经元性
病灶部位	中枢	外周
吞咽反射	慢或不协调	弱或无
智力	可有损害	完整
口力量	可正常或不协调	差

二、吞咽功能障碍的治疗

吞咽功能障碍的康复治疗可分为不用食物、针对功能障碍的间接训练(基础训练)和使用食物同时并用体位、食物形态等补偿手段的直接训练(摄食训练)。

(一) 基础训练

1. *口腔时相吞咽困难*　进行口腔周围肌肉训练,包括口唇闭锁训练(练习口唇闭拢的力量和对称性)、下颌开合训练(通过牵伸疗法或振动刺激,使咬肌紧张度恢复正常)、舌部运动训练(锻炼舌上下、左右、伸缩功能,可借助外力帮助)等。

2. *咽时相吞咽困难*

(1) 颈部放松:前后、左右放松颈部,或颈左右旋转、提肩沉肩。

(2) 寒冷刺激法:①吞咽反射减弱或消失时,用冰冻的棉棒轻轻刺激软腭、腭弓、舌根及咽后壁,以提高软腭和咽部的敏感度,使吞咽反射容易发生。②流涎对策:对颈部唾液腺进行冷按摩,直至皮肤稍稍发红。每日 3 次,每次 10 min。

(3) 屏气—发声运动:患者坐在椅子上,双手支撑椅面做推压运动,屏气。然后,突然松手,声门大开,呼气发声。此运动可以训练声门闭锁功能,强化软腭肌力,有助于除去残留在咽部的食物。

(4) 咳嗽训练:强化咳嗽有促进喉部闭锁的效果。

(5) 屏气吞咽:用鼻深吸一口气,然后完全屏住呼吸,空吞咽,吞咽后立即咳嗽。此有利于使声门闭锁,使食块难以进入气管,并有利于食块从气管排出。

(二) 摄食训练

基础训练后开始摄食训练,包括:

1. *体位*　让患者取躯干屈曲 30°仰卧位,头部前屈,用枕垫起偏瘫侧肩部。这种体位时食物不易从口中漏出,有利于食块运送到舌根,可以减少向鼻腔逆流及误咽的危险。确认能安全吞咽后,可抬高角度。

2. *食物形态*　食物形态应本着先易后难原则来选择,容易吞咽的食物特征为密度均一、有适当的黏性、不易松散、容易变形、不易在黏膜上残留,同时要兼顾食物的色、香、味及温度等。

3. *一口量*　即最适于吞咽的每次摄食一口量,正常人为 20 ml 左右。一口量过多,食物会从口中漏出或引起咽部食物残留导致误咽;过少,则会因刺激强度不够,难以诱发吞咽反射。一般先以少量试之(3～4 ml),然后酌情增加。

4. *定速*　指导患者以合适的速度摄食、咀嚼和吞咽。

5. *吞咽的意识化*　引导患者有意识地进行过去习以为常的摄食、咀嚼、吞咽等一系列动作,防止噎呛和误咽。

6. 咽部残留食块去除训练

(1) 空吞咽、数次吞咽训练:"空吞咽"指口中无食物时吞咽唾液;"数次吞咽"指吞入食物后多次空吞咽。

(2) 交替吞咽训练:交替吞咽固体食物和流质。

(3) 点头样吞咽训练:颈部后屈可使会厌骨变得狭小,残留食物可被挤出。随后,颈部尽量前屈,像点头状,同时做空吞咽动作,便可除去残留食物。

(4) 侧方吞咽训练:让患者转动或倾斜颈部,同时做侧方吞咽,可除去梨状隐窝部的残留食物。

第八节 失 认 症

一、概述

(一) 定义

失认症是由于大脑损伤而引起的面对某些事物不能通过相应的感官感受而加以识别的症状,而非因感觉器官功能不全或智力低下、意识不清、注意力不集中、言语困难和对该物不熟悉等原因引起。

(二) 分类

失认症包括身体失认、Gerstmann综合征、疾病失认、视觉失认、触觉失认、听觉失认等。本节主要介绍视觉失认、触觉失认、听觉失认的评定及康复治疗。

1. 视觉失认 是一种高级皮质功能障碍,指视觉感受存在,但不明了所见物象的意义。病灶多认为主要在两侧或单侧枕叶。包括:

(1) 物体失认:指在视力视野正常的情况下,即使有视觉感受,但不能识别常用物品。

(2) 面容失认:指脑损伤后能认识面孔,也能鉴别个别特征,但不认识以往熟悉的人是谁。

(3) 颜色失认:能感觉和分辨各种颜色的不同,但不能将颜色分类,即不能选择和指出命名的颜色。

2. 听觉失认 指听觉完全正常,能够判断有声音存在,但失去领会任何声音的意义。病灶多见于优势半球颞叶。听觉失认常与其他神经学症状如失语症和感觉运动障碍并存。听觉失认分为:

(1) 非言语声音失认:指患者不能将一种物体和它所发出的声音联系在一起,表现为不能分辨各种声音的性质如钟表声、门铃声、电话铃声等。

(2) 言语声音失认:为听觉性言语失认,又称为纯词聋,指仅仅不能识别言语声音的意义,而言语声音以外的所有的听觉认识包括非言语声音的理解都被正常保留。患者仅听理解被破坏,其他语言功能如阅读理解、书写和自发语均正常。

实际上,单纯非言语性听觉失认在临床上很少见。大多数患者为混合性即言语性和非言语性听理解障碍同时存在。

3. 触觉失认 指不借助其他感官,仅凭触摸不能认识原来熟悉物品的质、形和名称。可分为:

(1) 辨质觉认识不能:不能将触觉综合成质觉,病灶多见于顶叶。

(2) 形态觉认识不能:不能将个别的触觉综合成形状知觉,病灶多见于顶叶或枕叶的中间地带。

(3) 实体觉认识不能:不能仅凭触摸辨认物品名称,病灶多见于右侧半球顶叶病变。

触觉失认与失语症相鉴别:当患者有命名性失语时,可在闭目触摸后,睁眼指出该物。

触觉失认与失用症相鉴别:触觉失认者闭目不知该物如何运用,因为不知所持为何物。失用者闭眼、睁眼均不知所持物品如何运用。

二、失认症的治疗

(一) 视觉失认康复治疗训练

1. 辨识训练　通过反复看照片,让患者尽量记住与其有关的重要人物的姓名,如家人、医生、护士等。帮助患者找出照片与名字之间的联系方式。使用色卡,训练患者命名和辨别颜色,随着能力的进步,逐渐增加颜色的种类。

2. 代偿训练　在视觉失认难以改善时,应鼓励患者利用其他正常的感觉输入方式,如利用触觉或听觉来辨识人物和物品。

3. 训练方法分类

(1) 物品失认训练方法

1) 对常用的、必需的、功能特定的物品通过反复实践进行辨认,如便器。

2) 提供非语言的感觉—运动指导,如通过梳头来辨认梳子。

3) 教患者注意抓住物品的明显特征。

4) 鼓励患者在活动中多运用感觉如触觉、听觉等。

5) 必要时可在物品上贴标签,提示患者。

(2) 面容失认训练方法

1) 按年龄顺序将某人的照片进行排列比较,帮助辨认。

2) 让患者从不同场景、不同角度、与不同人合影的照片中寻找他熟悉的人。

3) 教患者根据人的特征如发型、声音、身高、服饰等进行辨认。

(二) 听觉失认康复治疗训练

1. 辨识训练

(1) 声—图辨识:治疗师首先让患者听一种声音,然后让患者从绘有各种发声体的图片中挑选出与该声音对应的图片,需反复训练。

(2) 声—词辨识:要求患者在听过某一种声音后,从若干词卡中找出相应的词。

2. 代偿训练　用其他感官代偿,可将发声体放在患者的视野内,如用门铃附加闪灯代偿,使患者利用视觉输入帮助识别。

(三) 触觉失认康复治疗训练

1. 辨识训练

(1) 先用粗糙物品沿患者手指向指尖移动,待患者有感觉后用同样方法反复进行刺激,使其建立起稳定的感觉输入。

(2) 在完成含感觉成分多的作业时,如切菜等,应告诫患者要始终集中注意力,避免损伤。

(3) 在学习过程中要强调患者把注意力集中在体会物品的特征上，如物品的质地、软硬、冷热等。

2. 代偿训练　利用其他感觉如视觉或健手的感觉，帮助患肢体会感觉。

第九节　性功能障碍

一、概述

目前在健康人群中，已经对不同对象进行了适时、适量、适度的性教育，诸如青少年的青春期教育、新婚夫妇的性教育以及性生活异常的性咨询等。传统的观念往往忽视或否认残疾人同样有性问题存在，而且由于他们有不同于健全人的生理和心理方面的变化，因此在性问题上所遇到的困难也比健全人更为突出和复杂。本节主要讨论残疾人的性功能障碍问题。

残疾所包括的范围很广，因此残疾人的性功能障碍的原因往往很复杂。直接损伤内、外生殖器官所致的残疾，即使是部分损害，也必然严重影响性功能。有的残疾虽然影响了性活动，但是尚保留一定的性功能。有的残疾并没有直接影响性功能，可是在心理上却严重影响了性功能。伤残导致的自身生理和心理的异常变化所造成的性功能障碍在男子尤为突出，但一般来讲，伤残的明显程度与性功能障碍程度并不一定成正比。

(一) 性功能障碍常见类型

1. 先天发育畸形或损伤造成的外生殖器结构功能异常　在男性最常见的是脊髓损伤引起的截瘫、阴茎先天发育畸形、骨盆和会阴部严重损伤而造成的阴茎勃起功能障碍，或由于支配阴茎勃起的神经系统和血循环系统的病变导致的阳痿，此类属器质性阳痿。在女性最常见的为性交困难。

2. 外生殖器结构正常　某些盲、聋哑、肢残者由于精神心理上的创伤所导致的精神忧郁、压抑而产生的性功能障碍，在男子表现为性欲低下，阴茎勃起不满意，不能维持正常性交，此类属功能性阳痿。女性主要表现为性欲低下。

3. 先天性智力发育异常　在智力低下者中此类只占一小部分，多由于习惯性行为呆板造成了性行为异常。

4. 严重疾病所致　一般疾病不属残疾范围，但严重的慢性疾病，或由于疾病本身，或由于手术治疗，或长期应用影响性功能的药物所引起的性功能障碍，其实际情况与残疾人类似。在此类患者中，其心理因素也有一定的重要性。

(二) 性功能障碍不同类型的特点

1. 脊髓损伤引起的性功能障碍　根据损伤平面及其病理变化可分为上运动神经元损伤和下运动神经元损伤的性功能障碍，在男性患者，可以有反射性阴茎勃起，但缺乏精神性阴茎勃起，即缺乏由意识控制的主动勃起。但前者仍具有正常的肛门指诊反射和球海绵体-肛门反射，而后者若没有 T_{12}～S_2 平面的脊髓损伤，在男性患者可以有精神性与反射性混合的阴茎勃起。T_4 或 T_5 平面脊髓损伤，当性冲动时可能有自主神经系统过度活动的表现和性欲增强的感觉，其机制尚不清楚。

2. 盲人的性问题　视觉对于性感觉和性行为十分重要，如果缺乏来自眼睛的感觉冲动，可影响性活动。除极少数原发性的器质性疾病(如糖尿病、多发性神经硬化症或脑肿瘤)不仅造成失明而且也损伤性器官功能外，大多数是功能性的性功能异常，主要是精神心理因素所致。

3. *聋人的性问题*　聋哑一般并不影响性欲或性生理活动，然而许多聋哑人由于缺乏必要的性知识和社会交往活动而造成许多婚姻和性生活方面的问题。尽管他们没有行动上的限制，但往往因个人的孤独与抑郁可能发生精神心理性的性功能异常。

4. *疾病与性功能障碍*　人体各个系统或器官的疾病，都可影响患者的性功能，主要表现为某些病可以造成性器官解剖和生理功能的损害而导致性功能障碍，以及长期患病后由于精神心理因素所致的性欲减退和男性阴茎勃起障碍。

(1) 内分泌疾病：甲状腺功能低下、原发性肾上腺功能减退和亢进以及糖尿病的男性和女性患者均有性欲减退现象，男性患者多伴有阳痿。

(2) 内科疾病：心血管疾病包括高血压、心肌梗死、心绞痛、心力衰竭、心脏二尖瓣疾患均由于限制了性生活以及精神心理上的负担而发生性欲减低。慢性肾功能衰竭的患者，大多数由于尿毒症而出现性功能障碍。骨关节疾病因疼痛或行动困难而限制了性活动。

(3) 外科手术的影响：神经外科手术如大脑、脊髓、交感神经切除术均可造成男性永久性的阳痿和射精障碍。睾丸手术，青春期前可以导致永久性阳痿，而成年人一般不会引起完全性阳痿。前列腺切除术后可导致逆行射精。腹部肠造瘘虽然不会使患者丧失性功能，但是患者和配偶对排泄物的厌恶心理亦可影响性生活。

5. *药物与性功能障碍*　临床上许多常用药物对性功能可以产生很强的抑制作用，降压药、安定药、镇静药、安眠药、利尿剂、抗胆碱药物和激素等对性功能均有不同程度的抑制作用。当然，如果需要应用这些药物，不能只是因对性功能可能有影响而停用。

(1) 抗胆碱药物：常用的有阿托品、东莨菪碱等。这些药可以抑制乙酰胆碱，因而抑制副交感神经，使阴茎血管的调节功能受到影响而不能反射性充血，也不能维持阴茎勃起，男性常发生阳痿，女性可以发生阴道渗出液减少和性兴奋减退。

(2) 组胺拮抗剂：如西咪替丁可以导致男子乳腺女性化和阳痿，也可以阻碍精子的生成和性腺轴功能。

(3) 三环类抗抑郁药：如丙米嗪和阿米替林等单胺氧化酶抑制剂用于治疗抑郁症都有很好疗效，但是均可造成男性射精障碍和阳痿。

(4) 镇静药：如地西泮，有镇静、抗焦虑以及肌肉松弛作用，同时也有降低性欲的作用，大剂量服用可导致阳痿。

(5) 抗惊厥药：如巴比妥类的苯巴比妥可以导致性欲减退和男性阳痿。

(6) 抗高血压药：尤其是肾上腺素能受体阻滞剂，如甲基多巴，是治疗高血压的常用药之一，也具有降低性欲、抑制射精功能和导致阳痿的副作用。

(7) 皮质类固醇类药物：临床常用的皮质激素如可的松，如果长期应用，每日剂量超过 20 mg 时，就可以明显地抑制下丘脑—垂体—肾上腺轴的生理功能。如果再增加剂量，也可影响性功能甚至可以抑制精子生成。男性患者使用雌激素，可以出现性欲减退或消失，长时间大量使用亦可影响射精功能，导致阳痿、男性乳腺女性化等。

二、性功能障碍的治疗

(一) 对性功能障碍的认识

残疾人的性功能障碍远较一般人的同样问题更为复杂，正确的治疗必须建立在对残疾人的各个方面深入了解的基础上。了解的内容包括：性别、年龄、文化程度、职业和婚姻状况等一般状况；伤残原因及过程；伤残时间；伤残后造成的运动感觉等全身功能障碍的程度；伤残后的康复治疗情况以及心理状况；有无其他疾病；有关的性经验；致残前的性功能状况；残疾对生殖器官和性功能产生的影响；致残后性功能的具体情况；残疾人对性功能的要求；对前途的看法；配偶对性问题的看法及其要求等。

(二) 阳痿的治疗

如果阳痿的原因是功能性的，当然应以精神心理治疗为主，予以耐心的帮助调理。对于精神心理治疗无效或勃起中枢已经受到损害者，则可使用局部治疗。

1. 药物治疗　罂粟碱(以 60 mg 溶于 20 ml 生理盐水中)注入海绵体内，可在 3～5 min 内出现勃起，并可维持 60 min 以上。如加用 α 肾上腺素能阻滞剂则效果更为突出。如果无其他病变，则注射后所引起的阴茎勃起即可完成性交。如阳痿完全是精神心理因素造成的，则经几次注射，进行并完成性交，即有可能消除心理因素而恢复勃起功能。

2. 增加负压　应用空筒套在阴茎上，利用负压亦可帮助海绵体血液充盈，使阴茎勃起，然后在阴茎根部应用橡皮圈压迫使血液回流(不能过紧，否则可造成并发症)，可以维持勃起 30 min，亦可满足性交要求。

3. 植入阴茎假体　这是一种手术治疗，将可弯曲的硅胶棒状假体插入阴茎海绵体，使阴茎呈类似勃起状态。手术恢复之后亦可进行性交。但这种方法可能引起并发症，只是在确有需要、残疾人要求迫切、其他方法不能达到目的时，才可慎重采用。

(三) 残疾人的性调理

残疾人的性问题不仅是医学问题，而且也涉及到婚姻、家庭、道德观念等社会问题。已婚的残疾人和恋爱中的残疾人，由于伤残的发生，使男女双方面临怎样正确对待爱情与性生活的关系的现实问题。

1. 性功能障碍的调理　只要男女双方在爱情深厚的基础上，珍惜夫妻感情，消除因伤残所带来的精神心理压力，就可以减少性功能障碍的发生，尤其患有功能性的性功能障碍，有可能通过调理和心理治疗得以恢复。除了双方自我排除苦恼、增强信心外，更重要的是应坚持夫妻间性生活，坚持夫妻间多种方式的性活动，这比能否进行有效的性交更为重要。

2. 截瘫患者的性调理　截瘫患者，由于支配外生殖器阴茎勃起的神经中枢受到损伤而造成器质性阳痿，但其性的意识和性的欲望并没有消失。因此，截瘫患者可以利用第二性感区来代替外生殖器的作用，可以通过训练、增强性敏感部位的感觉，如大腿内侧、下腹部、颈、手、胸等部位，将这些潜在的性敏感区域过渡为焕发性欲的敏感部位，以达到一定的性满足。

(下　镝)